タオ・オブ・サウンド

音は宇宙から魂への贈り物

THE TAO OF SOUND

FABIEN MAMAN + TERRES UNSOELD

ファビアン・ママン＋テレス・アンソエルド

TAMA-DO, THE ACADEMY OF SOUND, COLOR AND MOVEMENT®

タマドウアカデミー

IZUMI MASUKAWA

監修 増川いづみ

ASUNA TAMOTO

訳 田元明日菜

ヒカルランド

サウンドセラピーとは

サウンドセラピーは、人間の血液細胞が音の周波数に反応して、色や形を変えるという理論から生まれました。サウンドセラピーでは、病気の細胞や悪性の細胞を音によって癒したり、整えたりすることができると考えられています。

このセラピーは、フランス人の音楽家で鍼師のファビアン・ママンによって、開発され、研究されてきました。

初の革命的実験から37年の月日が経ちました！

音が人間の細胞に与える影響を初めて顕微鏡で観察して記録した、ファビアン・ママンの革命的な「音と細胞の実験」から2018年で37年が経ちました。

これを記念して、彼は本書『タオ・オブ・サウンド』をアコースティック・サウンドの研究者として執筆しました。彼は、音、色、運動によって身体、心、魂のバランスを整える35以上のテクニックを開発しています。

ファビアンの30年に及ぶ知識の集大成である本書は、今日のサウンド・ヒーリングの景観を一変させました。

また、本書はアコースティック・サウンドのマニフェストでもあります。

音の振動によるヒーリングの世界に踏み出そうとする人々を優しく後押しし、電気音や電子音に頼るのではなく、5つのエレメントと自然界にのみ存在している純粋な倍音とハーモニーの癒しに人々が帰っていけるようにします。

テレス・アンソエルド
タマドウアカデミー
2016年

本書は、私の音楽の魂を育て、励ましてくれた父、チャールズ・ママンとの思い出に捧げます。

そして、新たな世代がiＰｏｄや電気楽器を手放し、すばらしい自然に戻っていけるよう、人々をインスパイアーする役目を果たすことになるであろう我が息子、ベンザ・ママンに捧げます。

免責事項

本書はファビアン・ママンによる21世紀の音響療法についての研究と記録です。本書に記載されている療法をタマドウアカデミーでは使用したり指導したりしていますが、本書はそれぞれのテクニックをどのように実践するかという教育本を意図して製作したものではありません。また、本書で紹介しているテクニックは、通常の医学的な治療の代わりに使用することを意図していません。タマドウアカデミーによる適切な訓練を受けずに本書のメソッドを使用した結果に関しては、いかなる場合においても、タマドウアカデミーはその責任を負いません。

ファビアン・ママンについて

ジェイク・ポール・フラトキン
東洋医学者、有資格の鍼師
コロラド州、ボルダー

ファビアン・ママンとは10年以上の付き合いです。彼はコロラド州ボルダーの私の自宅を頻繁に訪れています。私たちはともに東洋医学に精通しており、実際に、同じような道をたどり、結局は日本の同じ学校で学ぶことになりました。それゆえママンの活動についてこのように語ることができると思っています。

ママンは元々、ジャズミュージシャンで、東洋の武術である合気道に興味を持っていました。そして、ずっと昔にはフランスのパリで、中園睦郎《なかそのむつろう》先生の教えを受けていました。この有名な日本人の師範の下で学びながら、彼は中園式の鍼治療も学び始めました。こちらは古代の医学書『黄帝八十一難経』（西暦180年）のやり方に基づいたものでした。ママンは音楽への情熱を、経絡治療や経絡のバランスを調整する技術といった古典的なアプローチと組み合わせ、様々な種類の音叉や鐘を使って経絡の不調を治療するメソッドを開発しました。

元々この手法は、彼のセミナーや、4巻にわたる彼の著作で公開されてきたものでした。そしてこれらは、音によるヒーリングを模索する多くの治療家たちに影響を与えました。

サウンドセラピーは、鍼治療の理論と見事にマッチしていました。『黄帝内経《こうていだいけい》』（現存する最古の版は紀元前173年のものである）や『難経』のような古典的な鍼治療の本には、人間の身体の健康状態を調整するための経絡と経穴の関係性が詳細に記述されています。その後の臨床診療（現代の研究を含む）によって、この驚くべき関係性の根本にある真実は証明されています。おそらく古代の中国人は音の響きを鍼治療に用いることが効果的であることに気づいていたのではないでしょうか。しかし、臨床的な応用メソッドとして、この方法が後世に残ることはありませんでした。

ファビアン・ママンは、まだ知られていないやり方で、現代社会に有益であると考えられる独自の試みを行っています。彼は音楽を臨床的に応用する仕組みと、人間の身体、心、魂に影響を与える音を作り出しました。

彼の主宰するアカデミー、タマドウには「魂の道」という意味があります。タマドウアカデミーは、エネルギーフィールドを調和させる、音、色、運動を用いた30以上のテクニックを指導していますが、これらはすべて、臨床や教育現場における確かな調査に基づいたものです。

鍼師として私は、彼の音叉のテクニックが神秘的でありながら、実用的で効果的な手法だと思っています。

ファビアン独自の気功法、タオ・イン・ファ（健康のための運動）は5段階の意識に働きかけています。タオ・イン・ファは気功をさらにパワーアップさせた、身体、心、魂、宇宙にとって非常に効果的な運動です。

中国に旅をしたときにインスピレーションを得たファビアンは、ユングの分析やゲシュタルト心理学のような西洋的なアプローチに代わるものを生み出しました。それが、気功によって、エネルギーフィールドからネガティブな感情を取り去り、身体を癒すという方法です。

ファビアンが開発した楽器、音のピラミッド、音のアーチ、音のバグアは、他にはないすばらしいツールです。ただの小さな音叉の音ではなく、壮大な鐘の音を4メートル以上の高さから奏でます。これらは音でエネルギーフィールドを浄化することができる最先端のサウンドツールです。

彼は今、季節ごとのハーモニーコンサートを開催しています。個人セッションではなく、多くの人にその効果を感じてもらおうとしているのです。

私もジャズミュージシャンなので、ニューヨークにあるニューヨーク・オープン・センターで開催されるファビアンのコンサートの1つでは、ともにステージに立ち、演奏をさせてもらっています。このコンサートのコンセプトはとてもシンプルで、「結果を出す。大きな変化を起こす」ことです。コンサートでは、それぞれの季節に合ったエレメントの調を取り入れています。これらの調は『黄帝内経』で簡潔に述べられているように、臓器に対応しており、インドの旋法をこの調に合わせて転調しています。ファビアンは夕べの音楽を作曲し、身体、心、魂を自然や宇宙と調和させます。さらに、色のついたスカーフを身につけたダンサーたちが、彼の考案したタオ・イン・ファのシンプルな気功法によって、観客たちに気を送っています。

この〝音の治療〟は確実に進歩していますが、科学がそれに追いつくには、あと1世紀はかかるでしょう。ファビアンのコンサートは、天体物理学者や宇宙学者が近年発見した真理と共鳴しています。宇宙は音楽のように振動し、すべての分子に音があるのです。世界中で平和を育みたいなら、私たちを調和的に保ってくれる完璧なシンフォニーを見つけなければいけません。

読者の皆さんが、彼の研究と実践的応用をきっかけにエネルギーによるヒーリングの世界に足を踏み入れてくだされば幸いです。そうすることで、世界中の人々が彼のユニークで驚くべき独自の貢献にアクセスできるようになるでしょう。

ドミニク・エラウド医師
鍼治療、フィトセラピーの治療家
フランス、パリ

私は医師、鍼師、ホメオパシー医、理学療法士として30年以上のキャリアがあります。

ファビアン・ママンとは今から30年以上前の1981年に出会いました。彼は1年半にわたりパリのジュシュー大学で行っていた「音で変化する人間の細胞」の研究を私に見せてくれました。

この画期的な音と細胞の実験は、アコースティック・サウンドが人間の細胞に与える影響を初めて顕微鏡で捉え、記録に残したものです。健康な細胞は、アコースティック・サウンドによって明らかに活性化し、がん細胞は消滅しました。彼が用いた音階はそれぞれ異なった反応を引き起こし、「消滅に至るプロセス」において、形の変異や発色などの変化が細胞レベルで見られました。

細胞をキルリアンカメラで撮影し、細胞のエネルギーフィールドを捉えようとする試みは本当にすばらしいものでした。１９８１年当時、そのような高い次元で物事を考えていた人はいませんでした。

ファビアン・ママンは、間違いなく振動療法の開拓者です。彼は時代の最先端を行く人でした。

人間の細胞が音に反応するという実験を計画し、実行に移すということは80年代のフランスの人々にとってありえないことでした。ましてや科学的なバックグラウンドのないミュージシャンは、このようなことを思いつきもしませんでした。

フランスの医学会は「代替や補完」となる医療に価値を認めていませんでした。彼らは精神分析学やマッサージが身体を治癒するということをようやく認め始めたところでした。当時、音響振動療法はあまりに先進的すぎたのです。

１９８６年、ファビアンはロンドンに移住し、その後はアメリカに行きました。フランスはファビアンという貴重な宝を失ったのです。

現在、ファビアンはタマドウアカデミーを創立し、世界中の人々に指導を行っています。彼の本は英語、イタリア語、ポーランド語に翻訳され、スペイン語、ドイツ語にも翻訳される予定です。

彼の研究はサウンド・ヒーリング界で有名になり、多くの研究者や科学者、ヒーラー、音楽家に影響を与えました。その中には『水からの伝言』の著者で、音がすべての生物に影響を与えているというファビアンの理論を追い求め続けた江本《えもと》勝《まさる》氏もいます。

タマドウアカデミーを通じて、ファビアンは多くのサウンドヒーラー、医師、鍼師、整骨医、音楽セラピストたちの人生に影響を与えました。彼が考案したヒーリングに音叉を使う手法は今では世界中で取り入れられています。

未来の医療は、古代の中医学、鍼治療、フィトセラピー、ホメオパシーのような持続可能で、オーガニックで、補完的なセラピーになっていくと思います。

〝生物の魂の進化〟の次なるステップは、音、色、運動を活用した〝再生〟です。ファビアン・ママンの『タオ・オブ・サウンド』は、この進化の土台となるでしょう。その結果、世界中の人々が清らかなアコースティック・サウンド、5つのエレメント、自然を再考することになるでしょう。

ファビアン・ママンの研究は、私たちがすぐに理解できるものではないかもしれません。なぜなら、この実験は神からインスピレーションを授けられたものだからです。彼は数多くの創作にあらゆる愛情を注ぎ、人間の意識の向上に身を捧げました。

いつの日かファビアンの教えが周知の事実になることを願っています。私たちの経験の中に美しく織り込まれ、「昔はファビアンの実験が革新的だった」ということを若い世代は思いもしない……そんなときが来ることを願っています。

ジャック・ヴィレ教授
ストラスブール大学、音楽学教授

ファビアン・ママンは、これまでに出会ったことのないような人物でしょう。私たちの生きる苦しい現実は、平穏を乱し、偽りに満ちていますが、彼は平和な未来を意識し、調和のとれた、賢明な人です。彼は様々な方法であなたを目覚めさせ、最終的にあなたは、限定された合理主義と押しつけがましい物質主義によって何世紀も閉じ込められていた魂を再び見つけ出すでしょう。

彼が歩んできた道は驚くべきものです！　元々、このフランス人のジャズマンは自身のクインテットを率いて世界を巡業し、パリのオランピア劇場、ニューヨークのカーネギーホール、ベルリンのフィルハーモニーホール、東京オペラシティなどで演奏を行っていました。そんなある日、東京で彼は鍼師の仕事を目《ま》の当たりにしました。ハープのように体を扱い、鍼を使ってコードを生み出し、ハーモニーを奏でるこの鍼師をファビアンは真のミュージシャンだと思いました。ファビアンにとって、この出来事は革命的で、彼の人生にとってのターニングポイントとなりました。彼は鍼師になることを決意しました――その決断には7日しかかかりませんでした！　そして7年間をかけて、彼は鍼治療と自然医学という伝統的な学問を追究するようになりました。

しかし、この妥協なき研究者にとってはこれでも十分ではありませんでした。彼は神秘的で繊細な音の響きを追究したいと考えます……。彼は自分の中や周囲にその予兆を感じていました。こうした音の響きは、より高次元の科学の鍵となり、物質と精神、内在的なものと超越的なものを融和させることができると考えたのです。こうした音の響きの伝達者となり指導者となることは彼の使命でした。この探求により、彼はときに研究者として顕微鏡を扱い、ときにミュージシャンとして音叉を使いました。宇宙のバイブレーションはあらゆる場所に広がっていて人間と森羅万象、小宇宙と大宇宙を完璧に結びつけているのです。

波長、測定可能な周波数、そして音楽と倍音。何も目新しいものはありません！

2600年前、偉大なるピタゴラスは、後にパスカルが述べたように、音が象徴するものと幾何学の精神、感性の結びつけ方をわかっていました。音とは数のことで、数とは合理的な魔法のことです。幾何学の精神は時間を経るにつれて、感性に取って代わるようになり、今ではこのバランスをとることが早急に求められています。

ピタゴラスは、西洋の〝知性〟の生みの親であるプラトンをはじめ、弟子たちに直接的、あるいは間接的に教えを伝えていました。ファビアン・ママンはピタゴラスの魂の息子と言えるのではないでしょうか。

しかし、彼の領域はギリシャの哲学者たちよりも広範です。さらに言うなら、彼は東洋を受け継いでいるのです。インドで彼はバラモン（古代インドで成立した4つの社会階層の1つで、司祭階層）の音楽家、スリ・ハヌマンと会い、ラーガを授けられました。そして中園先生に言霊の教えを受け、パンミン師に「智能気功」、「呼吸術」の教えを受け、根本的なエネルギーや気を学びました。彼は「タオ・イン・ファ」という独自の気功法を生み出しました。

また、彼は鍼治療の鍼の代わりに音叉を用いて、鍼治療に新たな枠組みを作りました。

1988年、彼は国際的な音、色、運動の学校、タマドウ（魂の道）アカデミーを創立しました。メンバーはアメリカ、イギリス、スイス、フランス、スペイン、ドイツ、ノルウェー、ロシア、中国といった幅広い国籍で構成されています。音は反応性の高いエネルギーをもたらし、音楽や音の構成、調和、ハーモニー、五度圏とともに効果的に作用します。また、それぞれの季節のはじめに、アカデミーの生徒たちはハーモニーコンサートを開き、太極拳や気功から着想を得た振りつけを披露します。

さあ、この唯一無二のメッセージを聞いてみましょう。ファビアンのメッセージは心を揺さぶる有益なものです！　彼はありふれた現実を超えた真実に私たちを導こうとしているのです。しかし、この真実とは理性的な知性に立ち向かっていくことではなく、元の場所（本来あるべき場所）に戻していくことなのです。「支配的な女王様」ではなく、原理に従属する家臣として自分のヴィジョンを超えていくことなのです。理性は反射し、思案します。理性とは鏡であり、反射鏡であり、そこに映るのは――目を開いていればですが――心の目であり、真、善、美です。「科学と芸術と魂の世界が一体化したとき、空と大地は共鳴しているのです」。ファビアン・ママンのこの格言には、彼の姿勢が要約されています。しかし、これは古代の中国人がすばらしい賢者だったこと、さらには同時に、何世紀も前のすばらしい教えや読み物を思い出させてくれます……。

ファビアン・ママンは間違いなく、新たな枠組みの中にすばらしい地位を築きました。この広大な思考の流れは、まぎれもない今日の近代そのものです。伝統的な近代性とは過去の知識や伝統を知ろうとすることではなく、それぞれの時代に合った精神性とその時代特有の状況に合わせて知識や伝統を実現し、新たにすることです。私たちの時代は膨大なアイデアが混じり合っています。そして絶えず揺るぎないものだと信じている価値感を新たな視点で捉え直すことで、根本的な変化が起こせるのです。

物理学者のデヴィッド・ボームも興味深いことを述べています。

「音楽的な音の認識は、潜在的な秩序の中にあるアイデアを授けてくれる。これは音と音の緊密な連結の美しさによって可能となる。この点では、音楽は単なる芸術ではなく、科学でもあるのだ」

21世紀のサウンド・ヒーリングの約束

音楽家、聴衆、ヒーラー、ヒーリングを受ける者として、私たちの研究は自然や私たちの中にある神聖なエレメントを調和し、人間にとって必要な新たなバランスを見つける手助けをするものです。

エネルギーと音楽を使ったこれらのワークは、新たな時代の魂のワークです。神我のタネは身体の中にあります。細胞核、DNAのらせんには神の物語が書かれています。

科学的研究、魂の実践、芸術的な表現が1つになったとき、天と地は共鳴するのです。それは振動が約束してくれることで、音楽の宇宙からの贈り物なのです。

ファビアン・ママン
1997年、春
フランス、ドメーヌ・ドゥ・クルメット

目次

第1部 人間の細胞とアコースティック・サウンド ファビアン・ママンの画期的な音／細胞の実験

第2部　アコースティック・サウンドセラピーの本質

第1章　アコースティック・サウンドのすばらしいセラピー効果

第2章　電子音はヒーリングを破壊する

第3章　サウンド・ヒーリングの真実

第4章 音楽の関係性

第5章 言霊／ピュア・サウンドが教えてくれた古代の音の科学

第8章 チャクラを使ったサウンド・ヒーリング

第9章 サトルエネルギーフィールド（オーラ）に対応する音

第15章 偉大な作曲家たちによる音楽セラピー

第3部　ファビアン・ママンの伝統的な音叉テクニック（プラクティショナー対象のワーク）

装丁 櫻井 浩(⑥Design)
校正 麦秋アートセンター
本文仮名書体 文麗仮名(キャップス)

はじめに

本書は「From Star to Cell: A Sound Structure for the Twenty-First Century」（未邦訳）に記載した4つのシリーズの音の研究に基づいて構成されています。私とシンシア・リーバーが1981年に英語で執筆したこの本は元々、タマドウアカデミーの生徒を対象にしたものでした。

私は音楽家、作曲家、鍼師、研究者、ヒーラー、指導者、生物エネルギーの使い手、武術家として約30年活動していますが、この中で私はアコースティック・サウンドの影響力（色や運動とともに）を物理的で緻密な分析に基づいて探求してきました。

そして私は、本書にふさわしい解説を書き加えました。1981年に音と細胞の実験を始めてから多くのことがありました。

私が研究を続けていたのは、アコースティック・サウンドと音楽が宇宙のエネルギーの法則と共鳴したとき、身体的、そして精神的な進化のための強力な力が生まれるという確信を持っていたからです。

私は健康や病気が、サトルエネルギーフィールド（オーラ）の中で作り出されており、アコースティック・サウンド、色、気功はネガティブなエネルギーパターンを消失させ、癒しと調和を高める最も効果的な手段であるということを信じています。

80年代の初期に、私はアコースティック・サウンドの影響下にある人間の細胞を撮影しました。そして、がん細胞が消滅し、健康的なオーラが明るく鮮やかな色の曼荼羅《まんだら》を形成していく様子を驚きとともに見ていました。さらに私は、それぞれの人には独自の「基本音」があり、その音に合わせて細胞が「チューニング」されたとき、健康と調和が細胞内、エネルギーフィールド、外部の世界にもたらされるということを発見しました。

私は、目には見えない音の構造が、アコースティック・サウンドや音楽と私たちのDNA、経路、臓器、チャクラ、エネルギーフィールドを結びつけ、自然界、季節、星々、超越的な大きならせんに向かって広がっていることがわかっていました。

私は本能的に、私たちがこの音の構造の中に生きていて、21世紀の新たな次元の健康と調和に到達できるとわかっていました。私はこの構造を証明したいと思っていたのです。

研究を進めるにつれて私は、音楽の伝統、数学、中医学、合気道、占星術、天文学の領域に入っていきました。そしてこれらは、自然や宇宙との共鳴を通じて人間の身体と結びついていました。

エネルギーを扱うようになればなるほど、私は目には見えない世界のサトルボディや、アコースティック・サウンドが健康やヒーリングにおいて果たす大きな役割と調和することができるようになりました。

中医学や合気道の法則は、ヒーリングと音を融合した際の身体的効果を実践的に分析する基礎を授けてくれました。私のジャズミュージシャンとしての経験も、一般的な音階ではそれぞれの音が次の音にダイレクトに関係しているということを思い出させてくれました。天文学と占星術は、空に浮かぶそれぞれの星が近くの星と直接的に関係していることを教えてくれました。

瞑想やヨガ、自然の中への旅（サハラ砂漠やスイス・アルプス）は私の魂のルーツを育んでくれました。

タマドウ（魂への道）、音、色、運動のアカデミーの創立とともに、私は研究、教育、創造性を通じた人間の意識の進化に情熱を傾けました。

肉眼では捉えることのできない周波数によって、私たちは星々とつながっています。音、色、運動、そして季節ごとのハーモニーコンサートを通じて、私たちは魂を肉体と結びつけます。

私は人生が驚くように展開していくのを見てきました。

エネルギーの世界では、私たちは皆、縫い目のないタペストリーのようにつながっています。そこに区別というものはないのです。

私たちの身体のそれぞれの細胞には神の物語が書かれています。私たちの魂の中心はＤＮＡの設計図なのです。

つながりを生み出す鍵となるのが「振動」です。混じりけのない、シンプルなアコースティック・サウンドなのです。

これは私のライフワークです。私の行いが、サウンド・ヒーリングの進化に貢献することができれば幸いです。

私の夢はいつの日か、世界中の人々がアコースティック・サウンドや音楽の癒しの力を受け入れ、人間、自然、宇宙がハーモニーを奏でる日が来ることです。

ベートーヴェンとアフリカの太鼓

私はずっと音楽が大好きでした。音とリズムは物心ついて以来ずっと私の人生の一部でした。５歳のときには空き缶で打楽器を作り、父と一緒に旅をしたアルジェリア、チュニジア、モロッコのにぎやかな通りで聞いた複雑な太鼓の音を再現しました。こうした北アフリカの路上で奏でられるリズムは頭の中で、５人の叔母が祖父の家の家庭用ピアノで代わる代わる弾いていたショパンやモーツァルト、ドビュッシー、ラヴェル、ベートーヴェンの曲と混ざり合っていました。夜になると今度は父がピアノを弾きました。父はジャズを演奏することがとても好きでした。

家族の物語はそれ以前にも遡《さかのぼ》ります。３歳の頃の私はピアノの前に立ち、目線の高さにある鍵盤に手を伸ばし、ラジオで聞いた曲や、日中に叔母が練習していたベートーヴェンのソナタの一部を真似していました。

私がまだ幼いうちから、生涯をかけて音楽を愛し、音楽を職業にしたいということを宣言しても家族は驚きませんでした。私は10代のときから、路上やレストランなど――聴衆がいるあらゆる場所――で演奏をして生計を立てていました。

静かな聴衆から学んだこと

その後、1970年代には音楽家、そして作曲家として、私は自身のクインテットを率いて世界ツアーを行い、アコースティックギターの演奏やオリジナル曲の作曲、自分がとても好きだったブラジル音楽の演奏をしていました。そんな中、東京で公演を行っているときに、アコースティック音楽の力強い「振動」が、聴衆やミュージシャンに与える影響を目の当たりにしました。それは1974年の公演で、そのときの日本人の聴衆はそれぞれの曲の終わりに拍手をしませんでした。代わりに、彼らはコンサートの終わりにだけ拍手をしました。

騒々しいジャズクラブで演奏した後のことで、この静けさは私の頭の中で鳴り響いていました。「私は何か間違ったことをしたのだろうか？　観客は私たちのことを好きでなかったのだろうか？　おじぎをして帰るべきなのだろうか？」私は、自分たちがどうすればよいか助けを求めるために、ステージの袖に立っているオーガナイザーの方を見ました。しかし彼女は微笑《ほほえ》み、何もおかしなことは起きていないというように、手を振って続けるように合図をしました。

コンサートの終わりになり、聴衆が立ち上がり喝采を送ってくれたとき、私たちは、自分たちの音楽が確かに聴衆に伝わっていたことを知りました。

私たちは日本で3か月にわたるツアーを行いました。私は曲と曲の間の静けさを待ち受け、楽しめるようにさえなってきました。

それぞれの曲の終わりに、最後のアコースティック・サウンドが演奏されると、私は〝気〟の波がステージ上のミュージシャンたちからコンサートホールに広がり、その後、静かな聴衆からのメッセージに変わって戻ってくるのを感じることができました。

私は、聴衆が沈黙とともに、音楽を作る手助けをしてくれていたことに気がついたのです。

音楽が聴衆とミュージシャンの身体と魂に影響を及ぼすことがわかり、それぞれの曲の演奏によって異なった特有の効果があることもわかってきました。曲の後に続く沈黙に漂っていると、曲の続きが形、色、メロディーを持って空間を満たしていることが感じられました。こうした瞬間、私はコンサートホールを満たす、目には見えないエネルギーとシンクロを続けるために、どの調性や何の楽器やどのようなメロディーを使えばいいか正確に感じることができました。

日本人は力強い影響力を自然なやり方で循環させることで、深い理解を示しているのだと当時の私は理解していました。彼らは物質的なレベルから目に見えない領域に至るまで、あらゆる次元で音楽を消化しているようでした。

その晩、音楽の後に続く沈黙の力強さを東京で経験し、沈黙とは音を欠いた状態のことではないと明確に理解できました。むしろ沈黙こそ音楽に満ちているのです。

「音の間の沈黙に深い音楽がある」

ファビアン・ママン

今の私は、曲の後に続く沈黙が直後の拍手や過剰なまでの「ブラボー」という声で壊されると、大砲がコンサートホールに撃ち込まれ、宙に浮かぶ優雅な音楽の分子構造が破壊されているような気持ちになります。これらの音の構造は、のちほど私が解説するように、サトルボディに記録されるメッセージで満たされており、私たちがそこから独自のインスピレーションを必要とするときまで、数日、あるいは何年も眠り続けています。そして突然、「どこからともなく」答えがやってきて、詩やあらゆる創作物に必要なアイデアやインスピレーションを授けてくれるのです。

私はその後の公演でも、この沈黙の共鳴と調和してきました。そして、それぞれの曲の調性が、季節が変わるにつれて、ミュージシャンと聴衆にそれぞれ異なった影響を与えていることに気づくようになりました。例えば、春の季節にAの調で曲を演奏すると、ミュージシャンと聴衆の間に起こる共鳴や親密さを力強く、生き生きと感じられるのです。

春のツアー中にドイツのミュンヘンで演奏を行ったとき、私は人々の魂が高く昇っていき、音の共鳴に反応しているのを実際に感じました。しかし、同じ曲を秋に演奏したときには、コンサートホールに共鳴を生み出すことができませんでした。

興味深い疑問が頭の中に浮かびました。

何がどのように作用すると、音楽が振動や細胞のレベルでコミュニケーションをとるようになるのでしょうか。

アコースティック・サウンドの具体的に何が人間の身体に影響を及ぼしているのでしょうか？　肉体のどれほど深いところまで音は到達するのでしょうか？　体外細胞レベルにまで影響を及ぼすのでしょうか？　私のギターのエネルギーフィールドはどうでしょう？　私のギターから聴衆へ向かい、ステージにいる私の元に戻ってくるエネルギーの波の正体は何だったのでしょうか？　沈黙には、私たちが気づいていない振動によるコミュニケーションというものが存在しているのでしょうか？

そして、この共鳴は季節に合わせた調性、旋法、演奏される楽器によって高められるのでしょうか？

人間の身体そのものに音楽が満ちているだけではなく、身体は音や振動に囲まれているということを私は感じるようになりました。私は自らの経験から、多くの真のミュージシャンたちが当たり前のように感じていることが理解できるようになりました。そう、私たちとは音楽であり、私たち自身が音楽の振動であり、まさに純粋な音楽そのものである「振動の世界」に生きているのです。

しかし、それ以上の大きな探求が待っていたのです……！

インスピレーションがあふれ続けますように……！

1981年に初めて細胞の写真を見たとき、私は自分たちが生きている振動の世界の純粋な美しさに感動しました。厳格で科学的なガイドラインに則った実験で、そのようにすばらしい色や形を見ることができたことには本当に驚きました。

読者の皆様がこの振動の世界の美しさと生命力を垣《かい》間《ま》見ることができるように、こうした写真を本書で公開することにしました。この実験がきっかけとなり、身の回りのアコースティック・サウンドが人々の細胞やオーラに強く影響するということに気がついていただけたら幸いです。

また、1999年に『水からの伝言』の写真で、この研究を発展させてくださった江本勝博士に敬意を示します。

私の研究が未来の世代のさらなる研究のインスピレーションとなることを願っています。

ファビアン・ママン
2008年

第１部

人間の細胞と
アコースティック・サウンド
ファビアン・ママンの画期的な音／
細胞の実験

本書で私が「音」という言葉を使用するとき、それは自然の音、あるいはアコースティック・サウンドのことだけを指しています。自然の音でないものや、人工的なもの、シンセサイザーのような電子音のような音とは異なるため、ご注意ください。これらの音は人間にとって自然音のような効果はありません。本書を読み進めるにあたっては、その点をご留意ください。

インスピレーションから生まれたヒーリング

プロのミュージシャンとしてのキャリアを積んだ私は、鍼治療と合気道を研究し、身体のエネルギーの法則を知りました。その結果、人間の身体のエネルギーに音楽が及ぼす影響に対しても敏感になりました。そして、音の振動の共鳴は肉体を基盤とした、より偉大な生命の構造に結びついていて、さらには、それ以上のまだ私が理解できていない世界と結びついているのだと感じるようになりました。

それに加えて、日本とドイツでのコンサートの経験がずっと頭の中に残っていました。私の音楽を受け取ったとき、聴衆の細胞で実際に何が起きていたのでしょうか？　そしてなぜ、特定のメロディーが演奏されたとき、人々のオーラが輝くのでしょうか？

人間の細胞やエネルギーフィールドに影響するアコースティック・サウンドとは具体的にどのようなものなのでしょうか？

私には答えが必要でした。

まずは細胞のエネルギーフィールドを撮影することができるキルリアンカメラが必要でした。そこで私はフランスの物理学者で、キルリアン写真を専門とするエルヴェ・モスコヴァキスと会いました。彼が特別なキルリアンカメラを私のために作ってくれたので、私は生理的溶液中の細胞をフィルムで直接見ることができました。

この当時、通常のキルリアンカメラでは、手のオーラの写真を撮影する際に約1000~2000ボルトの電圧をかけていました。しかしモスコヴァキスのキルリアンカメラの電圧は7万ボルトでした。手や指のエネルギーフィールドよりも、はるかに小さな細胞のエネルギーフィールドを捉えるためには、より強力な機材が必要だったのです。

1981年、私はパリの国立科学研究センター（CNRS）の生物学者、エレーヌ・グリモーと出会いました。エレーヌは元修道女で、ドラマーになるために修道院を去りましたが、本業は生物学者でした。楽器を研究室に持ち込み、顕微鏡の下で人間の細胞を撮影しようというアイデアに強く心を惹かれた生物学者は、当時は彼女だけだったと思います。

研究室で彼女は顕微鏡のてっぺんから別のカメラを取り付けて観察を行いました。これによって細胞のエネルギーフィールドだけではなく、細胞内部の構造も撮影することが可能になったのです。

私たちはパリのジュシュー大学の研究室で、1年半以上にわたり、まだ地下鉄が動いていない夜の暗い時間に実験を行っていました。地下鉄の振動が細胞の周りで作り出される音の振動に影響を与えることのないように、私たちはその時間まで待たなければいけませんでした。

そうして撮影された写真は、努力が報われた以上の結果となりました。

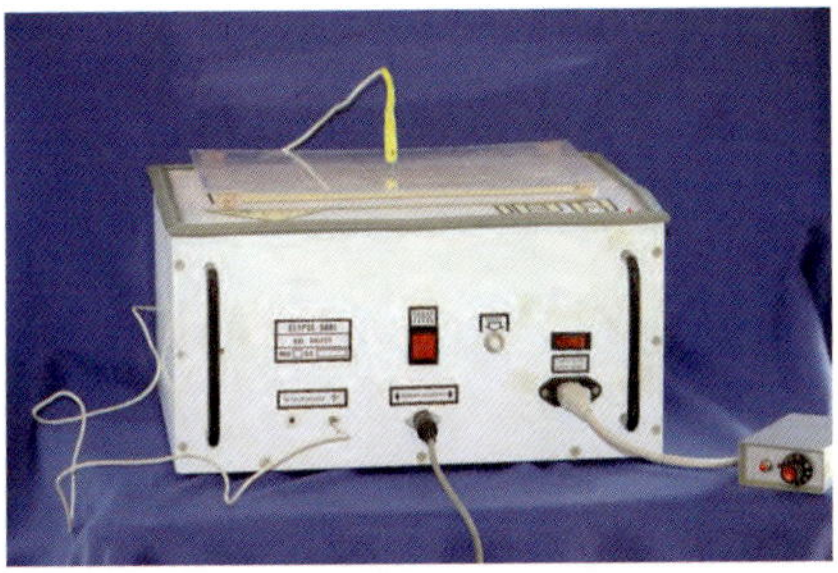

Photo copyright Fabien Maman 1981

実験について

■実験の目的

実験の目的は、アコースティック・サウンド（電子音でない音）が人間の細胞の核と電磁気のフィールドに与える影響を観察することでした。

そこで、人間の健康な血液細胞（ヘモグロビン）やがん細胞に対して、異なったアコースティック楽器の音色や声を聞かせ、どのように変化するかを顕微鏡で観察し、キルリアンカメラで撮影しました。

■健康な細胞

健康なヘモグロビンを入手するため、細胞の提供者の指先を針で刺し、その血液を生理的溶液に垂らしました。その際は、顕微鏡のプレパラート、あるいはキルリアンカメラの透明フィルムに直接垂らしました。

電子写真（キルリアンカメラ）では、電磁気のフィールド（オーラ）での音の影響を記録し、顕微鏡の上に取り付けたカメラでは、私が出した異なる音に反応する個人の細胞の細胞核の内部構造を撮影しました。

■がん細胞

がん細胞はパリのジュシュー大学の研究室で培養されました。これらの細胞は元々、１９５１年にメリーランド州ボルチモアのジョンズ・ホプキンズ病院で子宮がんの治療を受けていたヘレン・レーンという名前の女性に由来するものでした。１９５２年、この細胞系は、ヘレン・レーン（Helen Lane）の苗字と名前から2文字を取って、ＨｅＬａ（ヒーラ）細胞と呼ばれるようになりました。このときから、これらの細胞は世界中の研究室で培養され、多くの異なる研究プロジェクトの生物学的基盤として用いられることになりました。

それぞれの細胞の内部構造を撮影するためには、顕微鏡の上に取り付けたカメラを使用しました。

また、キルリアンカメラで、がん細胞の電磁気的なフィールドを記録しようとしましたが、がん細胞にはオーラ、すなわち電磁気的なフィールドがないことがわかり、この実験では、キルリアンカメラでの撮影は行わないことにしました。

音に影響を受けたときの細胞を観察するために必要だったのは、細胞を破壊することなく観察を行うための非常に繊細な技術でした。

健康な細胞もがん細胞もどちらも、「生体外」で実験を行いました。つまり、人間の体から採取した細胞を撮影したのです。キルリアンカメラも顕微鏡のカメラの場合も、アコースティック楽器の優しい音を組み合わせ、細胞を破壊することなく、細心の注意を払って撮影を行うことができました。

■細胞に音を響かせる

健康な細胞も、がん細胞も同じ条件下に置きました。カメラで撮影できるように細胞を配置し、音を鳴らし、数秒以内に写真を撮影しました（キルリアンカメラでの撮影時は体操をしているみたいでした。細胞が発する光を捉えるために、真っ暗闇の中で写真を撮影しなければいけなかったからです！）。

このときの音は、細胞から30センチ離れた場所から25デシベルの大きさで鳴らしました。母親が赤ん坊に歌う子守歌程度の音量です。聞かせる音は人間の声かアコースティック楽器のみを選びました。それぞれの写真は、異なる音を出したときの反応を撮影したものです。

また、使用した音階はクロマティック・スケールやイオニア旋法などの古典的なギリシャ旋法で、どのピアノでも演奏できるものです。こうすることで、体系と一貫性が築かれました。私はD音とC音に対して細胞がそれぞれどのように反応するか知りたかったのです。また、音と音の間のインターバル（度数）にも関心がありました（これについては第3章「サウンド・ヒーリングの真実」を参照してください）。

以下は、私がクロマティック・スケールで使用した音です（ピアノはA＝440Hzに調律しました）。

C　261・63Hz
C＃　277・18Hz
D　293・66Hz
D＃　311・13Hz
E　329・63Hz
F　349・23Hz
F＃　369・99Hz
G　392Hz
G＃　415・3Hz
A　440Hz
A＃　466・16Hz
B　493・88Hz

アコースティック・サウンドだけを使用

実験にはアコースティック・サウンドしか使用しませんでした。このように決めたのは、私がアコースティック・ミュージシャンであり、アコースティック・サウンドにしか興味がなかったからです。しかし、研究が進むにつれて、私は結果を出すことができる音は、アコースティック・サウンドだけだと実感するようになりました。

これらの実験結果は、アコースティック・サウンドだけでしか達成できないものかもしれません。

アコースティック・サウンドは生きています。アコースティック・サウンドは自然の倍音や自然の中にある高調波とともに、人間の細胞の身体的なレベルだけでなく、細胞の周りのサトルエネルギーフィールドで共鳴しています。

電子音（ラジオやエレキギターに至るまで）には倍音がなく、それゆえ、生命の源となるエッセンスとして肉体や電磁気のフィールド（オーラ）を育んでいる、本当の〝気〟が含まれていないのです（これについては第2章「電子音はヒーリングを破壊する」をご覧ください）。

アコースティック・ミュージシャンとしての経験から、私はヒーリングミュージックの〝気〟は音そのものではなく、2つの音の間で響く倍音の中にしか存在していないと思っています。

また、それぞれのアコースティック楽器をどのように演奏するかということは、この実験において非常に重要なことでした。美しいチベットのシンギングボウルは、倍音に富んでいますが、強く鳴らしすぎると単なる騒音にすぎません。それぞれの音は優しく、最大限の倍音を引き出せるようなやり方で演奏する必要がありました。そのため、私のような経験を積んだミュージシャンが実験を行わなければいけなかったのです。

私の革命的な発見

以下の章は、私の研究を100以上のカラー写真とともに記録したものです。これらの写真は、人間の細胞とその電磁気のフィールド（オーラ）がアコースティック・サウンドにどのように反応するかを顕微鏡とキルリアンカメラで捉えた史上初の実験です。

・私はアコースティック・サウンドが健康な細胞を活性化し、力を与えると同時にがん細胞を消滅させるということを発見しました。

・健康な細胞のエネルギーフィールド（オーラ）が音のピッチや音質によって形や色を変化させるということを発見しました。そしてA＝440Ｈzの音が演奏されたときにはいつも、特にそれが人間の声で歌われたものであるときには、細胞のエネルギーフィールドがピンク色に変化することを発見しました。

・特に重大な観察結果として、細胞はある音に対して「振動的な親和性」を感じていたことがわかりました。このときの細胞のオーラは、マゼンタやターコイズのような鮮やかな色の曼荼羅を形成しました。

ここから私は細胞の**「基本音」**というものを導き出しました。それに合わせて調律することで、細胞内、個人のエネルギーフィールド、外部の世界との間にハーモニーが生まれるのです。

およそ30年にわたる研究と実践を続けた後に、人間の細胞は、A＝440Ｈzを識別してピンクになったり、基本音を識別して曼荼羅を形成したり、ターコイズになったりしていて、細胞レベルで意識の現実を確立していることを確信しました。この意識はアコースティック・サウンドの共振を通じて明るみになります。

当時は理解できませんでしたが、この「音と細胞の研究」から導き出した発見は私たちが今日知っている振動音響療法の在り方を変化させることになるのです。

ファビアン・ママン
2010年

PART１：健康な細胞のキルリアン写真

キルリアンカメラを使用するときには、血液から採取した細胞を直接、キルリアンカメラのトランスペアランシー（フィルム）にセットしました。これらの細胞は、トランスペアランシーから滑り落ちないように、生理的溶液（水よりも密度の濃い液体）の中で観察されました。

細胞は単独でなく、細胞塊を使用しました。なぜなら、１つの細胞だけを切り離して、キルリアンカメラに取り付けられた顕微鏡で映し出すことができるほど精巧な技術がなかったからです。キルリアンカメラを使えば、細胞のエネルギーフィールドを見ることができます。

それぞれの写真では、異なる音をアコースティック楽器や声で響かせました。音は30センチ離れたところから、25デシベルの音量で鳴らしました。これは母親が赤ん坊に歌いかける子守歌と同じくらいの音量です。

また、それぞれのフィルムで、同じ人物の新たな血液を採取しました。

注：本書で細胞の写真を区別するために使用されている数字は、研究当時の実験番号です。この番号は連続した数字ではありません。これは書籍化にあたって紹介する順番を変えたためです。しかし、著作権上の理由から本書では元の番号のままとしています。

シリーズ１
音があるときと、音がないときの健康な細胞

小さな白い点で健康なヘモグロビンのフィールドの輪郭が描かれています。この〝境界線〟の中で、細胞は生理的溶液中に浮かんでいます（次ページ、写真63）。

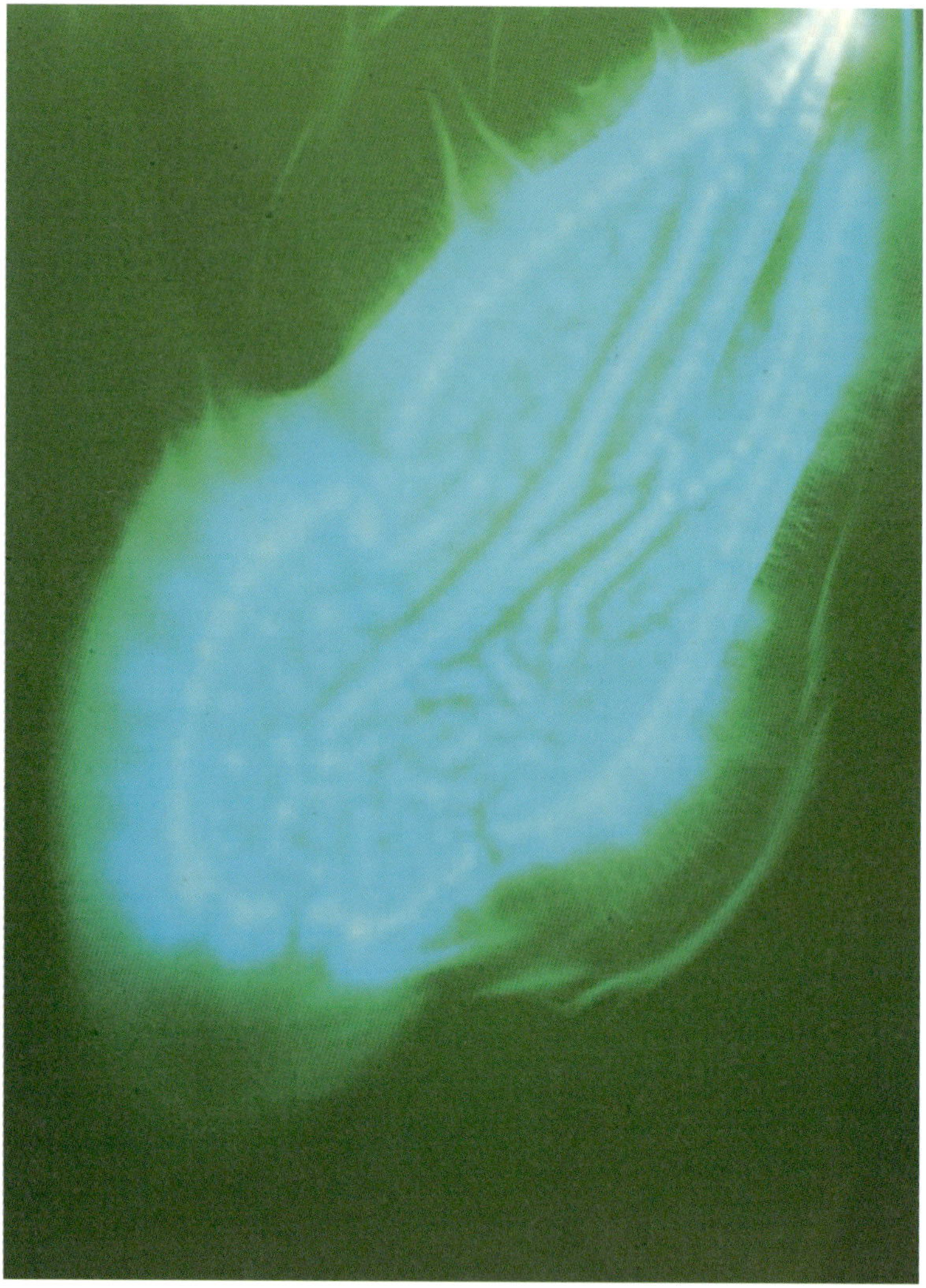

写真63　健康な細胞——音がない状態
Photo copyright Fabien Maman 1981

音が鳴り始めると細胞の輪郭が変わりました。新たな形と色が現れてきました。音叉は細胞から30センチ離れた場所で響かせました。

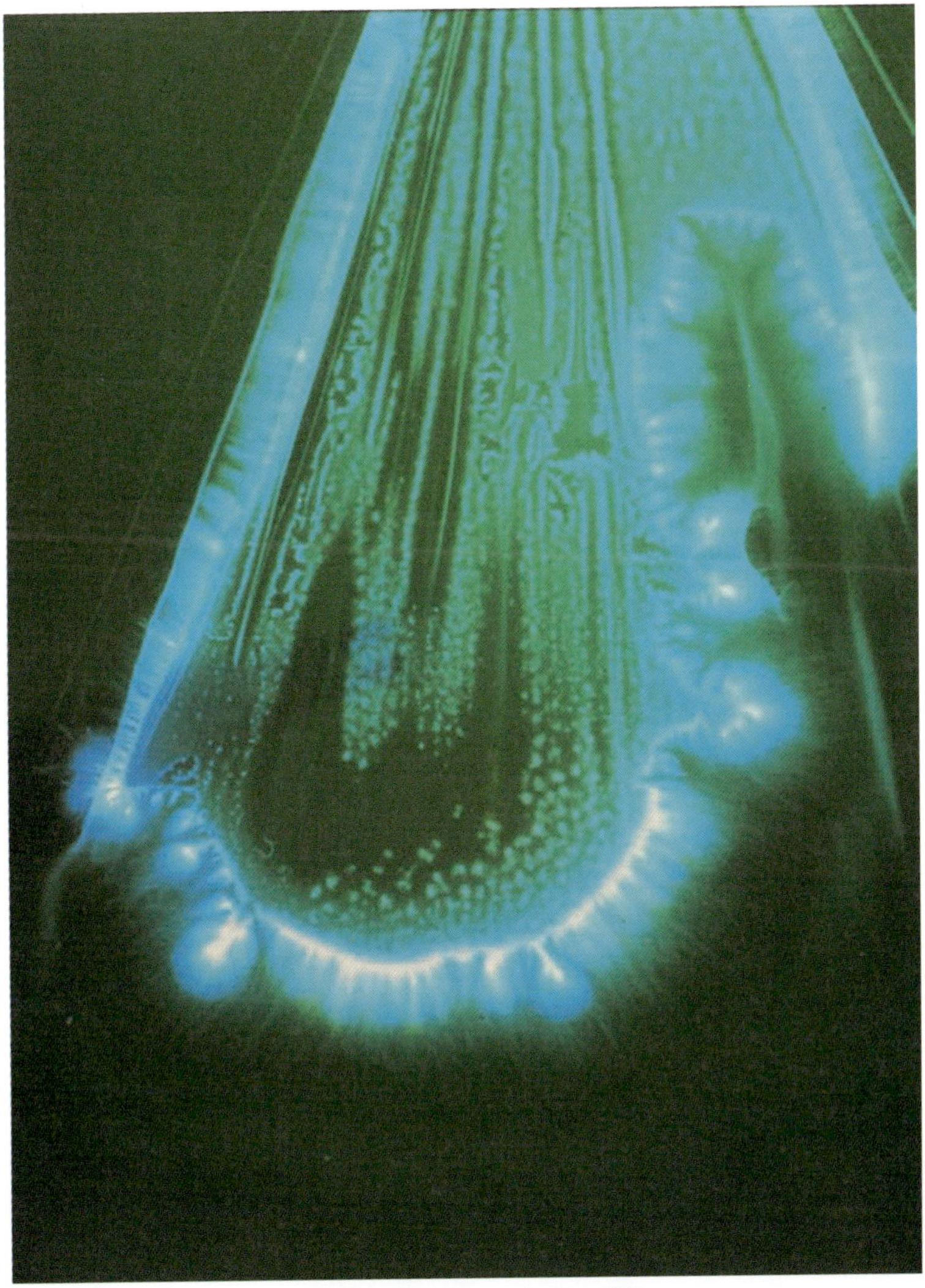

写真64　健康な細胞――音がある状態
楽器：音叉　音：A＝440Hz
Photo copyright Fabien Maman 1981

シリーズ２　ビブラフォンとコントラバスを鳴らしたときの健康な細胞

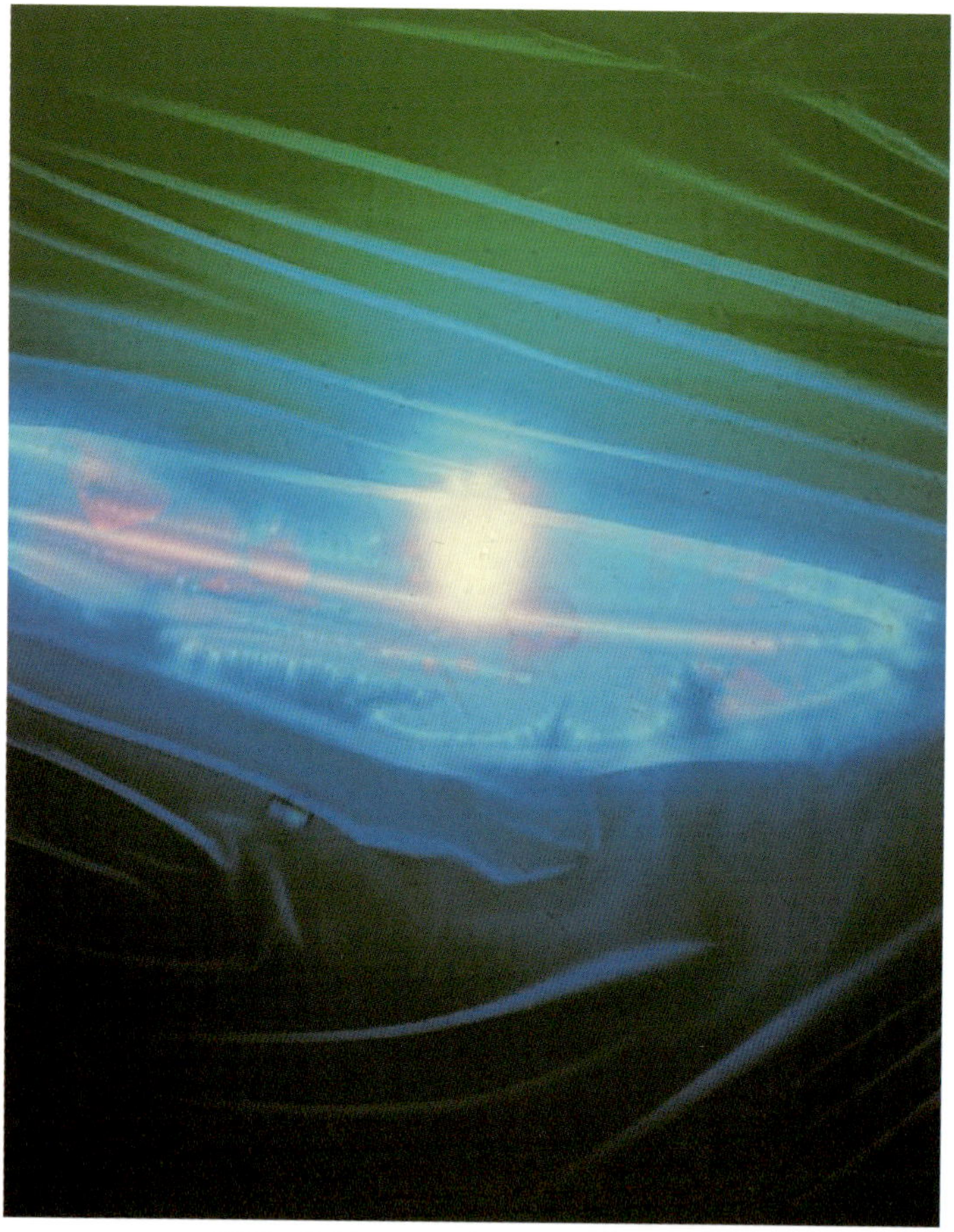

写真84　ビブラフォンを鳴らしたときの健康な細胞
音：Ａ＝440Hz
Photo copyright Fabien Maman 1981

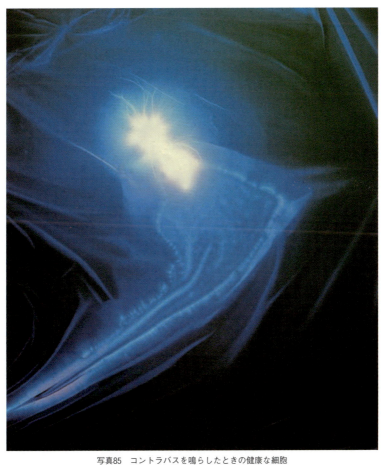

写真85　コントラバスを鳴らしたときの健康な細胞
音：A＝440Hz

Photo copyright Fabien Maman 1981

シリーズ２の考察　ビブラフォンとコントラバスを鳴らしたときの健康な細胞

このシリーズでは、２つの異なった楽器の音を聞かせた同一人物の細胞をキルリアンカメラで撮影しました。楽器はビブラフォンとコントラバスを使用しました。どちらの楽器もＡ＝４４０Ｈｚで鳴らしました。同じ高さの音を出していたのですが、細胞のエネルギーフィールドの形がそれぞれの楽器によって変化することがわかりました。一方で色は同じままでした。フィールドの色は鳴らされた音の周波数に反応し、形は演奏される楽器の音質で変化しているようでした。

■写真84
ビブラフォンを鳴らしたときの健康な細胞
音：Ａ＝４４０Ｈｚ

人間の声と打楽器を同じ周波数で響かせたときには、エネルギーフィールドの形に同じような変化がありました（Ａ＝４４０Ｈｚで人間の声を聞かせたときの写真をご覧ください）。人間の声と打楽器の音が一定の条件下で同じ形を形成するということは、例えばアフリカのジャングルの中で太鼓と人間の声が意思疎通を行っているとき、そこに力やエネルギーが生まれているということが言えます。

このような力強さはキューバ音楽のようなタイプの音楽でも感じられるでしょう。コンガと人間の声だけで演奏するグループの音楽を聴いていると、この力をハッキリとダイナミックに感じられるでしょう。このときに強く心揺さぶられるのは、太鼓と人間の声が同じ形の細胞のフィールドを形成するという事実から生まれています。このとき、空間は大きく広がり、共鳴しています。

異なった楽器が同時に演奏されたときにハーモニーが弱まるのは、空間が多くの異なる形に分割されるからです。同じ楽器は、よりエネルギーに満ちた１つの形を作り出します。最大限の効果が得られるのは、複数の太鼓や声が同時に同じ音を響かせたときです。この印象的な例が、リオデジャネイロの冬のカーニバルです。このカーニバルでは、様々なサンバの集団が、４００のタンバリン、２００のパンデイロ、１００のアゴゴを同じリズムの同じ音で鳴らしながら、通りを行進するのです。

■写真85
コントラバスを鳴らしたときの健康な細胞
音：A＝440Hz

　コントラバスを鳴らしたときの非常に大きな電磁気フィールドを的確に写真に収めるために、私は当時利用可能だった機材よりもさらに大きな機材を心から必要としていました。写真からはみ出るほど、細胞からオーラがあふれ出す様子が見られます。

　コントラバス、ビブラフォン、その他の力強い音を奏でる楽器では、強いピンク色は現れませんでした。ピンクのヒーリングカラーは愛の振動と結びついており、力や強い音では生み出すことができないのです。ヒーリングは優しく、自然なやり方でしか起こせません。すなわち、音楽の場合には、より優しい音に反応するということです。

シリーズ3
シロフォンを鳴らしたときの健康な細胞

音階：クロマティック・スケール
音の長さ：13分

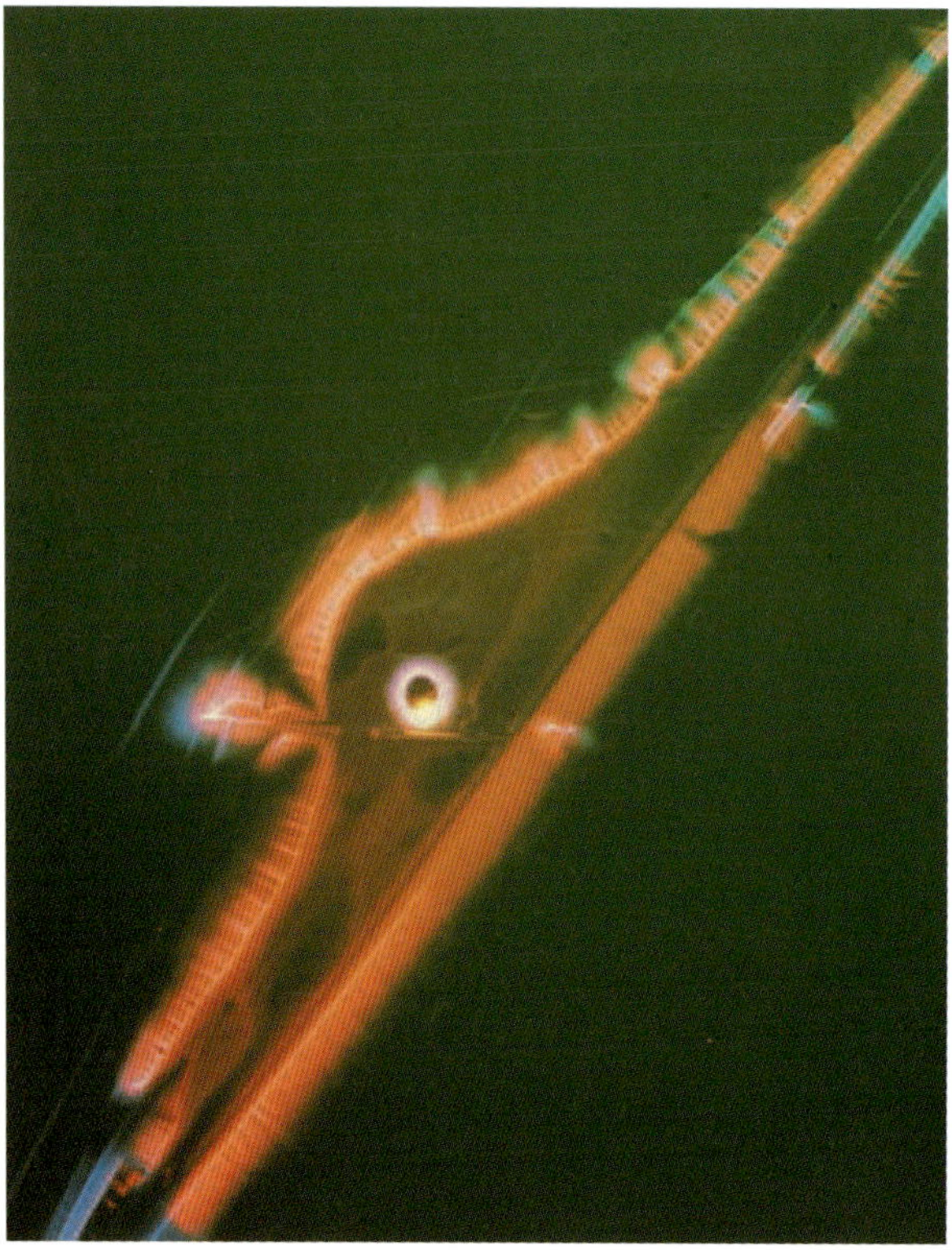

写真65　シロフォンを鳴らしたときの健康な細胞
音：C＝261Hz
Photo copyright Fabien Maman 1981

これらのキルリアン写真は、健康な血液細胞を使用し、C音からB音にかけて、シロフォンでクロマティック・スケール（C－C#－D－D#－E－F－F#－G－G#－A－A#－B）を演奏したときの反応を撮影したものです。細胞周囲のエネルギーフィールドに起こる変化を観察することが目的でした。それぞれの音で、音質や周波数と直接的に関係して、細胞に独自の形と色が現れてきました。また、細胞そのものにも、音に対する耐性や吸収力などの違いがありました。

シロフォンで、C＝261Hzの音を出すと、このような形になりました（写真上）。ナポレオンの帽子のように見えます。この形は活発な力を生み出します。主な色はオレンジです。その後の研究では、丹田《たんでん》（第2チャクラ）がCの音に反応してオレンジ色になることを発見しました。

右の写真は恐竜の背中に天使が乗っているように見えます。インドでは多くの場合、C#が音階の中心音（トーナリティ）として使用されています。その後の研究では、C#が膀胱《ぼうこう》の経絡と結びついていて、気を活性化することがわかりました。この小さな天使は、生命を力づけるために現れたのではないでしょうか。

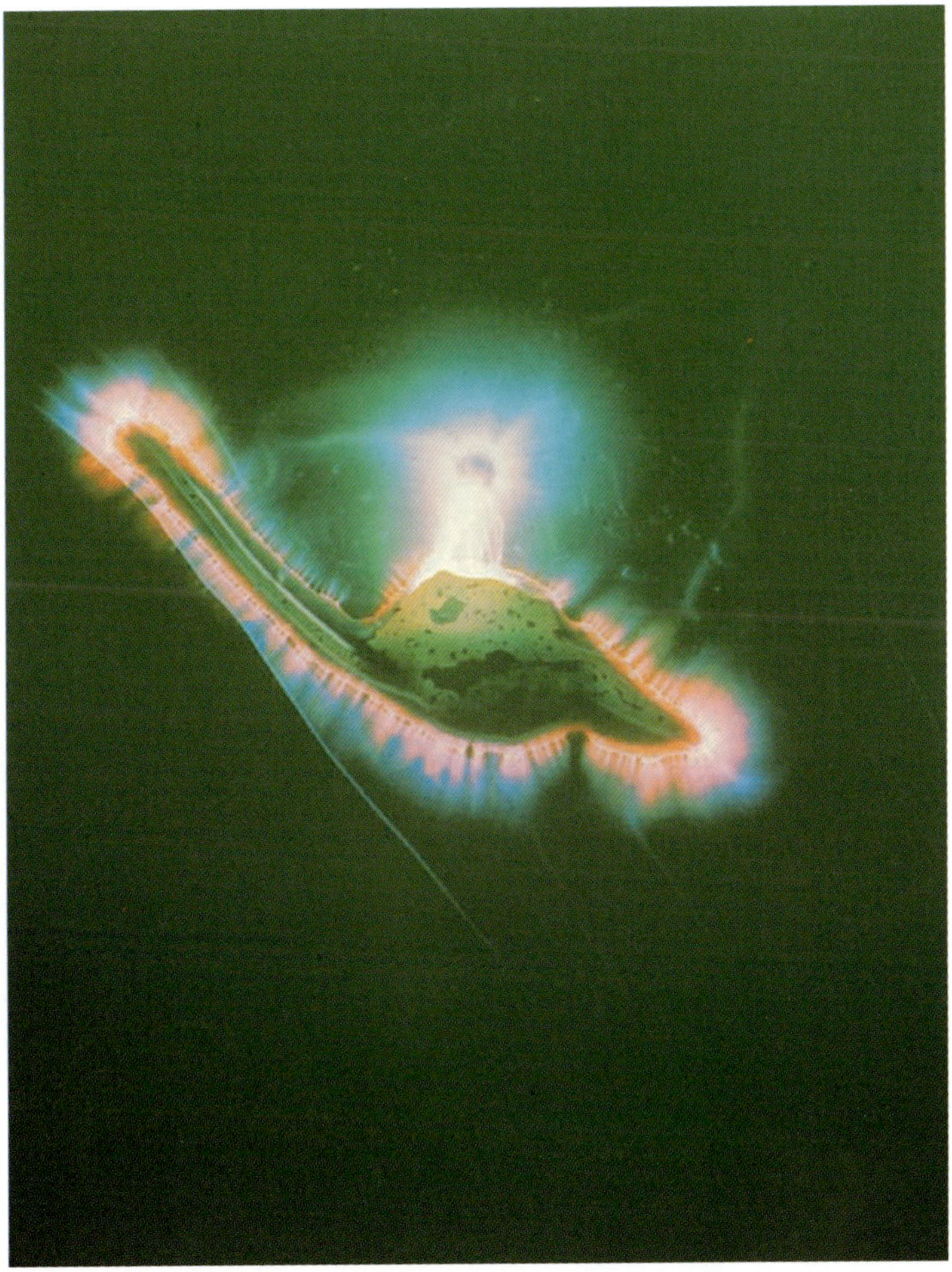

写真66　シロフォンを鳴らしたときの健康な細胞
音：C＃＝277・18Hz
Photo copyright Fabien Maman 1981

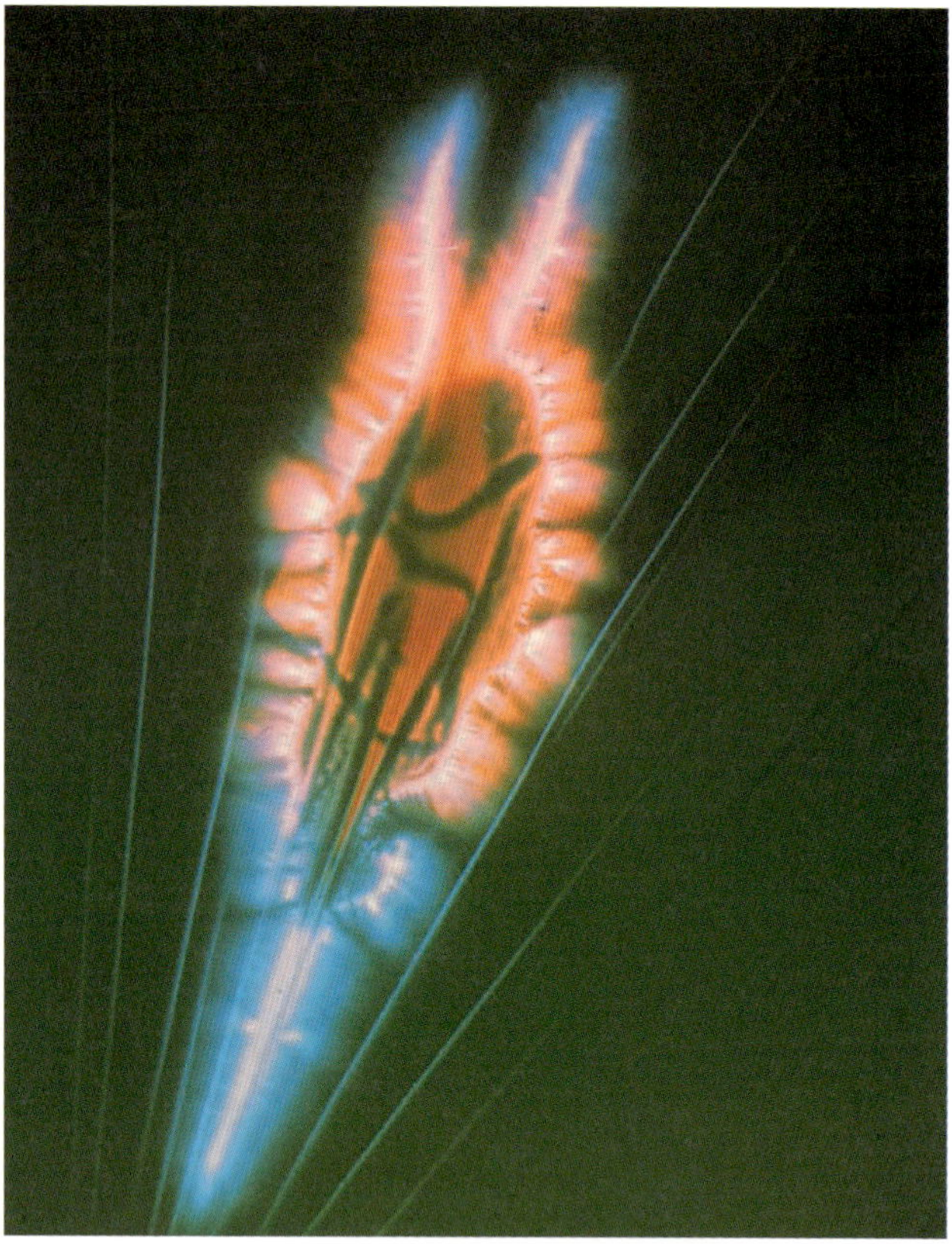

写真67　シロフォンを鳴らしたときの健康な細胞
音：D＝293・66Hz
Photo copyright Fabien Maman 1981

D＝293・66Hzが鳴らされたときには、磁気フィールドに力強い色の筋が現れました。細胞内で力が高まっているのです。この力は、偉大なるブラジルの作曲家でギター奏者のバーデン・パウエルがD調で曲を演奏したときにも感じられるはずです。Dはブラジルやアフリカで式典の音楽として、ごく自然に使われている音です。鍼治療でDは水のエレメントの生命力に結びついています。写真では、こうした細胞の中で生命力が湧き上がっているのを感じられることでしょう。

DからD#というわずか半音の違いで、細胞の生命と周囲のサトルエネルギーフィールドに劇的な変化が生じました。細胞はD#よりもDに反応して大きく振動しました。D#＝311・13Hzは細胞の中心に何もない空間を作り出しましたが、一方でDは細胞全体の動きと色を活性化しました。日々の生活の環境の中で私たちは音に囲まれていますが、これはとても興味深い結果です。冷蔵庫は、ある一定の音を出しています。コンピューターもエアコンも同じです。そのような音の周波数が私たちのエネルギーフィールドに影響を及ぼしているのです。例えば、絶えずオフィス機器から出るブーンというD#の音にさらされていると、職場の環境がD#のエネルギーフィールドの色や形や性質を反映するようになるのです。

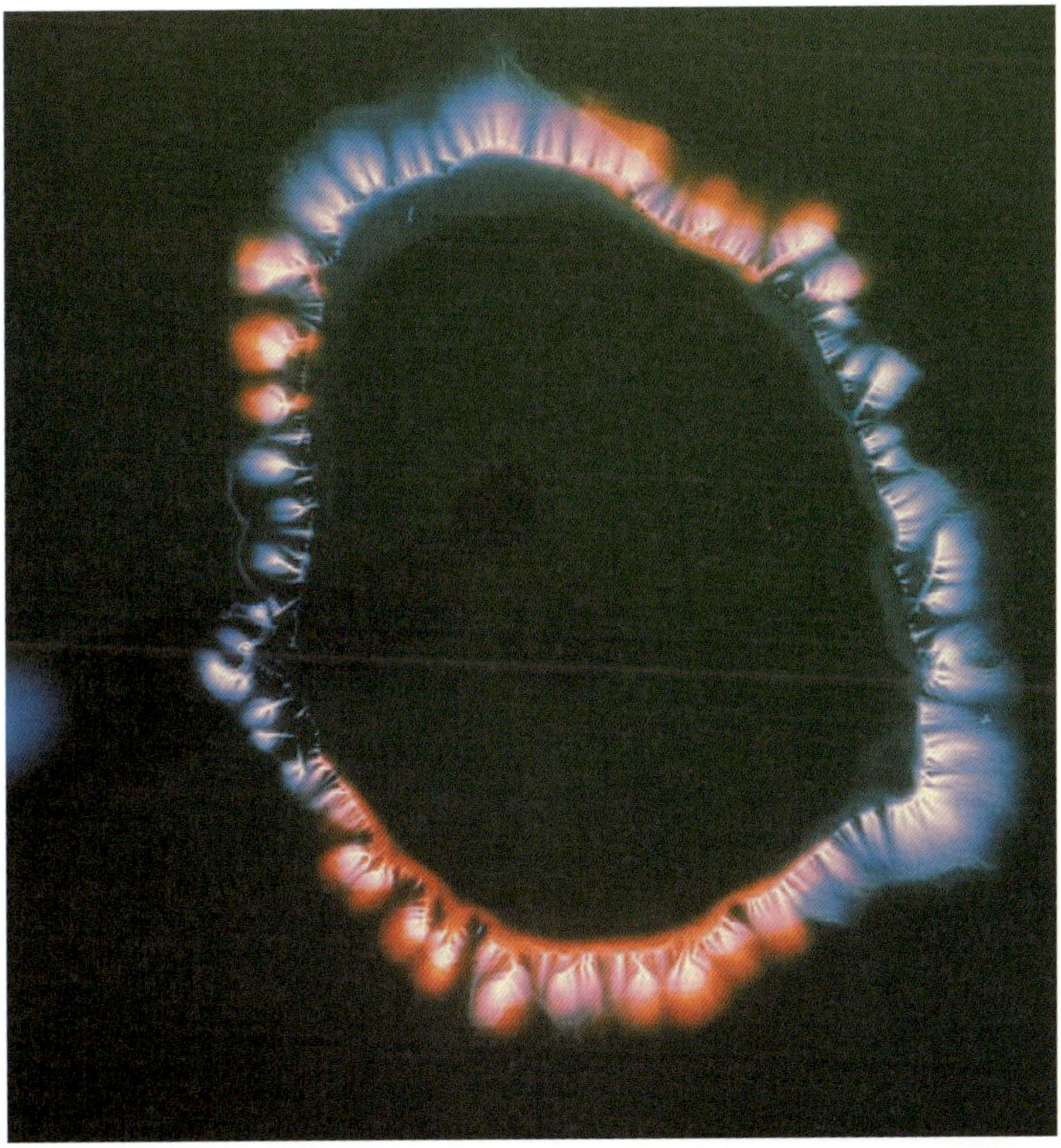

写真68　シロフォンを鳴らしたときの健康な細胞
音：D＃＝311・13Hz
Photo copyright Fabien Maman 1981

自分に合っていない周波数を浴び続けると、もしかしたら健康を損なうことになるかもしれません。なぜなら細胞が音の情報を出し入れしたり、統合したりできなくなってしまうからです。体の内部構造には神経系の細胞が組み込まれていますが、この神経系が不調をきたすようになるのです。周囲のエネルギーの情報を代謝できないと病気が起こる可能性があります。

振動は周囲の環境にある音楽や音だけではなく、人間自体からも発せられています。私は人にはそれぞれ「基本音」という固有の振動の周波数があることを発見しました。あなたの周波数がDに近いのに、一緒に暮らしている相手の振動数がD＃やEの場合、あなたの細胞に不協和音が生じるのです！

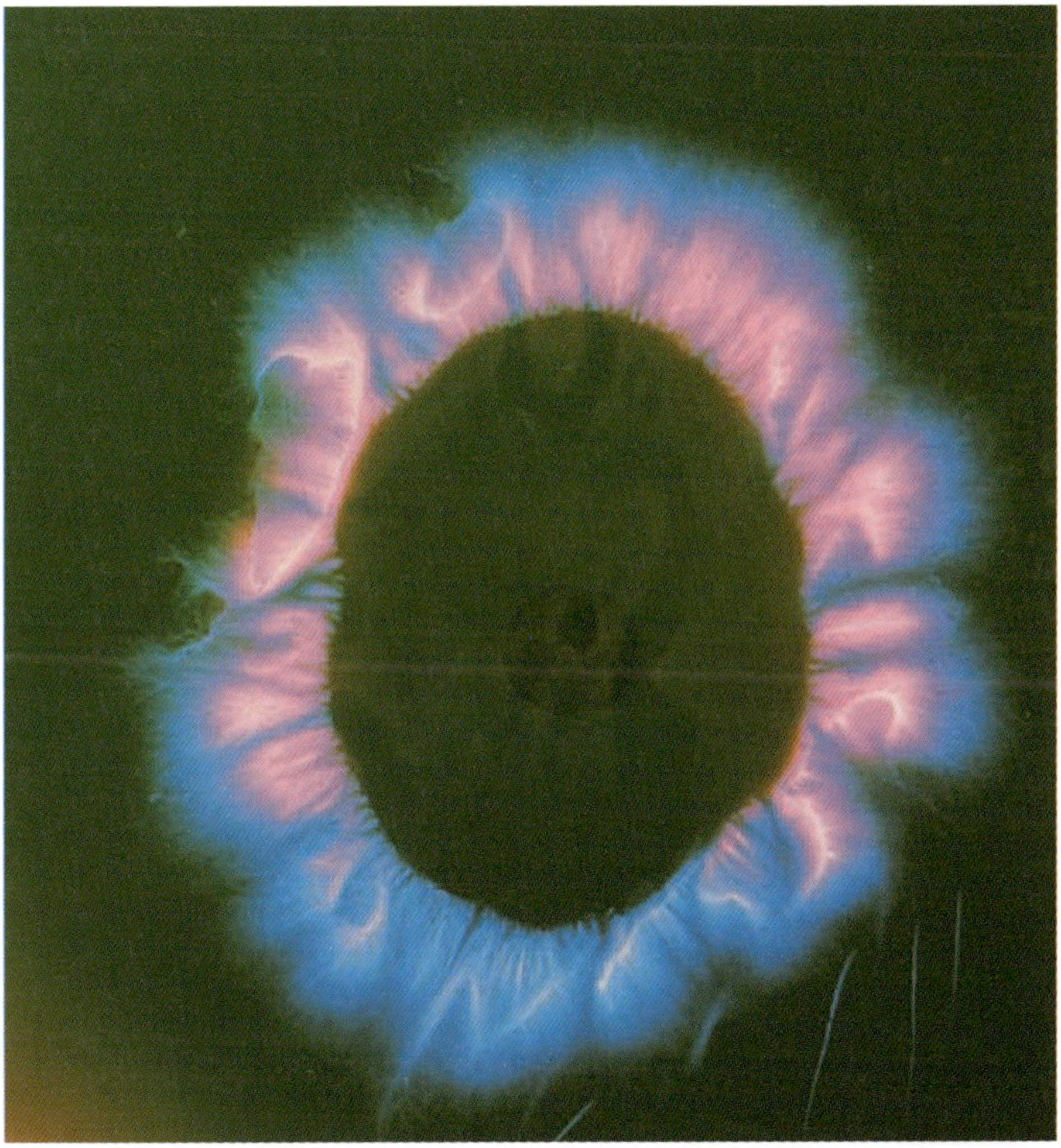

写真69　シロフォンを鳴らしたときの健康な細胞
音：E＝329・63Hz
Photo copyright Fabien Maman 1981

　E＝329・63Hzの音を鳴らすと、D#のときのような赤や青というよりは、ピンクやターコイズのような色になりました。電磁気フィールドの内側も先ほどに比べると厚みがあります。その後の音と鍼治療の研究では、Eが免疫システムと結びついた三焦《さんしょう》に対応していることがわかりました。この細胞はEの音に対して親和的に見えました。

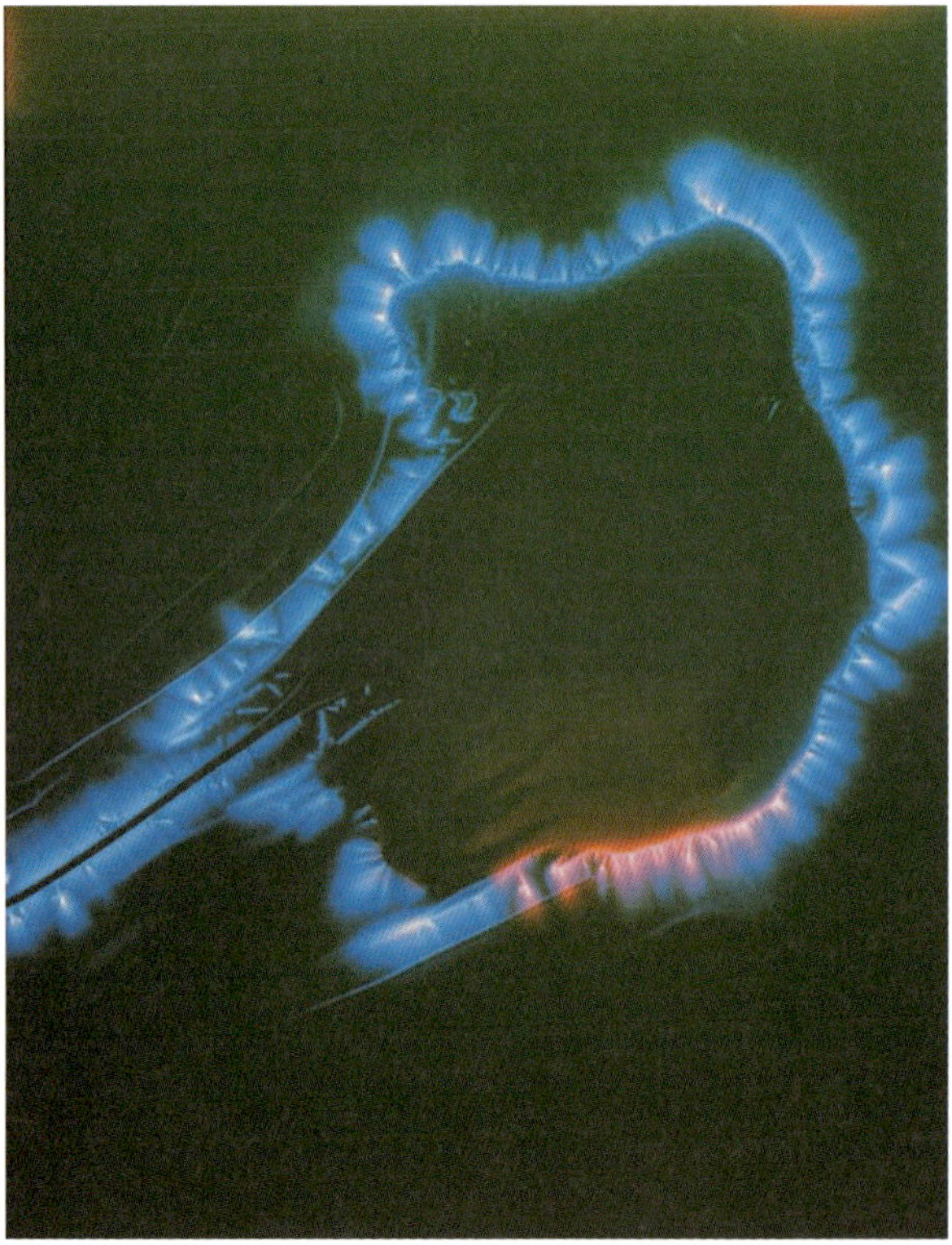

写真70　シロフォンを鳴らしたときの健康な細胞
音：F＝359・23Hz
Photo copyright Fabien Maman 1981

Ｆ＝３５９・23Ｈｚの音を鳴らすと、細胞はＤ＃と同じような形になりました。しかし細胞の左下に動きのある線が見られます。それは、この人物にとって、ＦのほうがＤ＃よりエネルギーを与えてくれるということを意味しています。

シリーズ３の後半になると、細胞の形や色はより均一的になります。このときの細胞は安定しているように見えます。形は常に丸く、色はとても鮮やかです。
マゼンタ、赤、インディゴは、大地や空のエネルギーと結びついています。

写真71：F#=369.99　写真72：G=392　写真73：G#=415.30

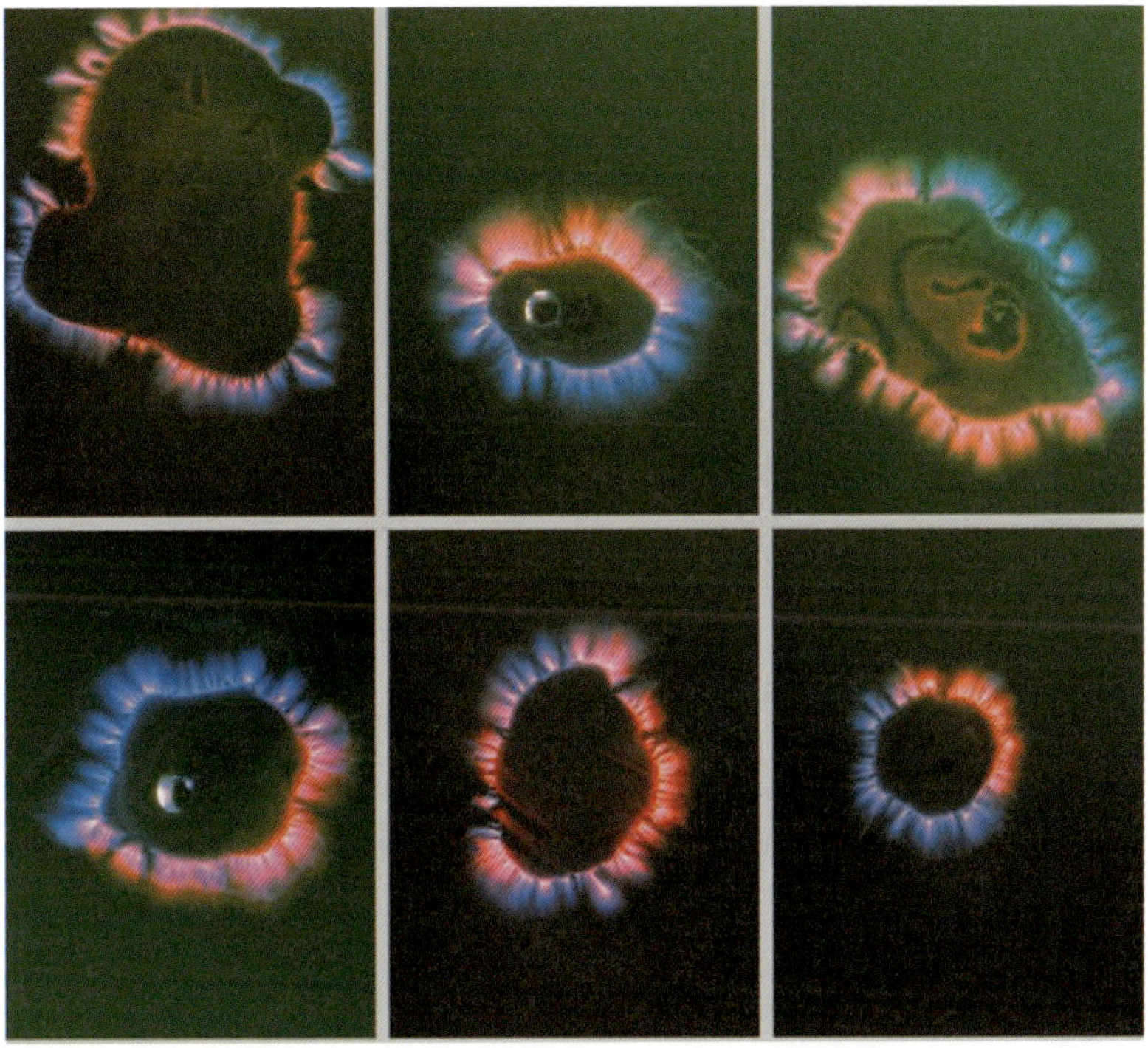

写真74：A=440　写真75：A#=466.16　写真76：B=493

写真71-76　シロフォンを鳴らしたときの健康な細胞
音：F#-B

Photo copyright Fabien Maman 1981

■写真71
シロフォンを鳴らしたときの健康な細胞
音：F#＝369・99Hz

物理科学者は地球の振動数がFからF#の間の音と一致していることを発見しました。中医学では土のエレメントと結びついているのがFです。この細胞は写真の端にまで広がっています。もしかしたら、細胞は大地のエネルギーを感じているのかもしれません。

■写真72
シロフォンを鳴らしたときの健康な細胞
音：G＝392Hz

このときの細胞は小さくなっています。

シリーズ３の考察
シロフォンを鳴らしたときの健康な細胞

■写真73
シロフォンを鳴らしたときの健康な細胞
音：Ｇ＃＝４１５・30Ｈｚ

Ｇ＃を鳴らした細胞は中央に密集しています。まるで細胞がピンクとターコイズカラーで曼荼羅を形成しているかのようです。この細胞はシロフォンが奏でるＧ＃が基本音であるかのように、好ましい反応を見せています。基本音は通常、人が自らの声で発声し、１音ずつ音階を上っていったときに見つかるもので、楽器の演奏で発見することはできません。

しかし、もし細胞に意識があるということを信じるのなら、細胞はある特定の音や楽器に対して、より好ましい反応を見せるのです。

■写真74
シロフォンを鳴らしたときの健康な細胞
音：Ａ＝４４０Ｈｚ

この写真では、たくさんのピンクやインディゴが見られます。フランスの物理学者ジョエル・ステルンナイメールは、Ａ＝４４０Ｈｚが素粒子の１つである電子の振動に対応していることを観察しました。ステルンナイメールは私の同僚で、「素粒子と一致する音楽」を私の実験と同時期に発見しました。音の振動は電子の集合体を引き付け、原子より微細なレベルで生命体の情報を書き換えます。それゆえＡ＝４４０Ｈｚは力強い調和の音なのです。

ピンクは愛の色として知られていますが、この色はＡ＝４４０Ｈｚを聞かせたときには、どんな楽器を使用しても常に現れます。

■写真75
シロフォンを鳴らしたときの健康な細胞
音：Ａ＃＝４４６・16Ｈｚ

写真74や写真76で見られたようなやわらかいピンクに比べると、赤が強く現れています。通常がん細胞が消滅するのは、音階で言うとAとBの中間、すなわちA#です。これは、7度のインターバルがとても強い音だからです（インターバルの詳細とそれが意識や進化にもたらす影響については第4章で述べています。167ページをご覧ください）。

■写真76
シロフォンを鳴らしたときの健康な細胞
音：B＝493Hz

細胞はとてもきれいな円になり、一方の半円がピンク／赤、もう一方の半円がインディゴになりました。まるで別世界が始まるかのようです。

シリーズ4
ギターを鳴らしたときの健康な細胞

音階：イオニア旋法
音の長さ：13分

ここではシリーズ2と同じような実験を行いましたが、シロフォンではなくアコースティックギターを使用し、さらにクロマティック・スケール（ピアノであ

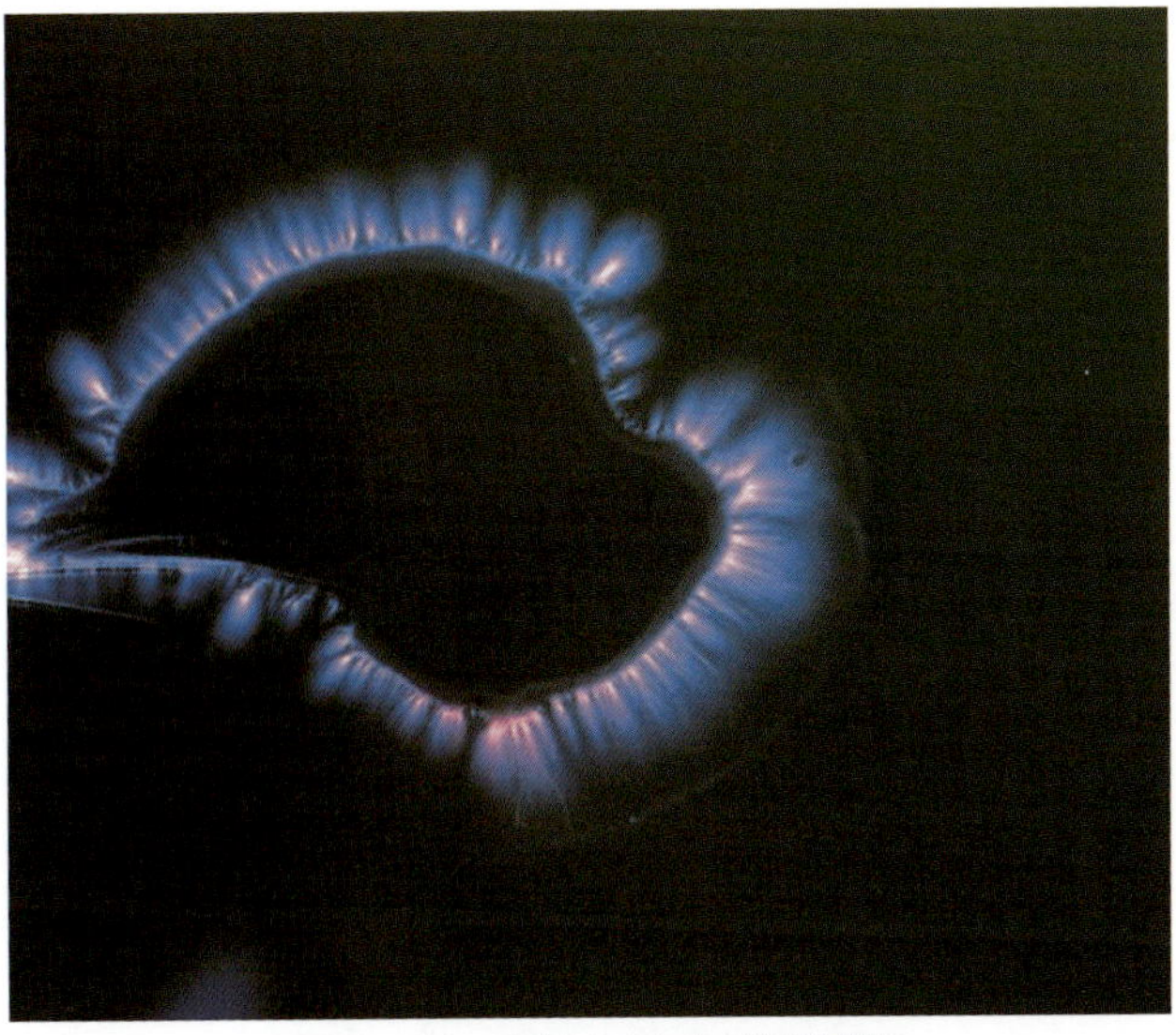
写真77　ギターを鳴らしたときの健康な細胞
音：C＝261Hz
Photo copyright Fabien Maman 1981

れば白鍵と黒鍵）ではなく、イオニア旋法（ピアノの白鍵のみ）を用いました。

これらの細胞の磁気フィールドはアコースティックギターのC＝261Hzに反応し、シロフォンのCの音（48ページ）とはまったく異なる性質と形になりました（前ページの写真参照）。これはシロフォンがギターとは異なるメッセージを送っていたということでもあり、この実験の細胞の提供者がシリーズ2とは違う人物だったからということも挙げられます。このシリーズの人物の細胞がCの音にそれほど親和性を感じていないということは間違いないでしょう。

しかしながら、D＝293・66Hzを鳴らしたとき、これらの細胞はアコースティックギターの音に活発な反応を見せました。この写真はシリーズ3の写真67（50ページ）のように中医学でいう水のエネルギーのパワーが見られます。これはDによって活性化されています。キルリアンカメラで、このようなゴールドレッドの色が現れることはめったにありません。これらの色は千里眼の人が見ることができる色で、何世紀にもわたり、その特有の振動を守り続けてきた聖なる名残がキルリアンカメラの写真に現れています。シリーズ3でも述べたように、その後の研究で、私は腎臓の生命力のエネルギーがDと結びついていることを発見しました。いずれのシリーズでも、Dを聞かせたときは、いつも力強い写真が撮れました。

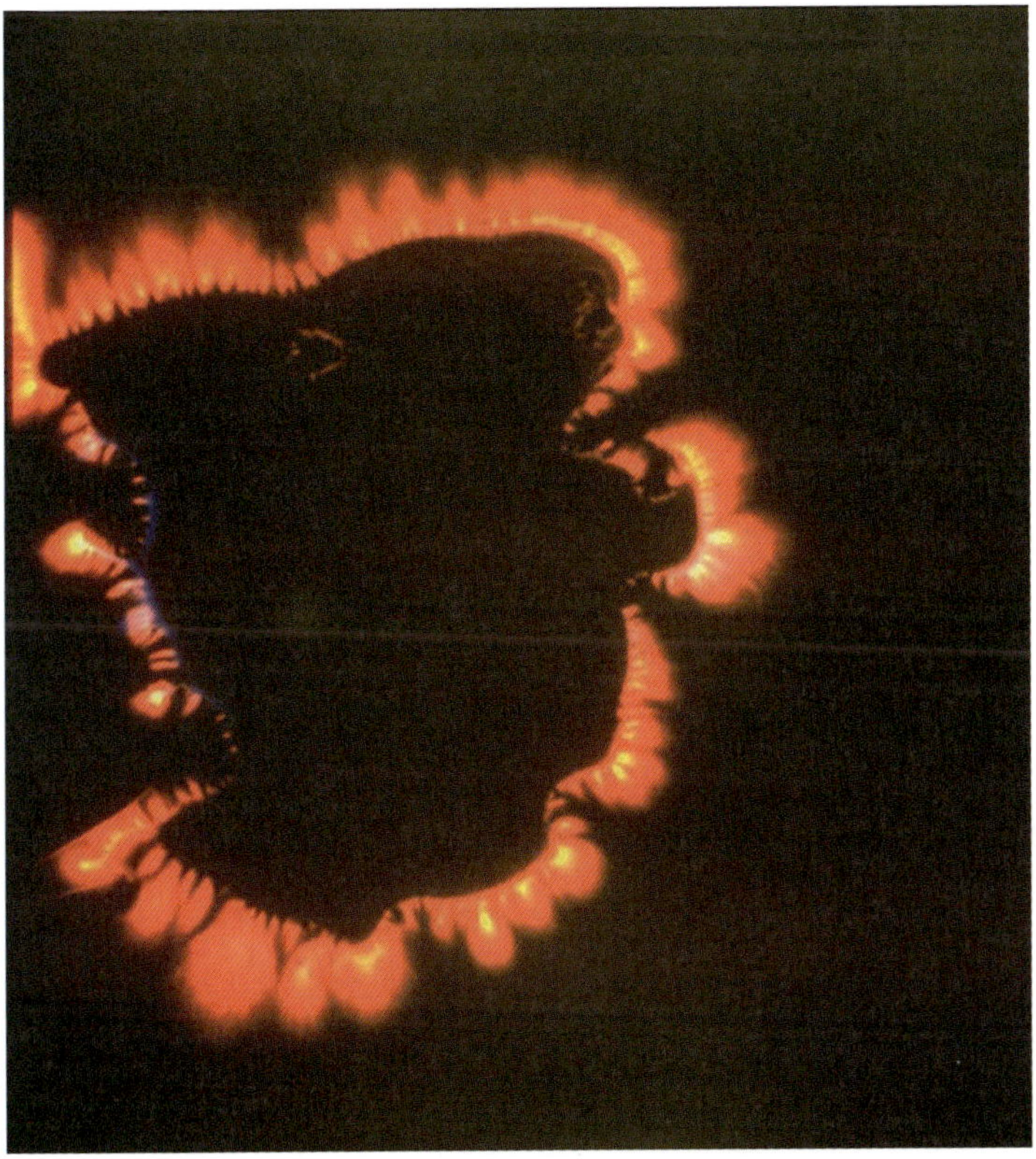

写真78　ギターを鳴らしたときの健康な細胞
音：D＝293・66Hz
Photo copyright Fabien Maman 1981

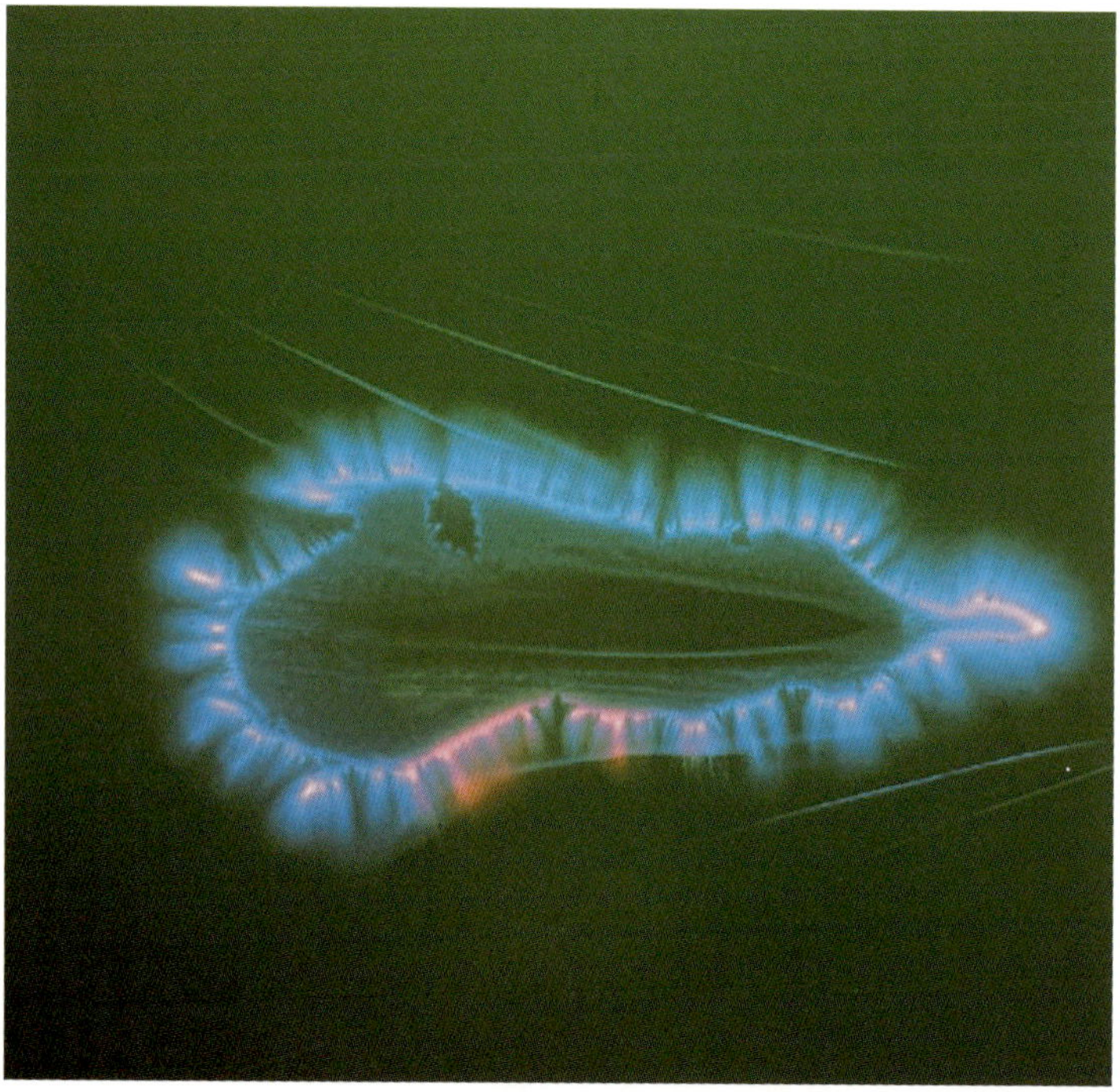

写真79　ギターを鳴らしたときの健康な細胞
音：Ｅ＝329・63Hz
Photo copyright Fabien Maman 1981

シリーズ３のときとは異なり、細胞はＥ＝３２９・63Ｈｚに好ましい反応を見せています。このときの細胞はやや平らに見えます。私の研究では、Ｅが免疫システムと関連している三焦と結びついていることがわかりました。診断ツールとしても使えるこの写真からは、この人物の全体的な健康バランスが崩れているかもしれないことがわかります。

Ｆ＝３４９・23Ｈｚを鳴らしたときの細胞は、物理学者がＦからＦ＃の間の振動数と同じと考える地球の振動の広大なエネルギーを感じているように見えます。

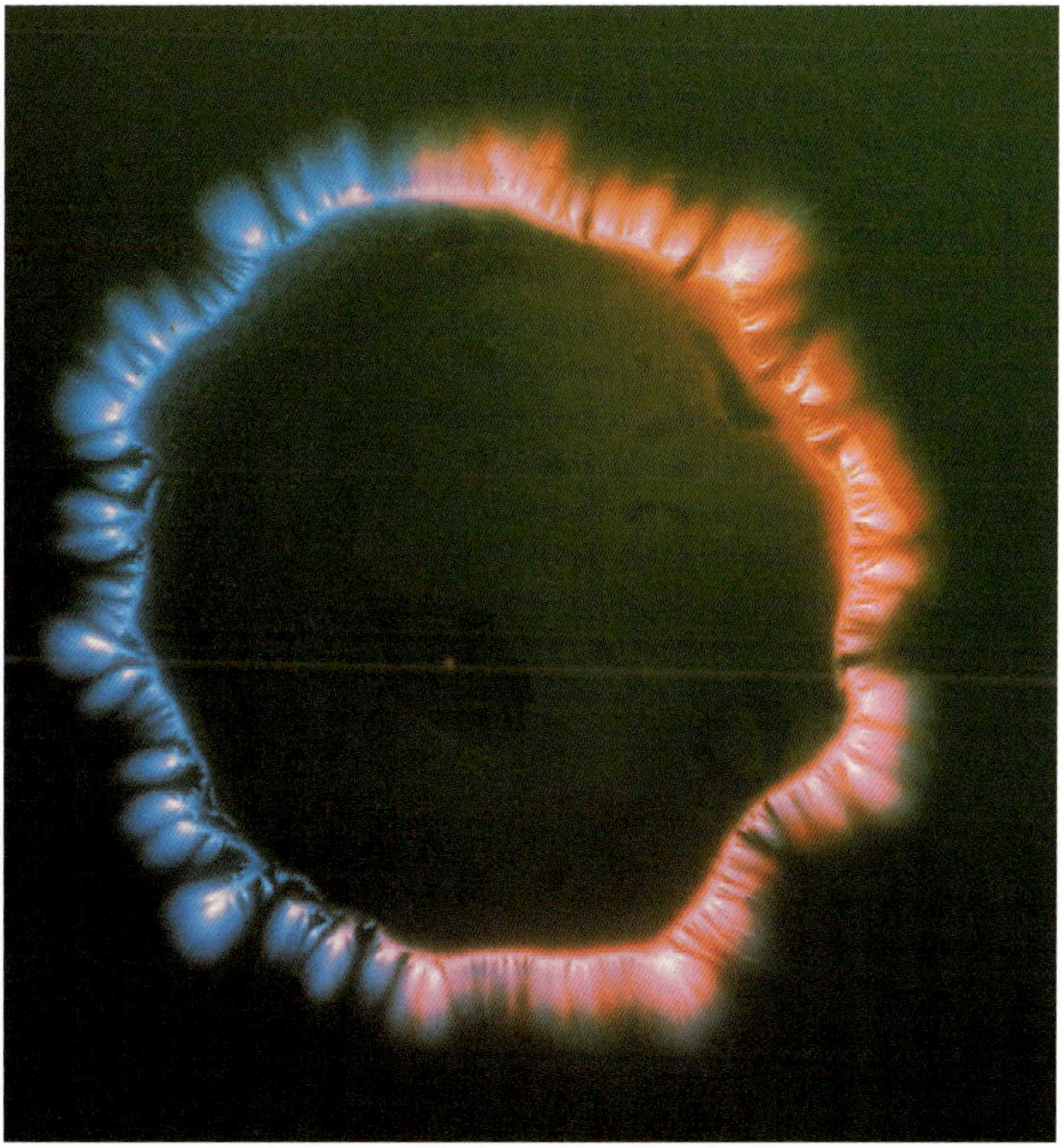

写真80　ギターを鳴らしたときの健康な細胞
音：Ｆ＝349・23Hz
Photo copyright Fabien Maman 1981

シリーズ３のＦ＃（55ページ）と同じような形と色ですが、興味深いことに、ここで鳴らされている音はＦです。

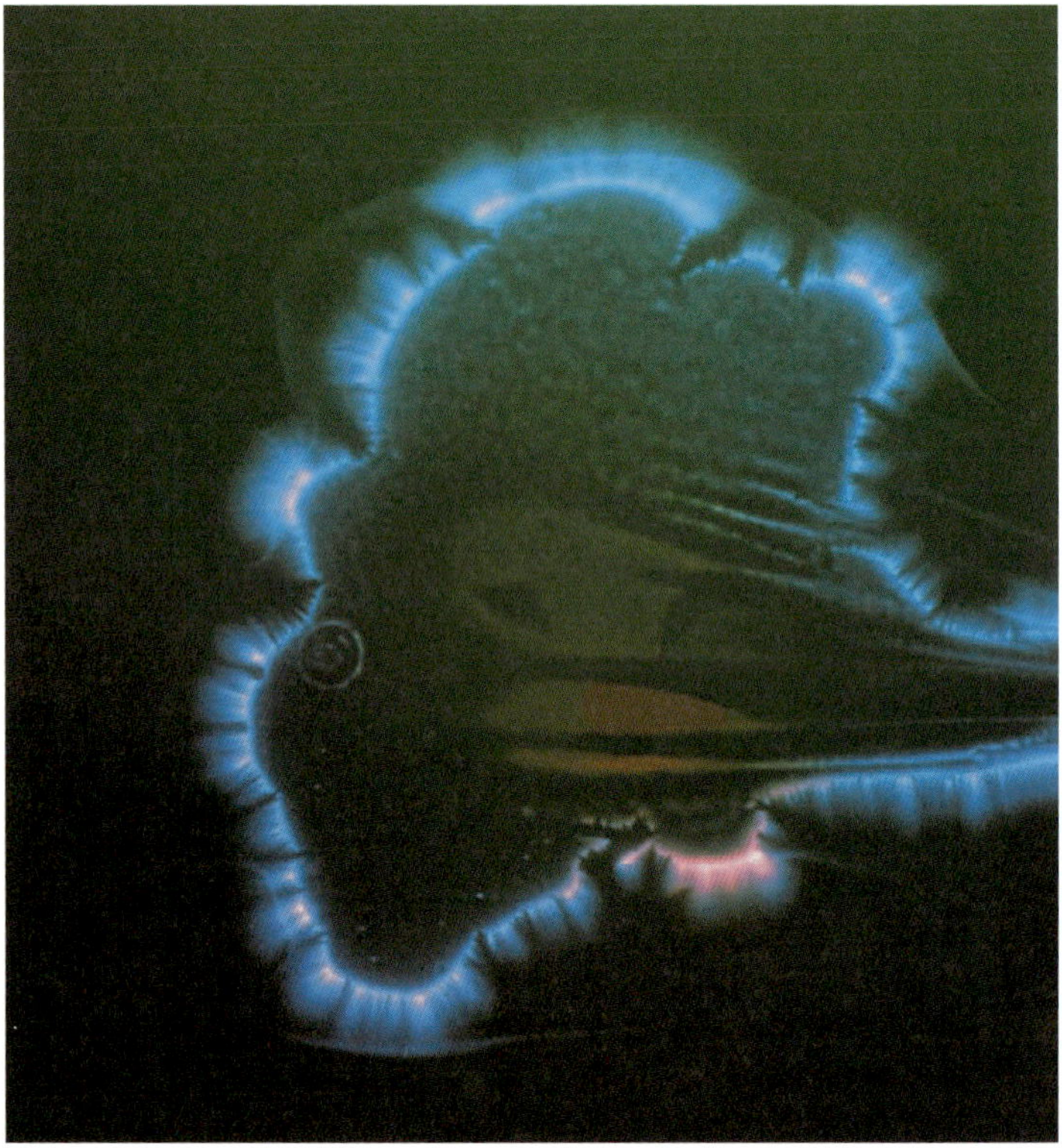

写真81　ギターを鳴らしたときの健康な細胞
音：G＝392Hz
Photo copyright Fabien Maman 1981

G＝392Hzのとき、細胞内に多少の動きがあった線が見られますが、活発というわけではありません。同じような線はシリーズ3のFを鳴らしたときの細胞（54ページ）で見ることができます。この細胞は反応を見せようとしていますが、ある種の弱さも見られます。その後の研究で、私はGが肺を活性化することを発見しました。この細胞の人物はE（免疫システム）とG（肺）にあまり反応せず、私たちはこの人物が肺の問題を抱えているのではないかと考えました。中医学でGは金のエレメントの調で、秋の季節と結びついています。この写真が秋に撮られていたら、この人物の細胞は秋の響きを感じていないだけという可能性もあります。

ここでも再び、A＝440Hzのときに、愛と調和の色になりました。今回はハートの形が平たくなっています。

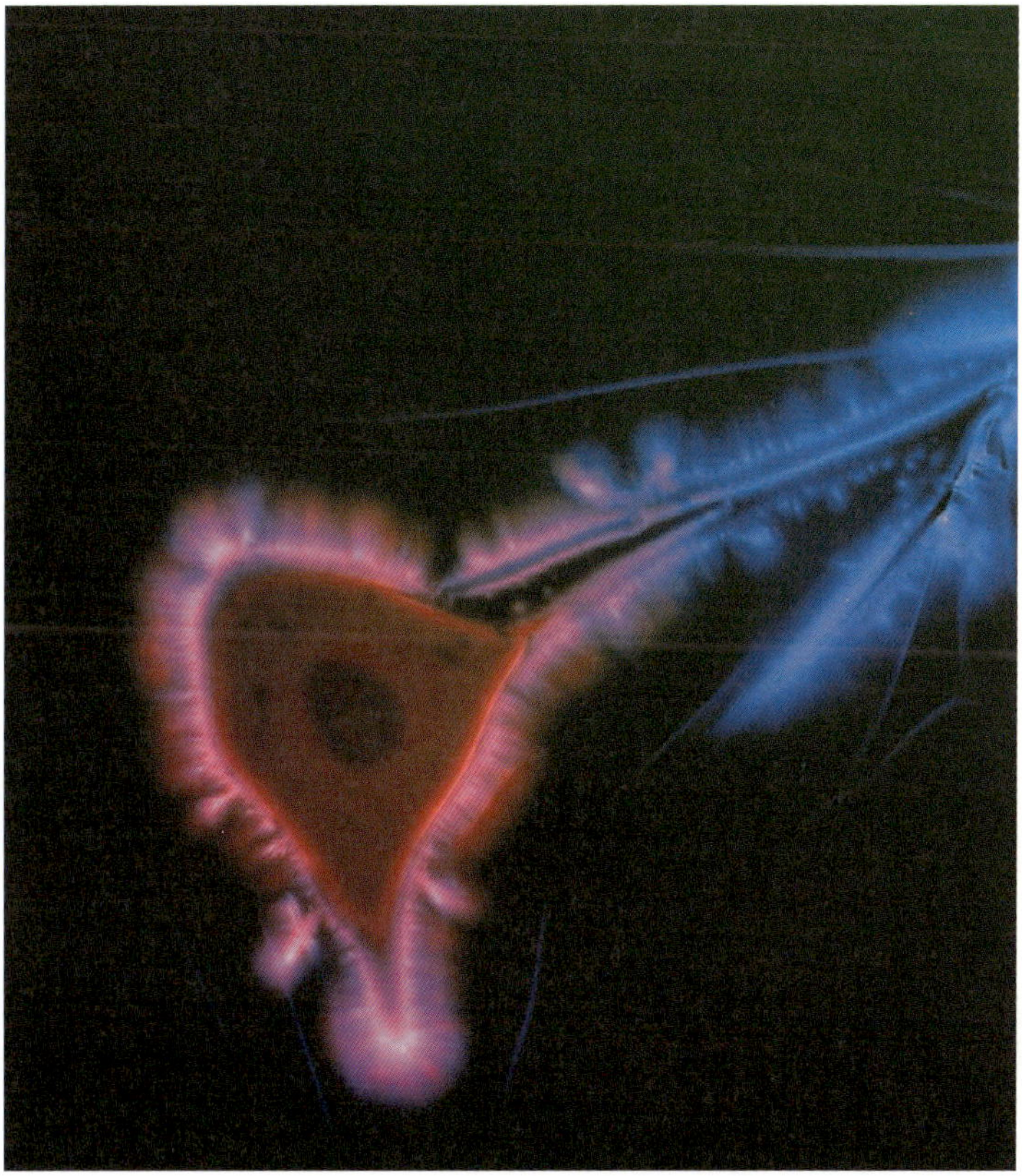

写真82　ギターを鳴らしたときの健康な細胞
音：A＝440Hz
Photo copyright Fabien Maman 1981

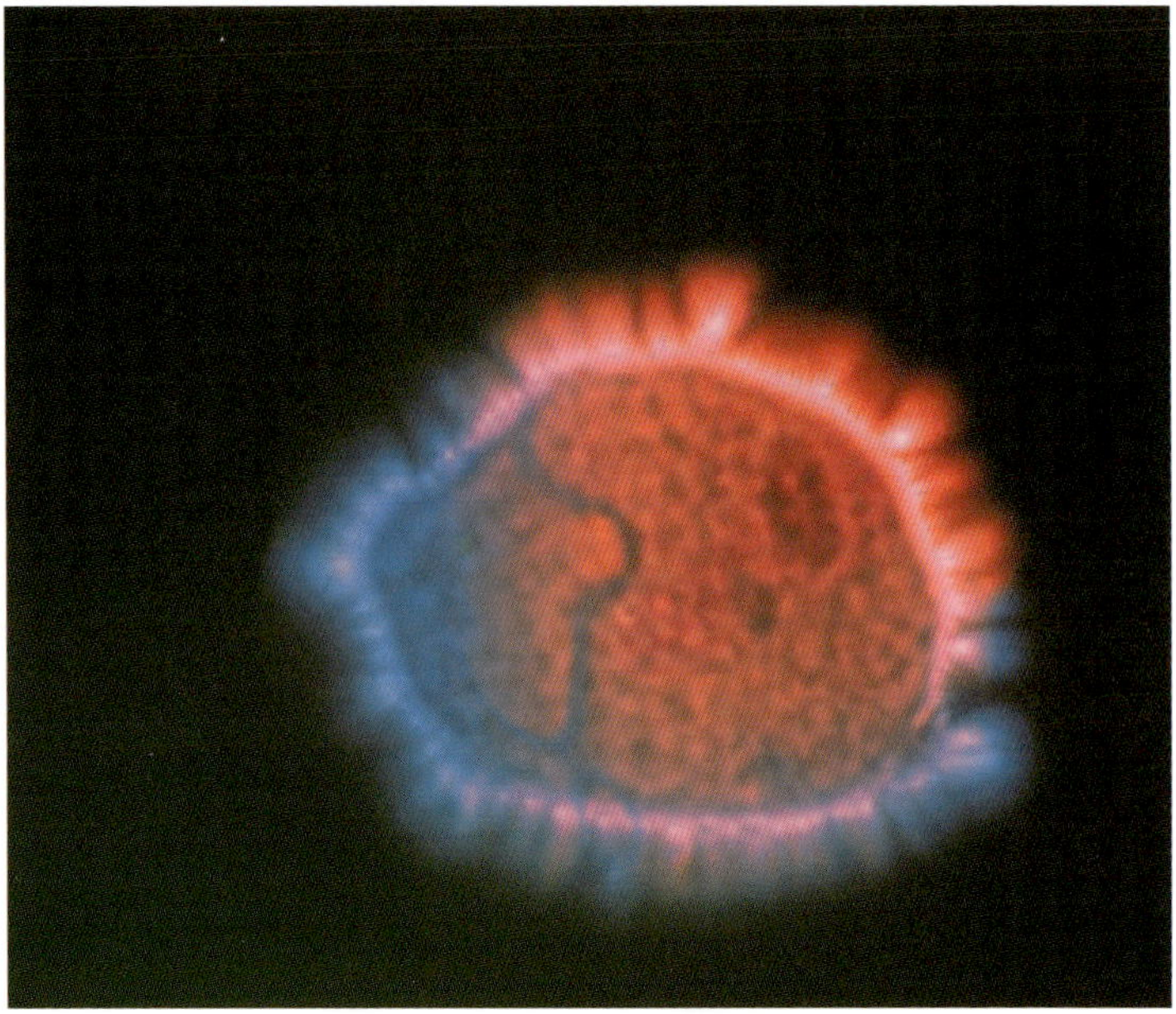

写真83　ギターを鳴らしたときの健康な細胞
音：Ｂ＝493Hz
Photo copyright Fabien Maman 1981

このタイプの細胞と、この人物にとって、ギターのＢ＝４９３Ｈｚは非常に相性がよい音でした。磁気フィールドだけではなく、細胞自体もマゼンタとターコイズで曼荼羅を形成しています。このような一致が起きるときには、音の周波数と細胞の間に健康的な共鳴が起きています。Ｂはこの人物にとっての基本音なのです。

シリーズ5
人間の声と健康な細胞

音階：イオニア旋法
音の長さ：8分

シリーズ4では、写真を撮影する直前に細胞の提供者の指から血液のサンプルを採取しました。その後、私はこの人物に歌を歌ってほしいと頼みました。このようにして、歌を歌っている人自身の細胞を観察して、人間の声と細胞の間に起きる共鳴の最大限の可能性を調査することができました。このシリーズでは、イオニア旋法（Cメジャー・スケール）の最初の7音に対する細胞の反応を写真に撮りました。

人間の声には、他の楽器には見られない要素があります。声が第一の楽器だと言われるのは、その音調が身体的な側面（声帯、声の高さ）や感情的な音色で変化するだけでなく、歌い手の意識や無意識から生じる微細で肉眼で捉えられない要素があるからです。人間の声には、その人独自の魂の響きがあるのです。

人間の声が何よりも強力な癒しの楽器であることは、写真でもはっきりとした違いとして見ることができます。特に癒しを必要としている人が自分の声で発声しているときに、これは顕著に現れます。

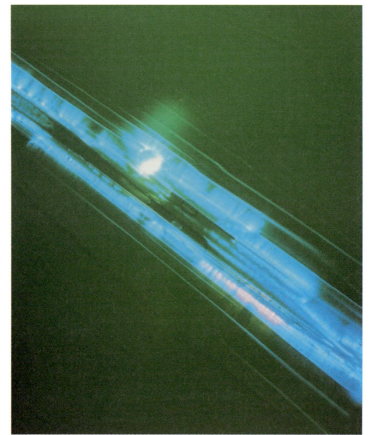

写真86　人間の声と健康な細胞
音：C＝261Hz
Photo copyright Fabien Maman 1981

シリーズ3の細胞のように、押し寄せるエネルギーが声の振動によって細胞に生じています。しかし、この人物はC＝261Hzに対してオレンジ（48ページ）ではなく青色で反応しています。カラーセラピーでは、青はオレンジの補色で、興味深い観察結果となりました。

D＝293・66Hzを人間の声で歌うと、細胞のフィールドは力強い構造を見せました。シリーズ3と同じく、このときの細胞は、その後の研究で私がDと結びつけた腎臓の生命力に反応しているようでした。中医学では、腎臓は精気を養い、創造のシンボルとされています。

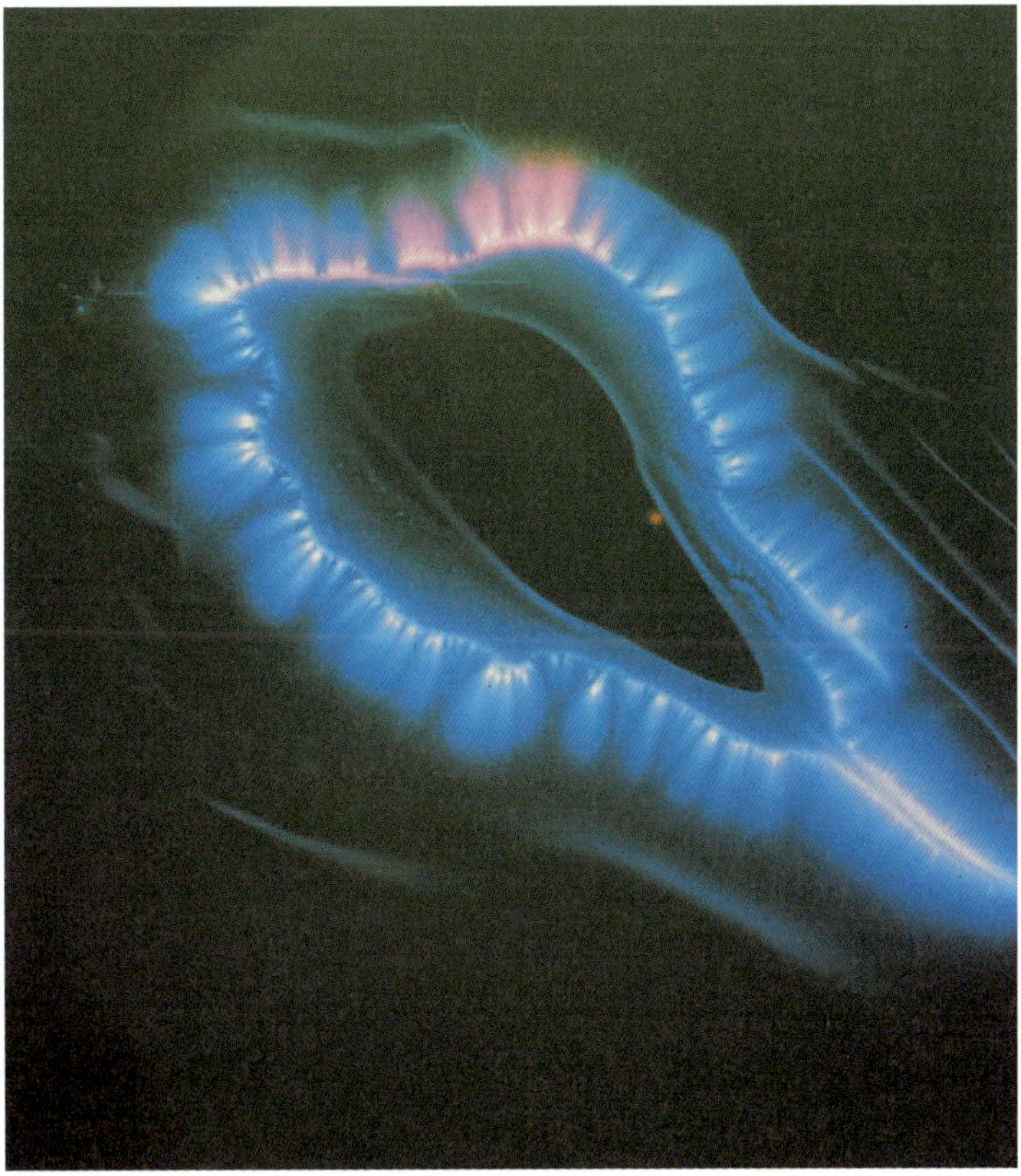

写真87　人間の声と健康な細胞
音：D＝293・66Hz
Photo copyright Fabien Maman 1981

E＝329・63Hzのとき、細胞は赤とマゼンタの火の色として反応しました。その後の研究では、Eが三焦と第2の火のエレメントと結びついていることがわかりました。

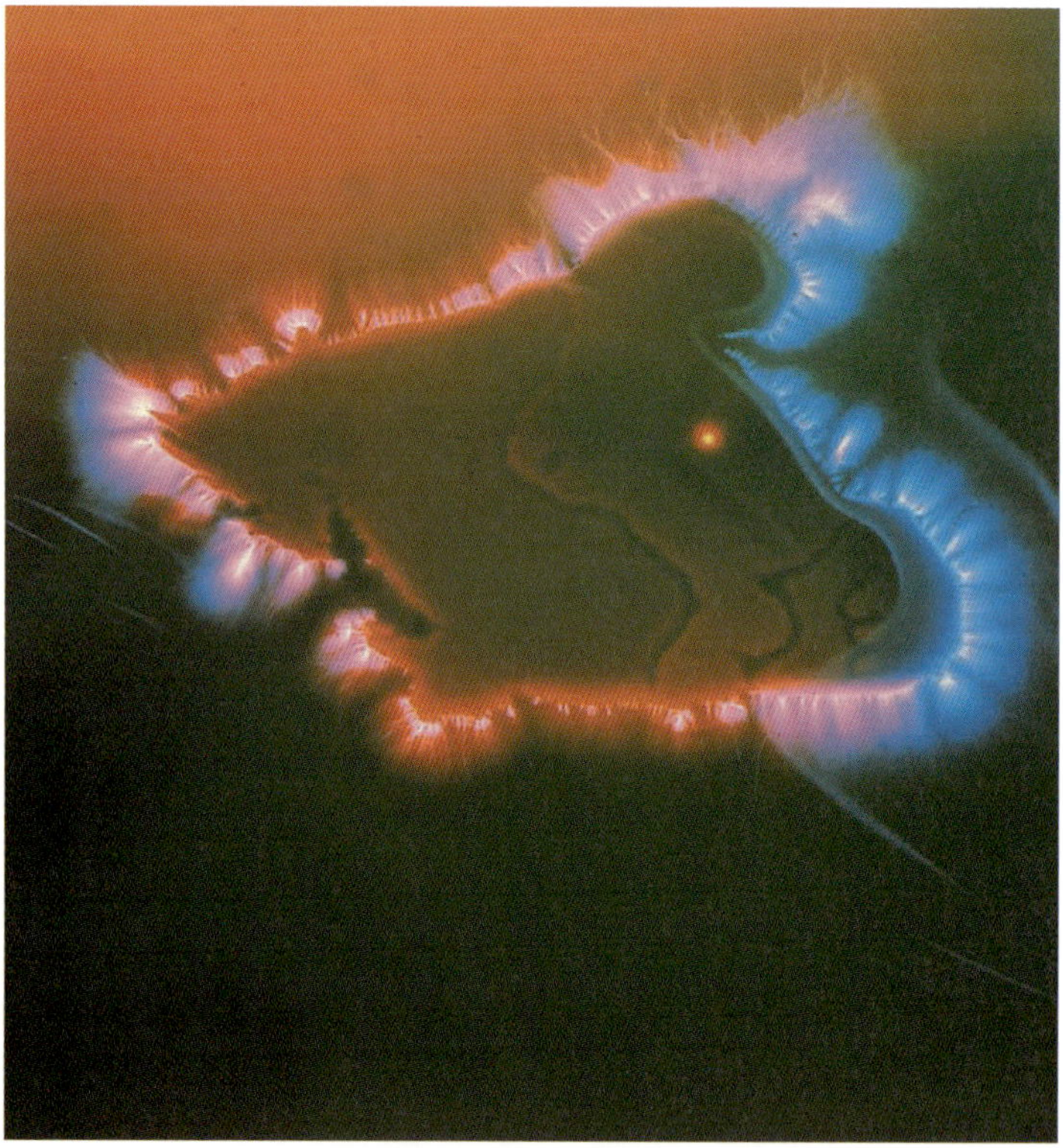

写真88　人間の声と健康な細胞
音：E＝329・63Hz
Photo copyright Fabien Maman 1981

祖先の記憶にアクセスする基本音

キルリアンカメラで撮ったこの写真（次ページ）は、私のコレクションの中でも最も重要な写真です。この写真は細胞がある音に「振動的な親和性」を感じたときに、細胞のオーラが鮮やかな色の曼陀羅に変形することを示しています。

このときの音を私は細胞の「基本音」と結論づけました。この人物が基本音に合わせてチューニングを行うと体の細胞、エネルギーフィールド、周囲の環境との間にハーモニーが生まれるのです。

この写真を見ると、F＝349・23Hzは、この細胞の人物が歌っているときの基本音だということがわかります。内側と外側のエネルギーが一体となっています。鮮やかなマゼンタ、ピンク、ターコイズが曼陀羅を形成しています。

このときのオーラは周囲の環境と溶け合っています。はっきりとした境界線はありません。細胞は光を浴び、生き生きとして、完全に共鳴しています。

基本音は細胞レベルで調和と再生の効果を生み出すので、肉体にとって非常に有益だと言えます（基本音については第4章「音楽の関係性」をご覧ください）。また、基本音は肉体と周囲の環境の結びつきを再活性し、物質や自然や宇宙やすべてを超えた超越的な存在との結びつきを築きます。

基本音は祖先の記憶にアクセスするコードとなり、サトルボディに働きかけます。根源にある記憶は顕在意識では決して到達できないでしょう。しかしこれは、祖先の記憶の共鳴であり、私たちが人生をつないで運んできた生命のプログラムからのメッセージなのです。

細胞から命のプログラムを記憶したサトルエネルギーに至るまで、このつながりは、あらゆる次元の存在との交流を（先祖の記憶から未来の目的まで）再び可能にする手助けをしています。

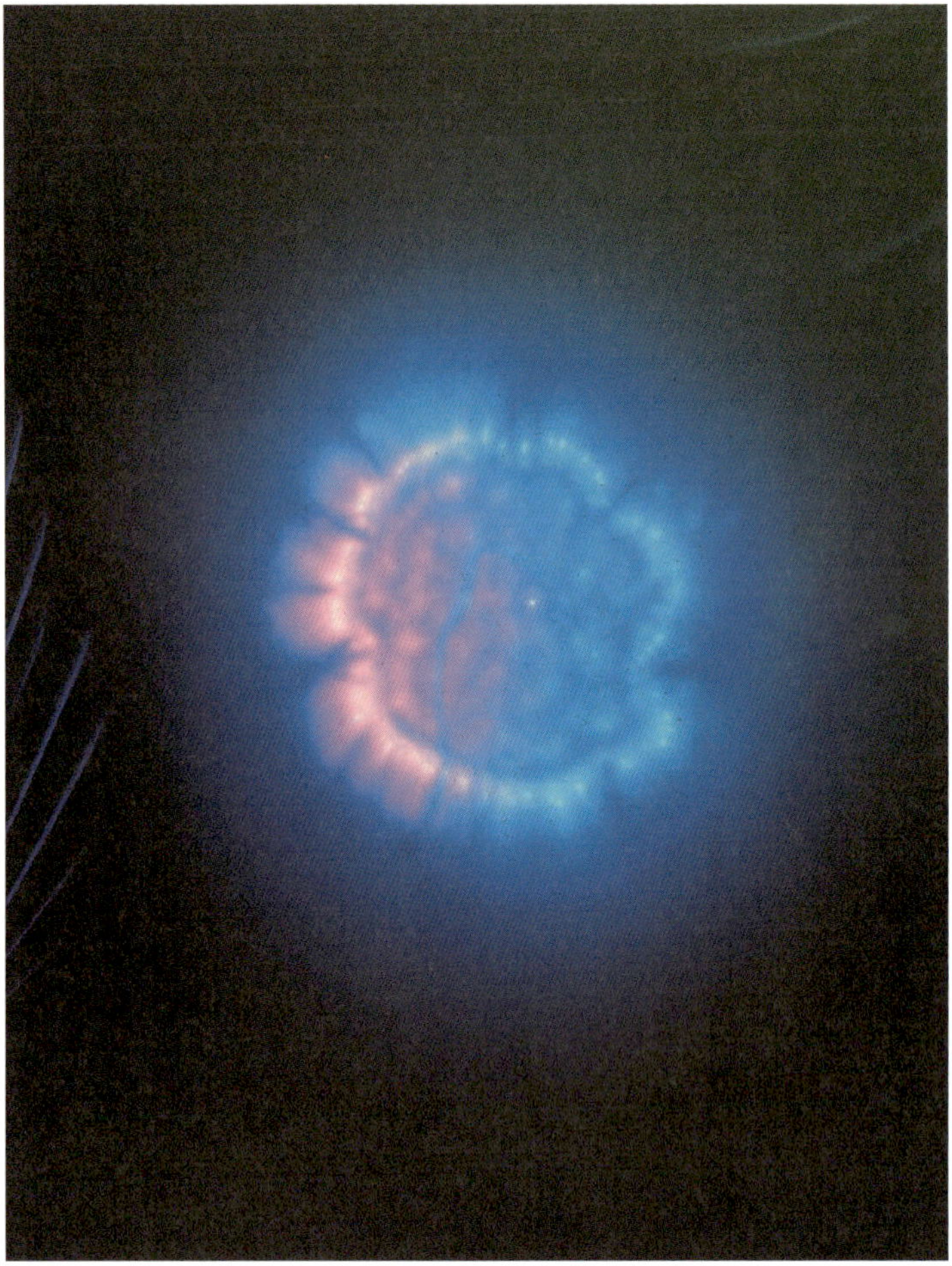

写真89　人間の声と健康な細胞
音：F＝349・23Hz
Photo copyright Fabien Maman 1981

この写真（写真90）からは、G＝392Hzがこの人物にとっての基本音でないことがわかります。写真89で見られたように、基本音に反応して色鮮やかな曼荼羅を形成することはなく、細胞の中心が空洞になっています（Gに続く音、Aの結果は73ページに記載しています）。

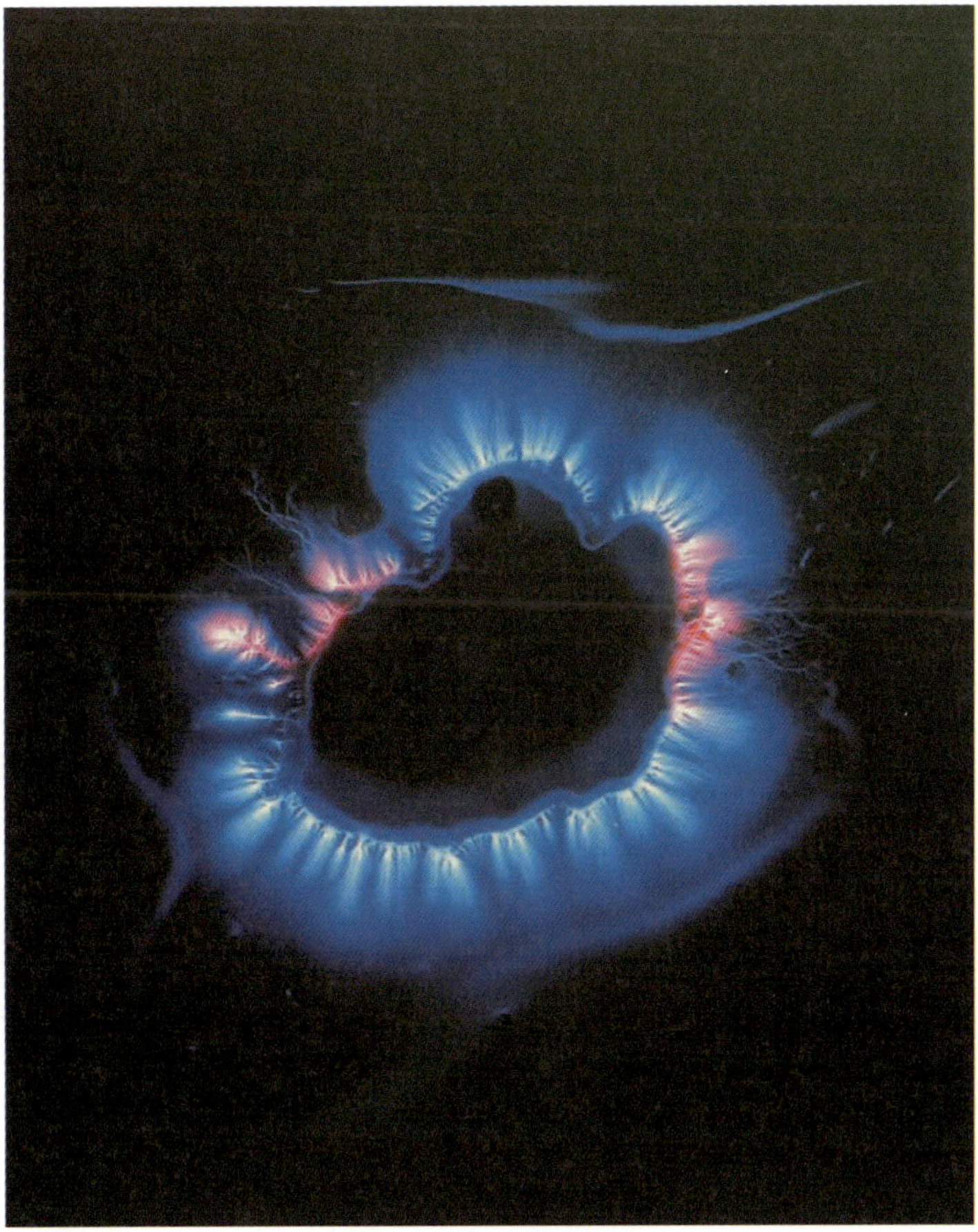

写真90　人間の声と健康な細胞
音：G＝392Hz
Photo copyright Fabien Maman 1981

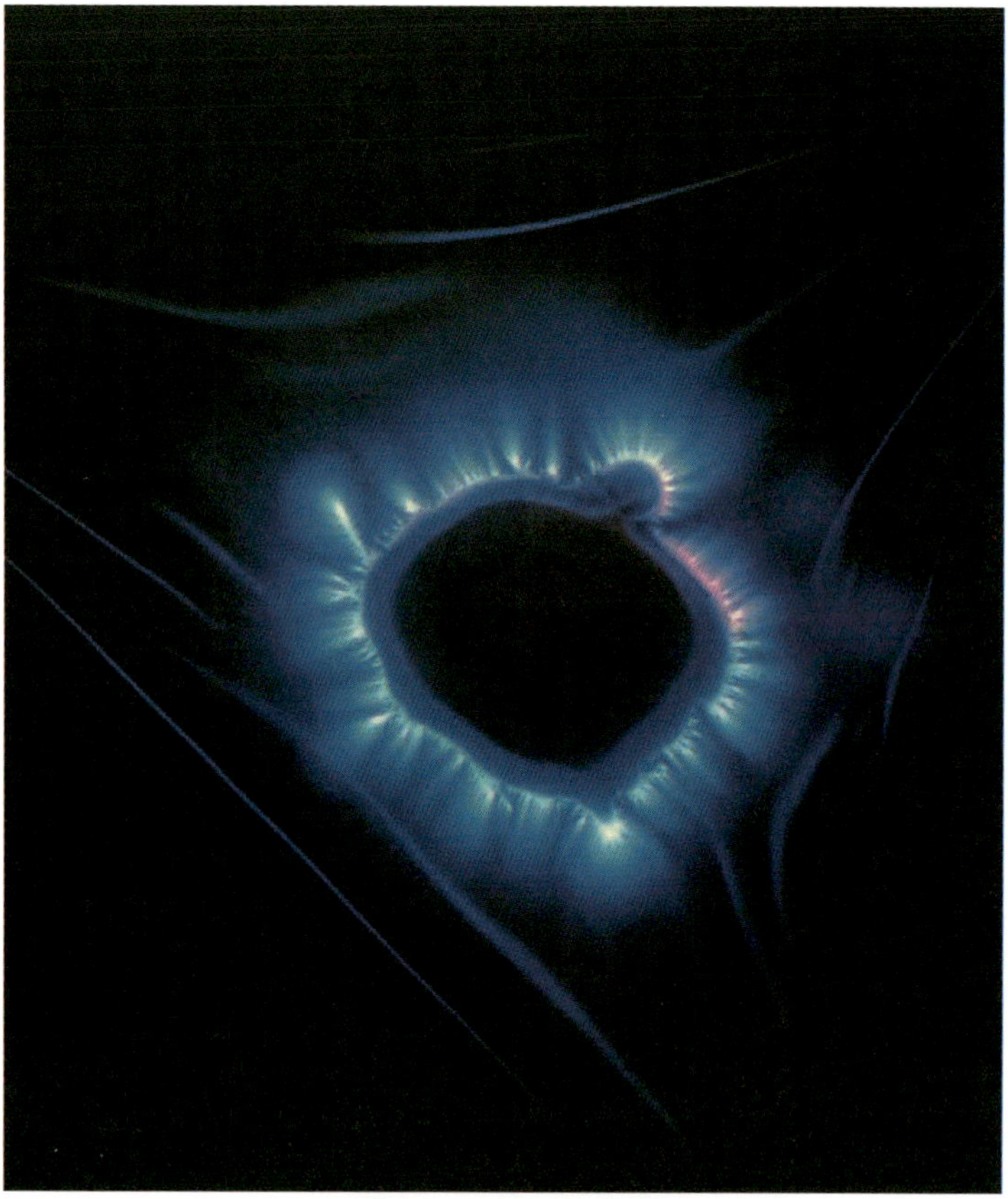

写真92　人間の声と健康な細胞
音：B＝493Hz
Photo copyright Fabien Maman 1981

人間の声でトランペットやトロンボーンの音を真似てみると、声のスペクトルに変化が見られ、その後、電磁気のフィールドにまで影響が及びました。その移り変わりがこちらの写真です（写真上）。この人物は細胞を通じ、トロンボーンの音を真似て、B＝493Hzの音を出しています（このBの音は73ページのAの後に来る音です）。

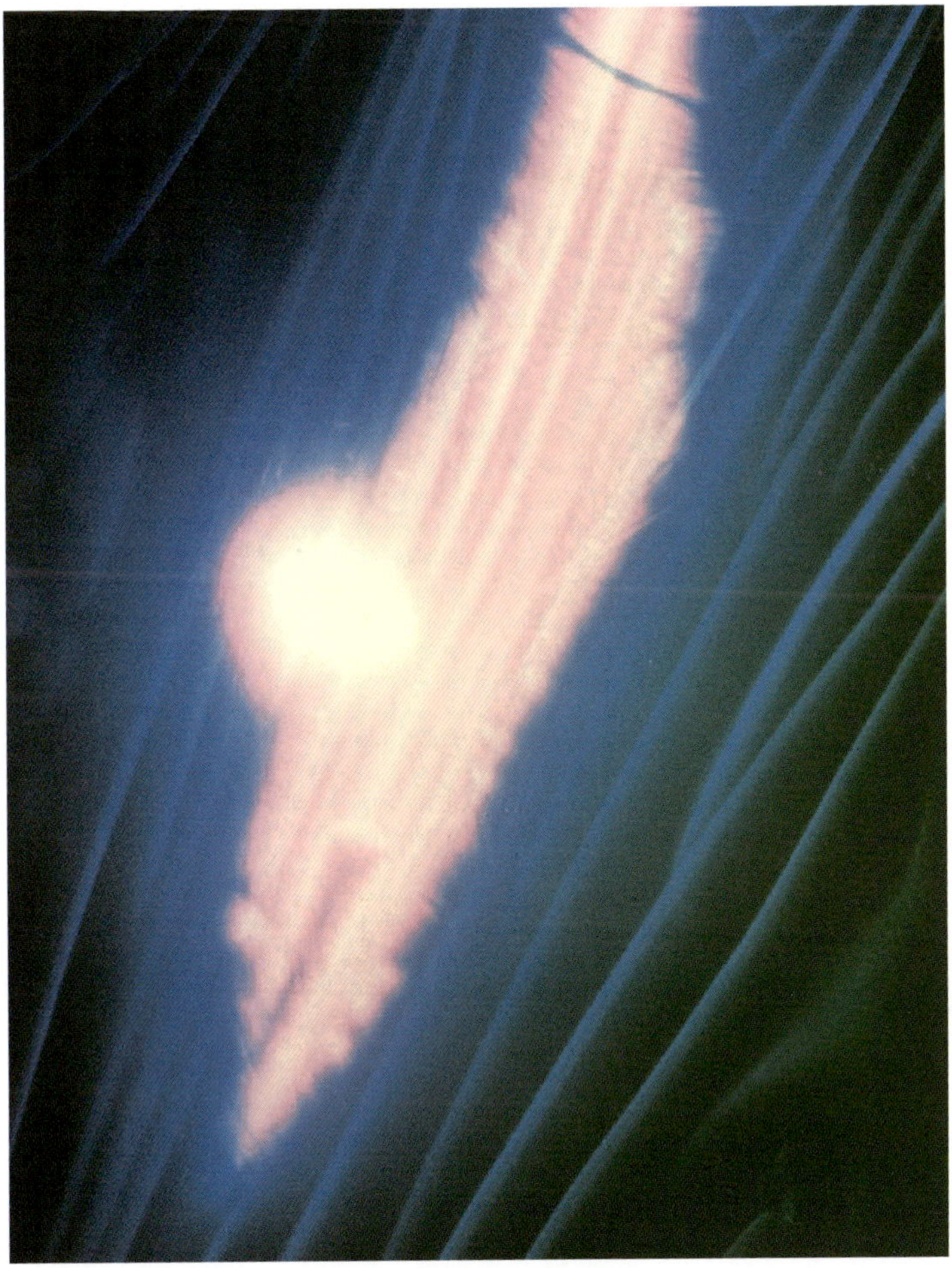

写真91　人間の声と健康な細胞
音：A＝440Hz
Photo copyright Fabien Maman 1981

A＝440Hzを聞かせた細胞は愛の色を放つ

A＝440Hzの音を聞かせたこの写真（前ページ、写真91）は、私のコレクションの中で2番目に重要な写真です。A＝440Hzの音を響かせたときにはいつでも、特にそれが人間の声であれば、細胞はピンク色になるということを発見したのです。このインディアンピンクは私の研究の大部分で見られる特殊な色ですが、「マスターヒーリングカラー」であることもわかっています。これは愛の色なのです。

盲目のミュージシャンである私の友人が、こうした写真のプレゼンテーションを含む講演会に出席してくれました。彼は、私が説明をしていたそれぞれのスライドの色が実際に「見えた」と語り、とりわけこのインディアンピンクがはっきりと見えたことを教えてくれました。また、彼は人が話しているときに、その人物の感情や状況に応じた色が見えるそうで、愛の気持ちを込めて話をしている人にも同じピンク色が見えると言っていました。

交響楽団は演奏を始める前にA（ラの音）に合わせてチューニングを行います。1711年にこの慣習を始めたジョン・ショアは、コンサートの準備段階において、Aの音がその場を澄みわたった調和的な空間にするということを本能的にわかっていたのでしょうか？　アメリカのオーケストラでは残念なことに、最初にAが鳴らされた後は、それぞれの楽器がチューニングを続けます。オーケストラホールの澄みわたった空間、聖なる準備は、楽器がそれぞれのチューニングを続けることで生じる不協和音によって壊れてしまいます。すべての楽器から奏でられるAのユニゾンの後の沈黙こそが、音楽が満ちあふれる力強い空間を作り上げるのです。

今日のオーケストラはAに合わせてチューニングを行います。おそらくA＝440HzからA＝444Hzの間のどこかの音に合わせていると思います。なぜなら、この音は宇宙の広がりの中にあるからです。ピラミッドが作られた当時、436Hzの周波数で振動していたAの音は、現在は約444Hzで振動しています。この先もミイラを保存し続けるためには、ピラミッドの内の振動数を増やさなければいけないでしょう！

この実験を行っていたとき、私は小さなシトロエンに乗って友人とともに、月に一度、パリとニースの間をドライブしていました。そして私は、時速90キロぴったりの速度で走り続けていたときに、友人との会話がよく弾むことに気がつきました。

私たちは新しいアイデアに満ちていて、コミュニケーションも容易《たやす》くできました。時速70キロに速度を落とすと、私たちは静かになり、それぞれが自分の世界に入り、ただ通り過ぎていく風景を観察するようになりました。時速120キロで走っていたときには互いに神経質になり苛立《いらだ》っていました。時速90キロのとき、モーターの音は完璧にAと調和していたのです！

もしも、街を440Hzで調律できたなら……

私には、A＝440Hzに合わせて街全体をチューニングしたいという個人的な夢があります。もしも20分間、テレビやラジオ局、病院の通話機器がAの曲を流し、子供たちがAの音で歌を歌い、瞑想者がマントラをAの音で唱え、母親たちがAの音で鼻歌を歌ったら何が起きるでしょうか？

おそらく少なくとも20分間、街はハーモニーで満たされ、平和が訪れるでしょう。

ファビアン・ママン

シリーズ6
ジャックの細胞と声

音階：クロマティック・スケール
音の長さ：12分

このシリーズではジャック・デュポンシェルの細胞を使用しました。彼は特殊な能力を持っていて、優れた力強いヒーリングエネルギーが彼の手から発せられています。このエネルギーは彼の目に見えない力、あるいは「気」ということができます。彼の細胞の形と磁気フィールドでは、このエネルギーをはっきりと見ることができました。

一般的に、ある人物がA＝440Hzに合わせてチューニングを行い、自らこの音を歌うとき、インディゴピンクが細胞周囲のフィールドに多かれ少なかれ現れます。この色は、私たちが生まれながらにして皆、自分自身のエネルギーを使ってヒーリングができることを示しています。遠い昔から、ピンクとマゼンタは

マスターヒーリングカラーで、神の愛の源から生じていると色彩をマスターした人々は語ります。

ジャックの場合、この色は音階全体（最初から最後の音まで）において見られました。ジャックのことを知っていて、これらの写真を見た人々は、ジャックの根本的なエネルギーが愛の振動と一致していること、そして彼がどんな音で歌おうとも現れるこの愛の色を感じていました。

彼の細胞は、音がない状態であっても力強いエネルギーを発しています。

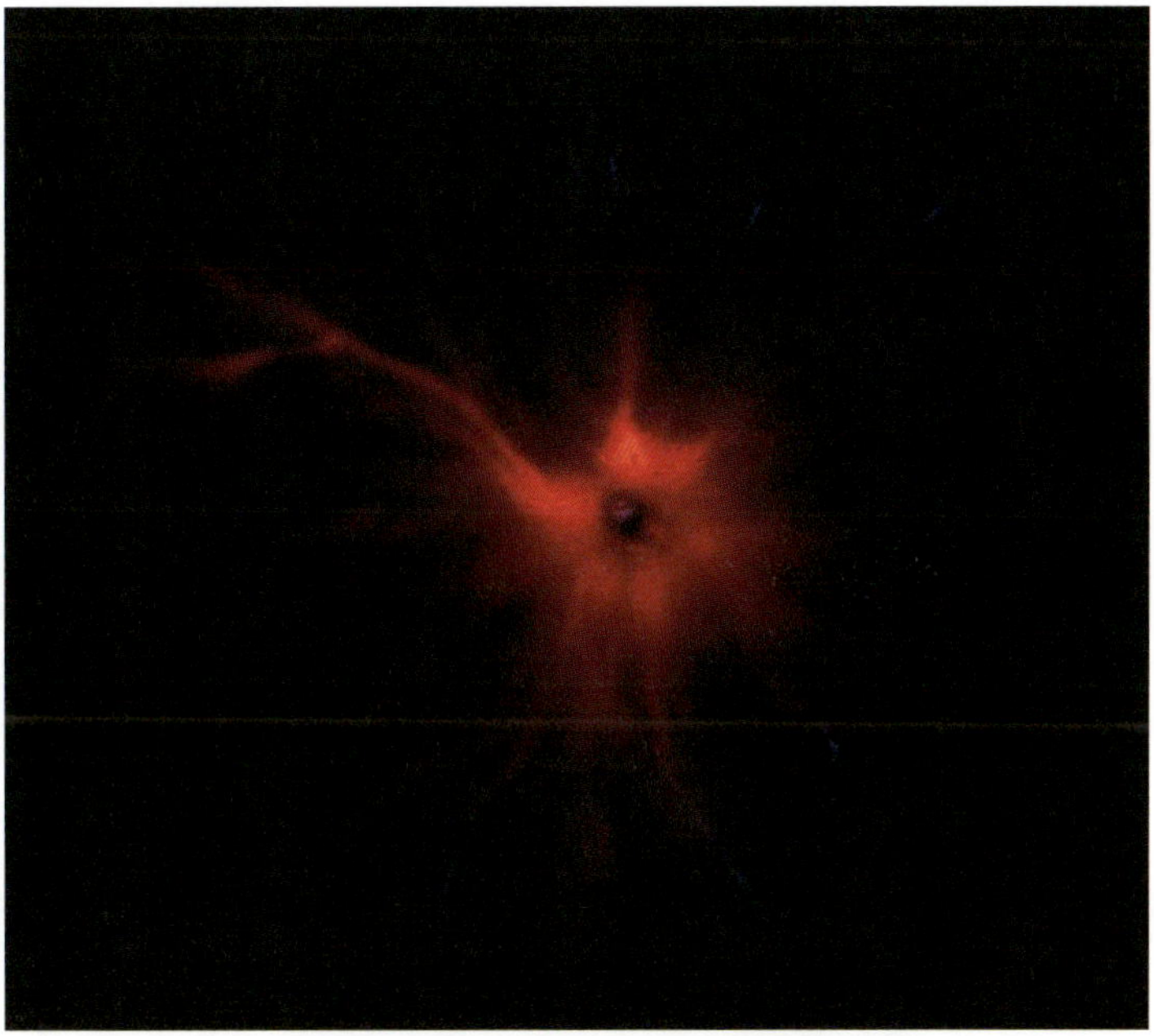

写真93　音がないときのジャックの細胞
Photo copyright Fabien Maman 1981

C＝261Hzのとき、磁気エネルギーは細胞のフィールドから飛び出そうとしているように見えます。

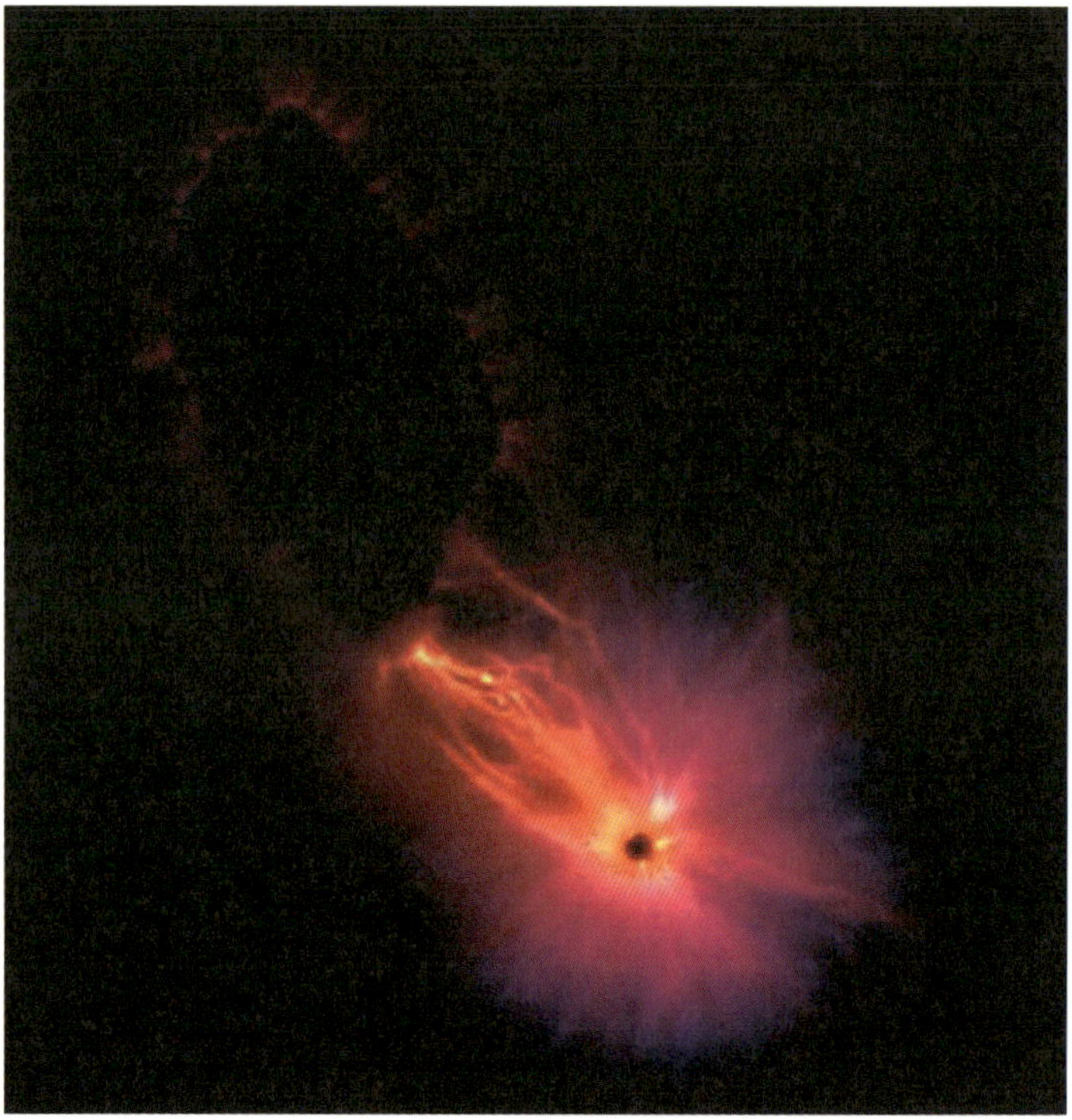

写真94　ジャックの細胞と声
音：C＝261Hz
Photo copyright Fabien Maman 1981

C＃＝277・18Hzのときには、フィールドの密に詰まった構造の中に彼の「気」の力を見ることができます。

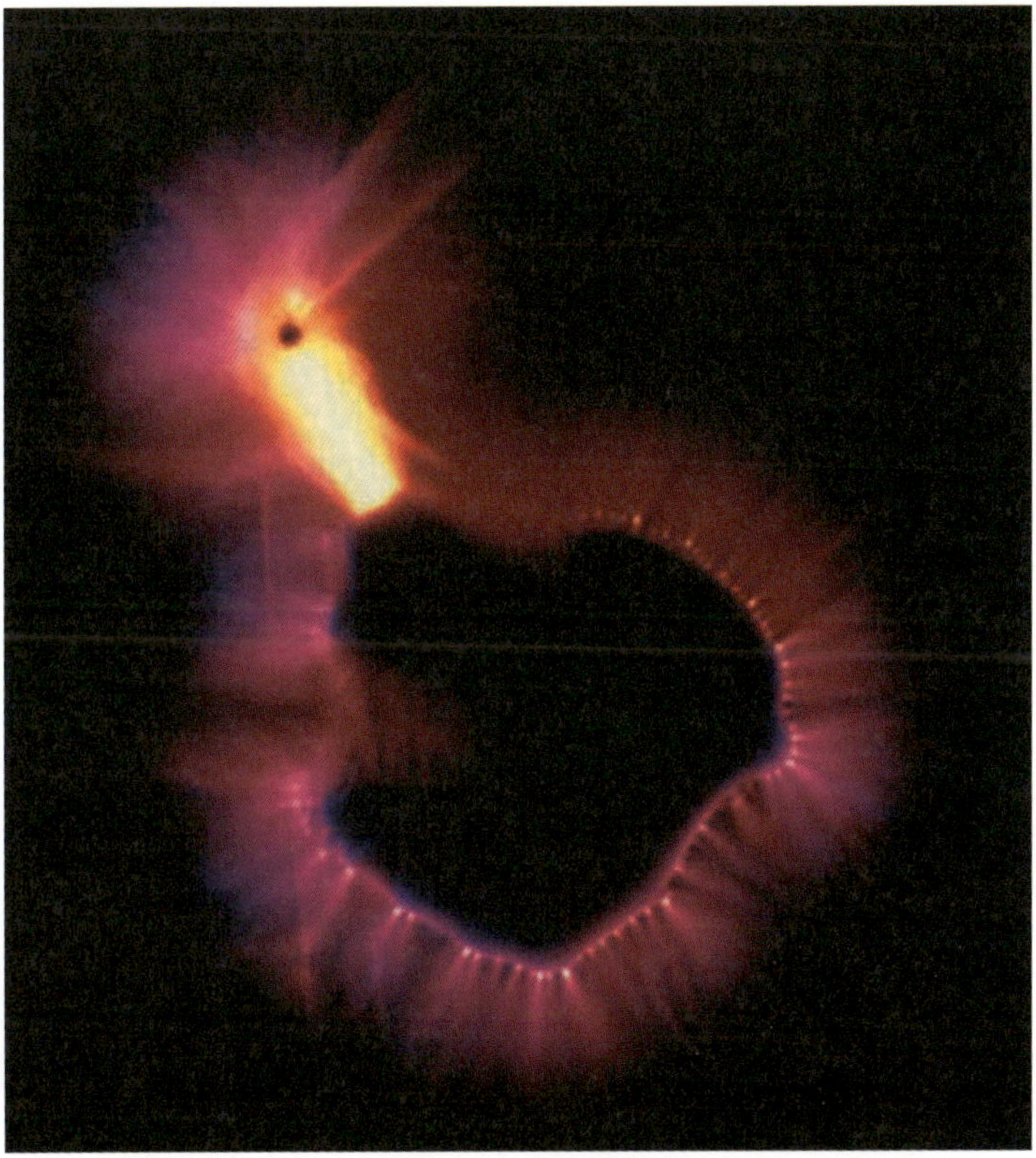

写真95　ジャックの細胞と声
音：C＃＝277・18Hz
Photo copyright Fabien Maman 1981

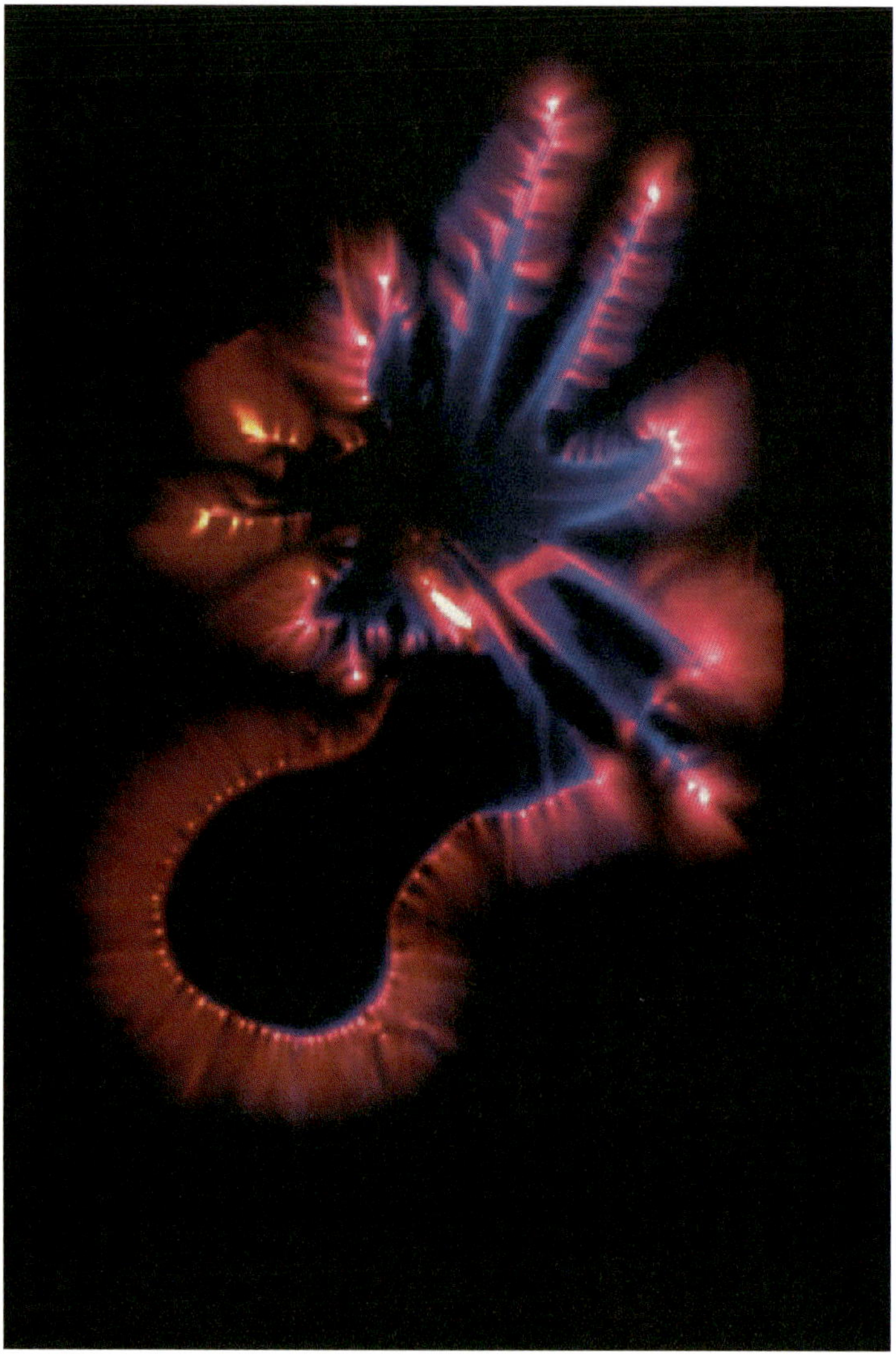

写真96　ジャックの細胞と声
音：D＝293・66Hz
Photo copyright Fabien Maman 1981

ここでもまた、これまでの写真と同じく、D＝293・66Hzの特殊な効果を見ることができます（前ページ、写真96）。中医学でDは「腎臓」に生命力を与えている水のエレメントと結びついています。腎臓の働きが強いとき、肉体は生命力に満ちています。

この写真では、彼の「気」の力を見ることができます。手の形をしているようにも見えます。実際これらのピンク、マゼンタ、インディゴは、ジャックがヒーリングを行っているときに手から見えると語っていた色でした。

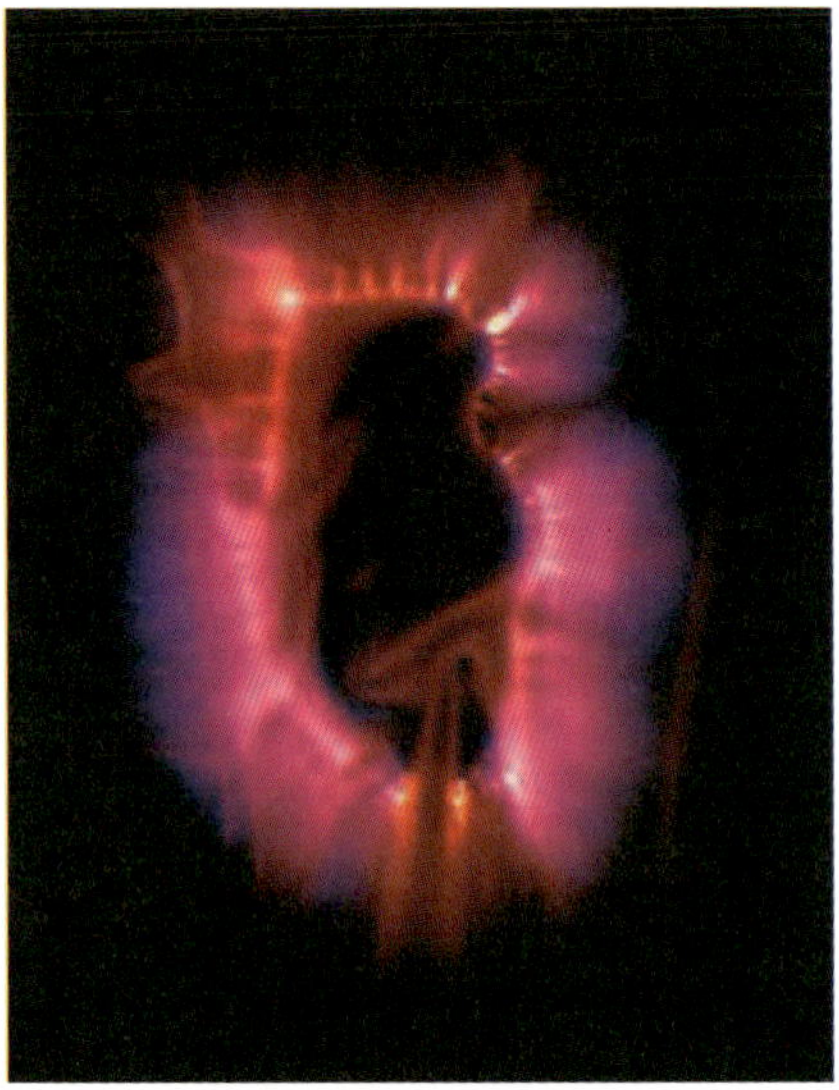

写真97　ジャックの細胞と声
音：Ｄ＃＝311・13Hz
Photo copyright Fabien Maman 1981

Ｄ＃＝３１１・13Ｈｚのときには、心臓がエネルギーで包み込まれているように見えます（写真97）。その後の研究では、Ｄ＃が心包に対応している音で、第２の火のエレメントの一部であることがわかりました。

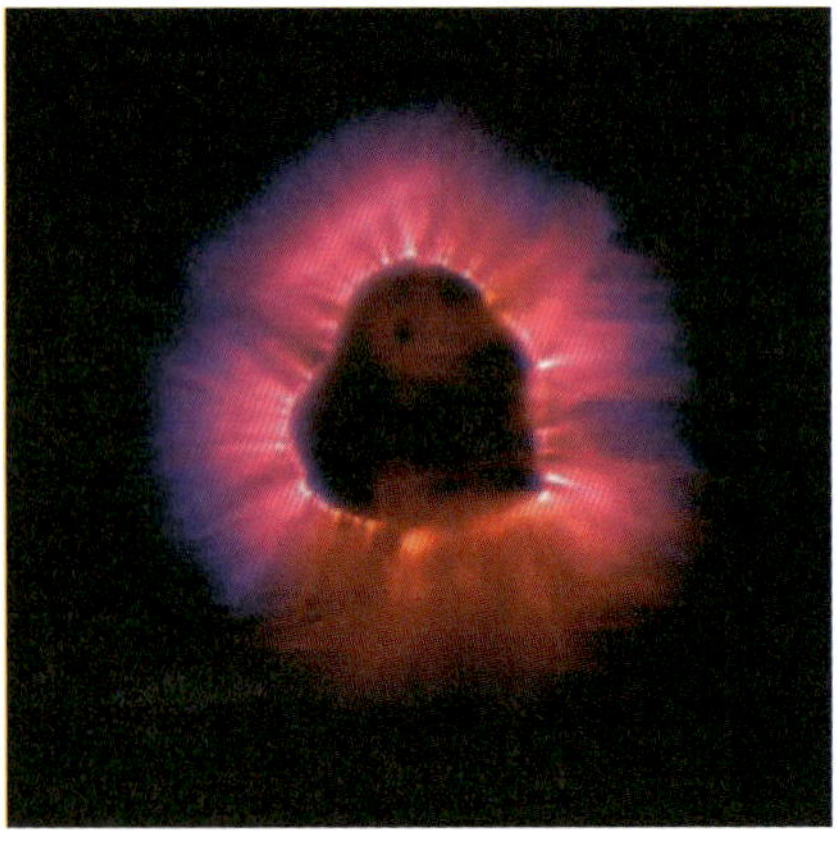

写真98　ジャックの細胞と声
音：Ｅ＝329・63Hz
Photo copyright Fabien Maman 1981

繰り返しになりますが、Ｅは第２の火のエレメントと結びついた三焦に対応しています。シリーズ５（人間の声と健康な細胞）で見られたように、Ｅ＝３２９・63Ｈｚのとき、ジャックの三焦はマゼンタと赤を激しく放出しました（写真98）。

FとF#は地球の振動数と言われています（ステルンナイメールやその他の研究者たちの説による）。F＝349・23Hzのときのジャックの細胞は、まるで根源から気を集めているかのように集約されています（写真99）。

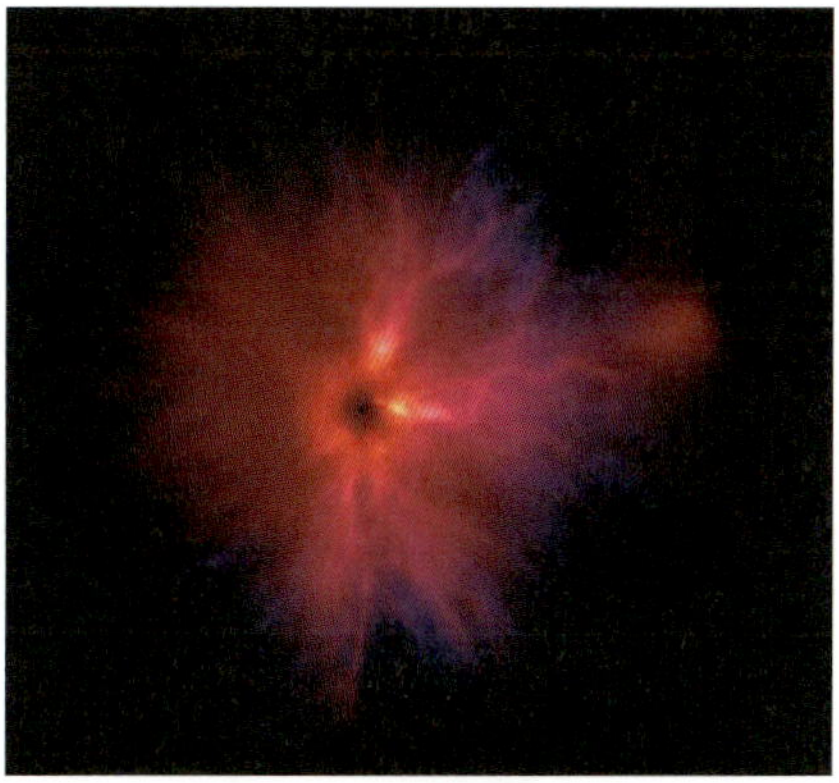

写真99　ジャックの細胞と声音：F＝349・23Hz
Photo copyright Fabien Maman 1981

F#＝369・99Hzでは、写真99とは対照的に、ジャックの細胞のエネルギーが外に向かって広がり始めています。中央の核は共鳴しています。この音は彼の基本音でないにもかかわらず、たくさんのパワーがあふれ出しています。

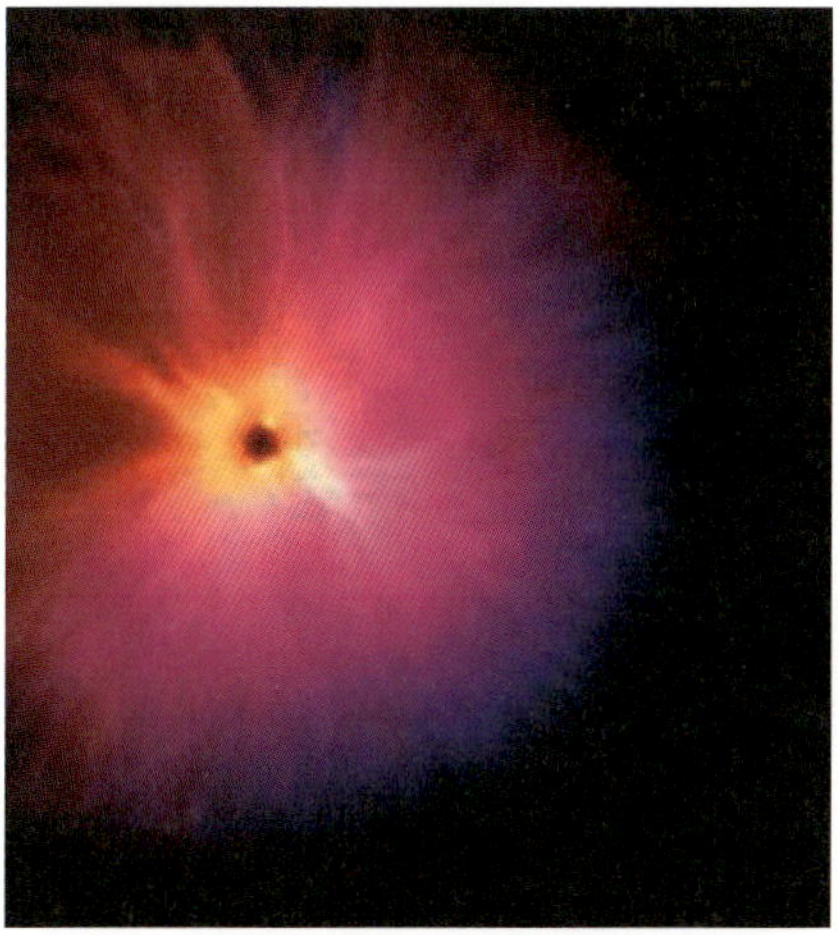

写真100　ジャックの細胞と声音：F#＝369・99Hz
Photo copyright Fabien Maman 1981

ハートの形になりました（写真１０１）。

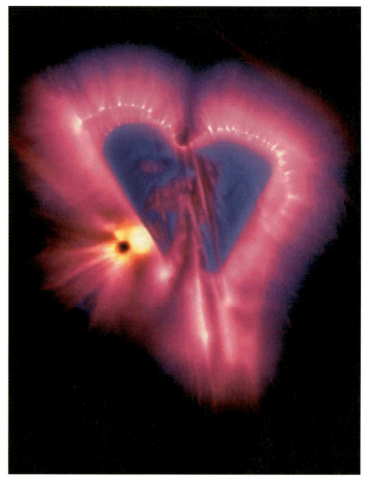

写真101　ジャックの細胞と声
音：G＝392Hz
Photo copyright Fabien Maman 1981

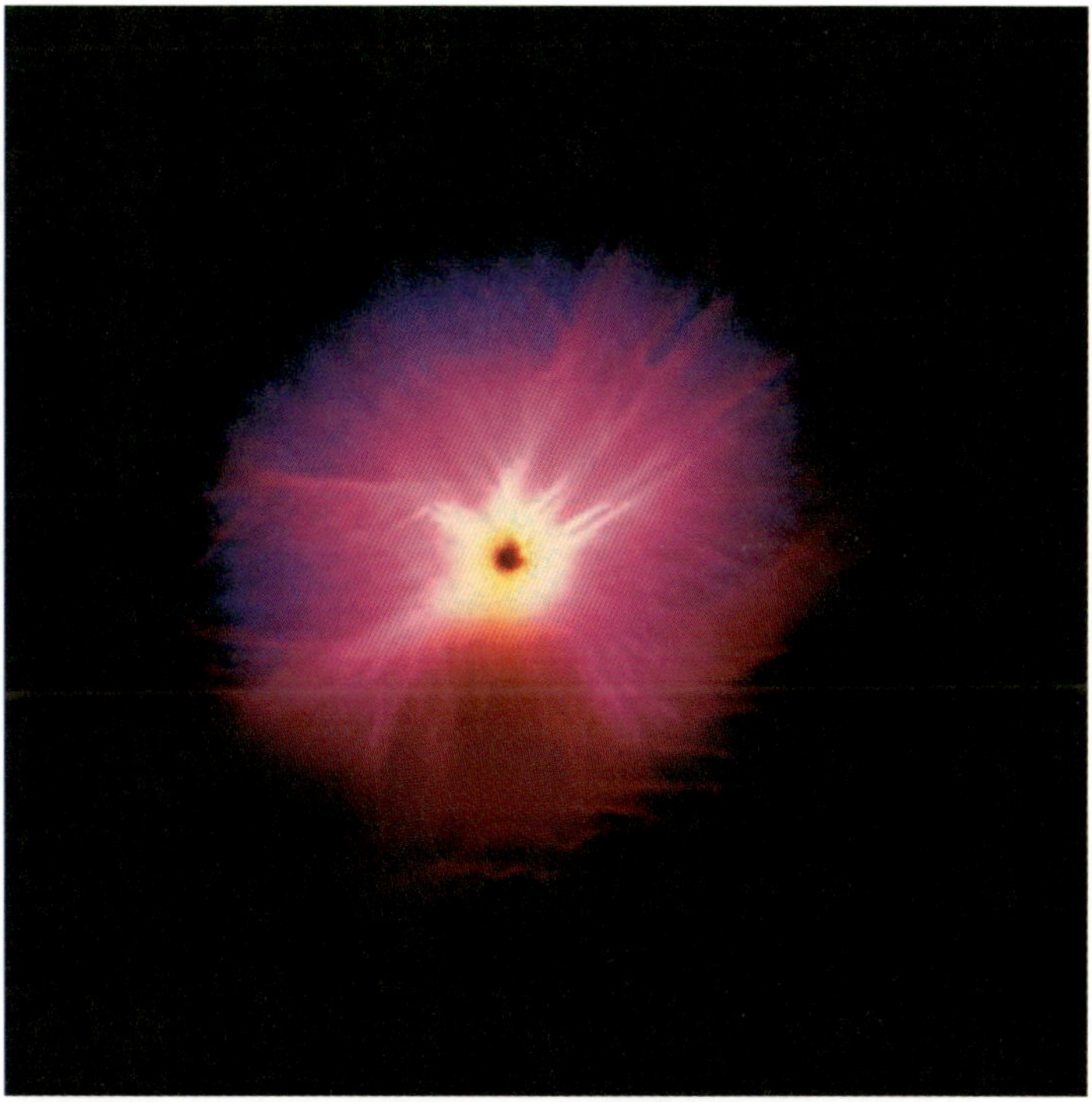

写真102　ジャックの細胞と声
音：G＃＝415・30Hz
Photo copyright Fabien Maman 1981

G＃＝415・30Hzは彼の基本音に近いのですが、完全にそうではありません。オーラの内側からも外側からも共鳴の色が広がり、曼陀羅のようになっていることがわかると思います（写真102）。しかし、下のほうにはわずかな乱れが見られます。

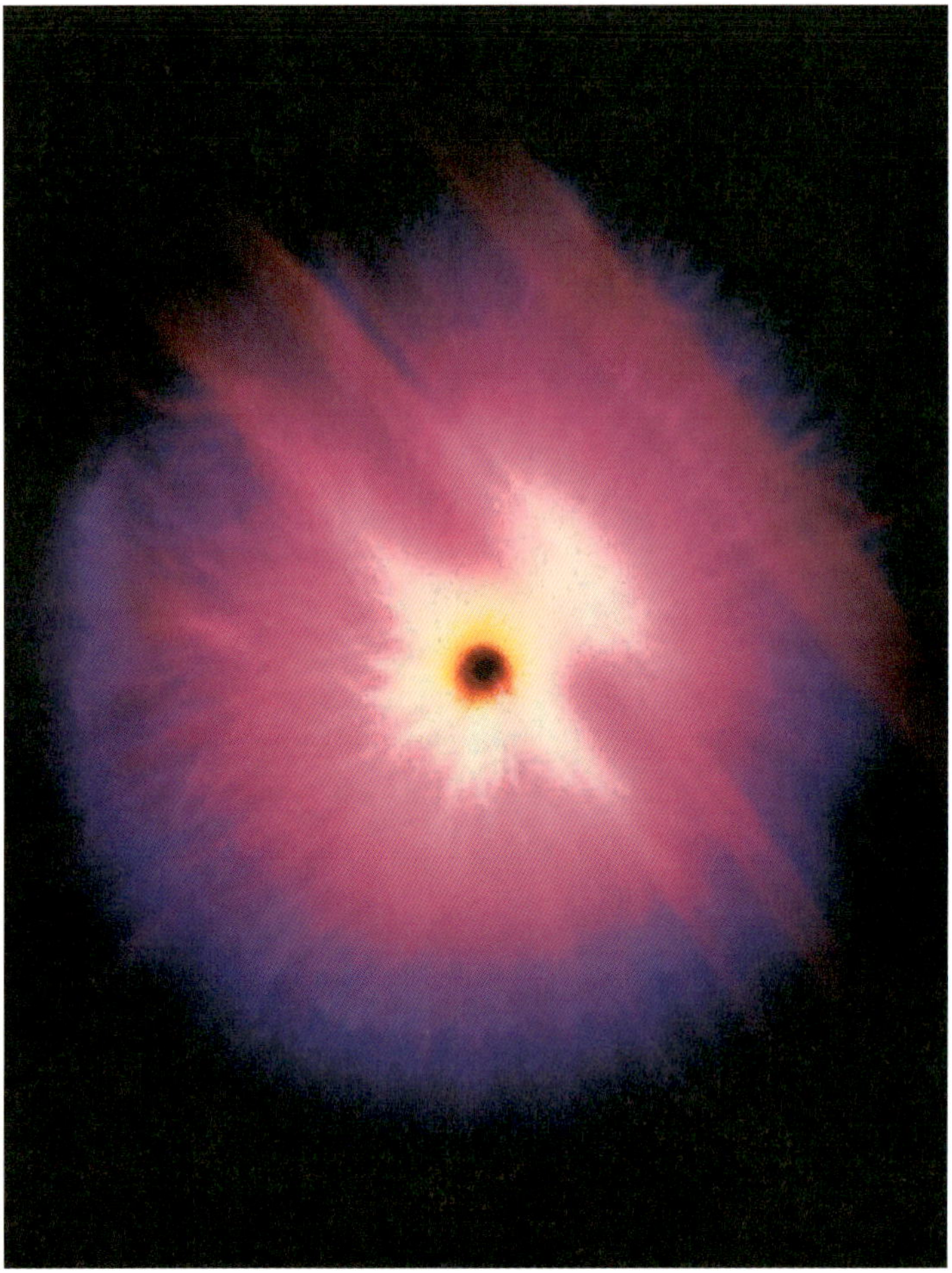

写真103　ジャックの細胞と声
音：Ａ＝440Hz
ジャックの基本音
Photo copyright Fabien Maman 1981

Ａ＝４４０Ｈｚはジャックの基本音です。Ａ＝４４０Ｈｚを人間の声で響かせると細胞はピンク色になります。ジャックのピンクはとても力強く、光に満ちています（写真１０３）。

ここで、ちょっとしたエクササイズをしてみましょう。

楽な姿勢でリラックスしてください。この写真の細胞を見つめ、美しい色を自分の中に取り込んでください。きっと癒しを感じると思います。これはジャックからのささやかな贈り物です。

Ａ＃＝４９９・16Ｈｚはジャックの基本音ではありません。色は鮮やかですが、細胞はＡ＝４４０Ｈｚに比べると完全な円を形成していません。

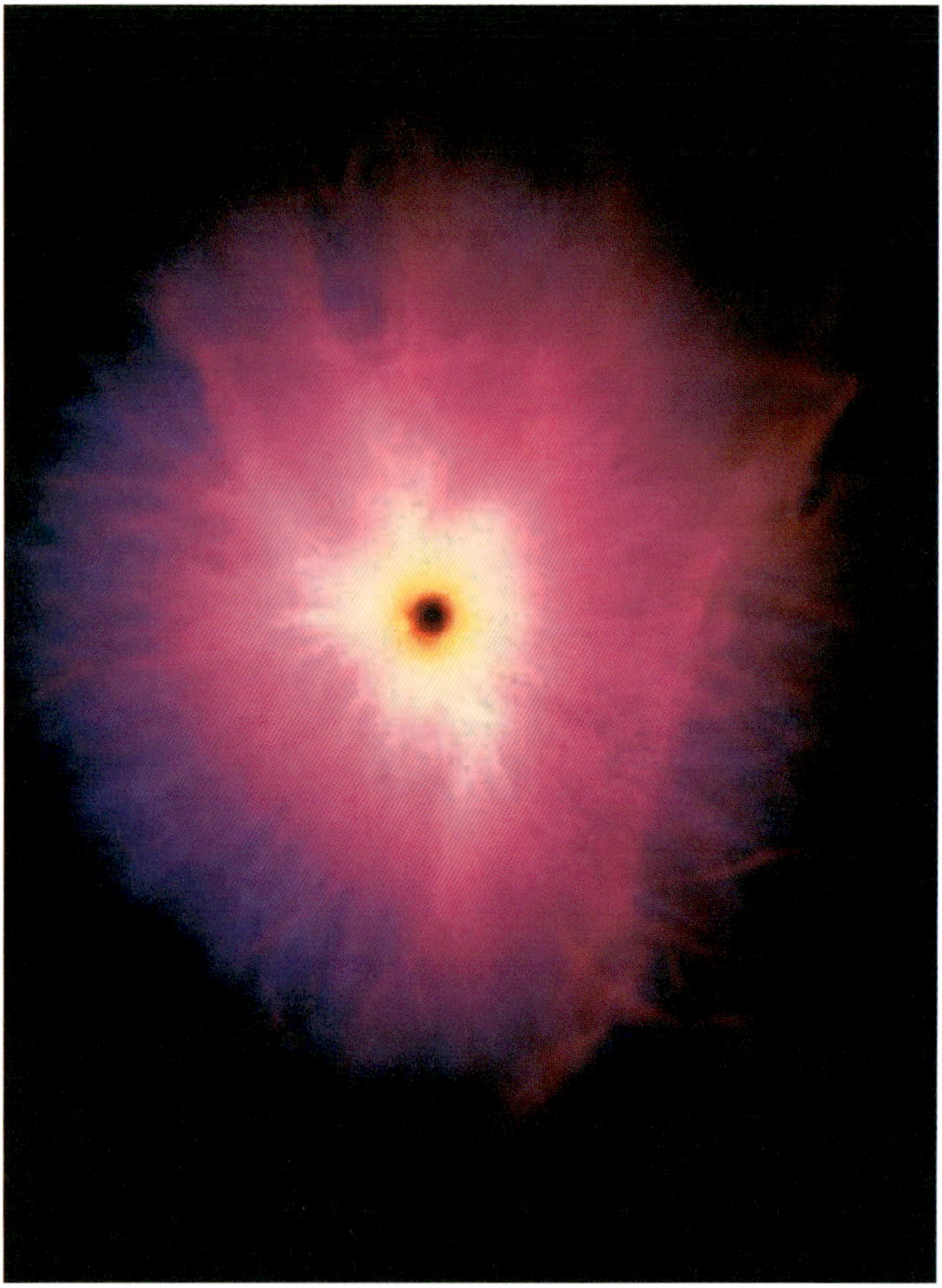

写真104　ジャックの細胞と声
音：Ａ＃＝499・16Hz
Photo copyright Fabien Maman 1981

Ｂ＝４９３Ｈｚもジャックの基本音ではありません。
エネルギーが消散しようとしています。

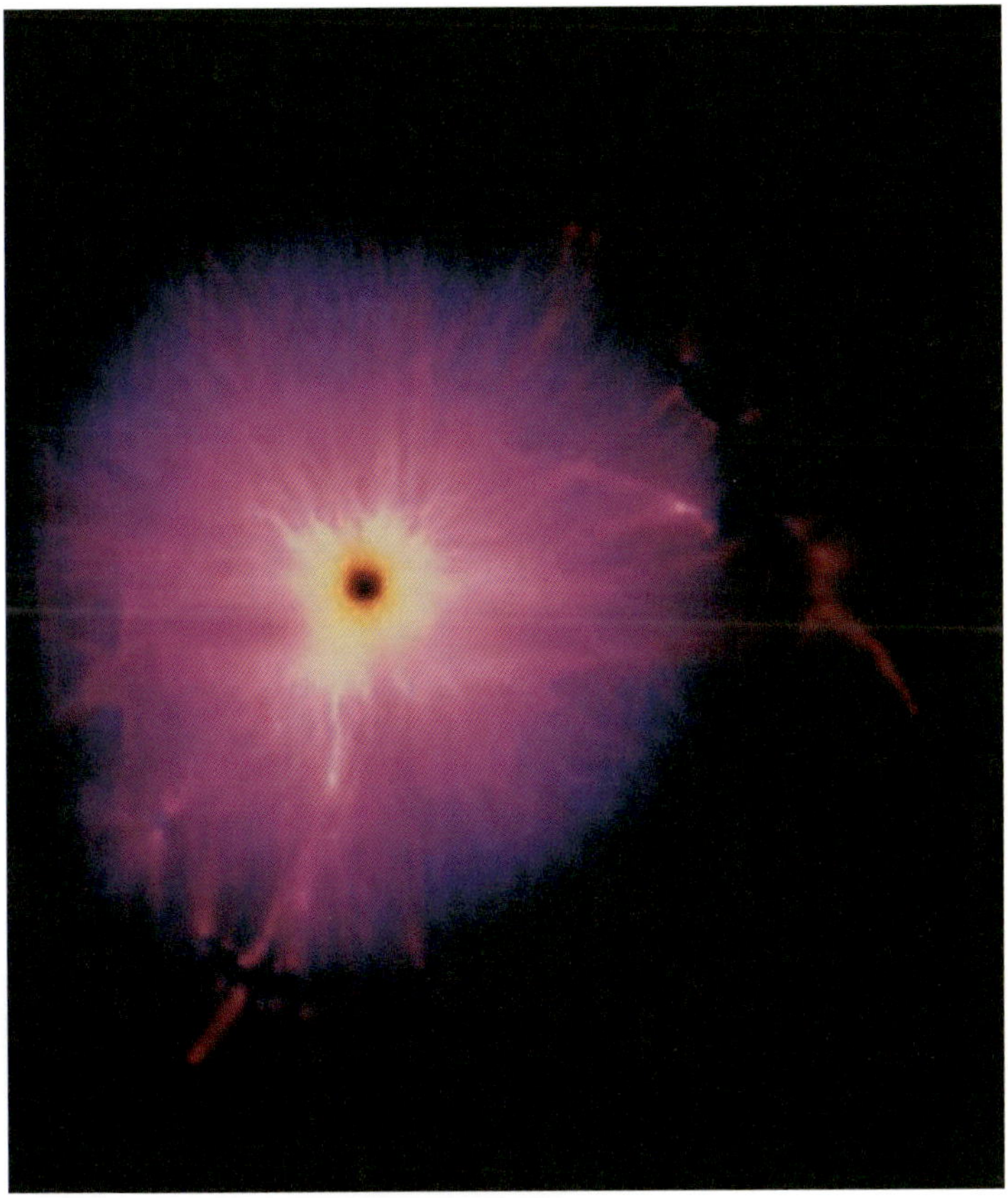

写真105　ジャックの細胞と声
音：Ｂ＝493Hz
Photo copyright Fabien Maman 1981

シリーズ7
ロゼッタの細胞と声

音階：イオニア旋法
音の長さ：８分

異なった人々の細胞に音を聞かせる実験を行っていたとき、私はもう１人の特殊な人物、ロゼッタに会いました。ロゼッタは遠隔ヒーリングができる女性でした。彼女は夜に、いわゆるアストラル界を旅して、異なった場所にいる複数の人々に対して同時にヒーリングを行える卓越した能力を持っていました。そのようなことが起きることに驚いた私は、彼女の細胞エネルギーの写真を撮ることにしました。

そして、驚くべき発見をすることになります。少なくとも私は、彼女が電磁気のフィールドを本当に旅している女性だと言うことができます！　読者の皆さんも、彼女の青色は、ジャックに比べて「電気的」なエネルギーや磁気的なエネルギーを帯びていることに気がつくでしょう。

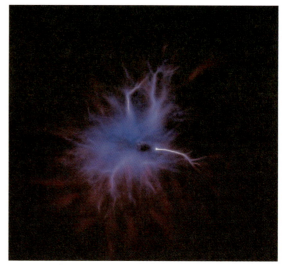

写真106　ロゼッタの細胞と声
音：Ｃ＝261Hz
Photo copyright Fabien Maman 1981

Ｃ＝２６１Ｈｚのときの細胞の集合体は、次のシリーズで見られる、磁気を帯びるようになる前の綿球と少し似ています。ロゼッタの他の写真と比べると、この写真はやや物静かな印象を受けます。彼女のようにアストラルトラベルを頻繁に行う女性は、写真を撮られたときに、肉体の中にいないという可能性も考えられます。

Dは生命力が宿っている腎臓のエネルギーと結びついています（写真107）。この写真では、ジャックの写真と同じようなマゼンタとインディゴのヒーリングカラーが見られます。

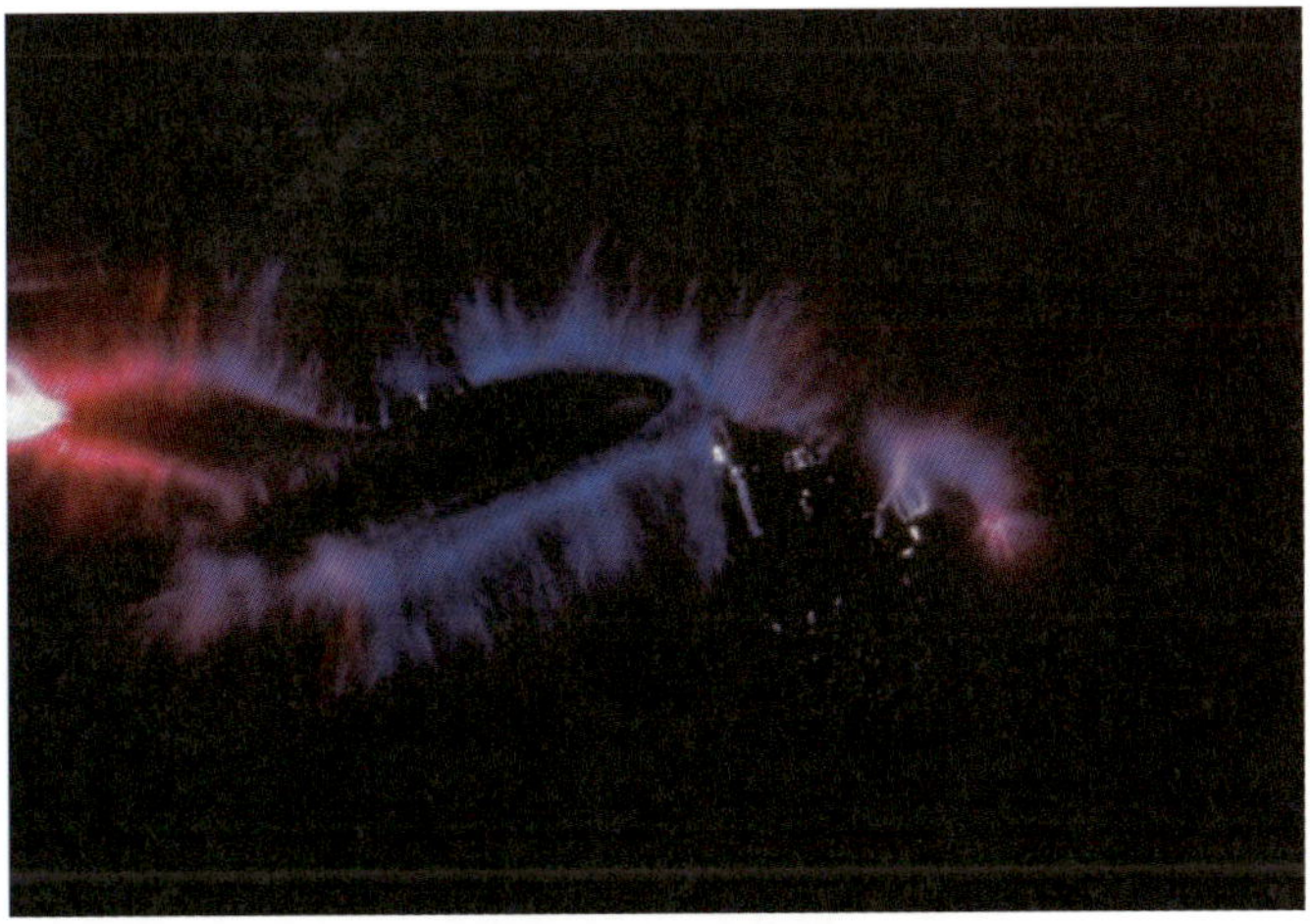

写真107　ロゼッタの細胞と声
音：D＝293・66Hz
Photo copyright Fabien Maman 1981

Eは三焦、第2の火のエレメントと結びついています。この写真では次の写真よりも火の要素が強く現れています（写真108）。

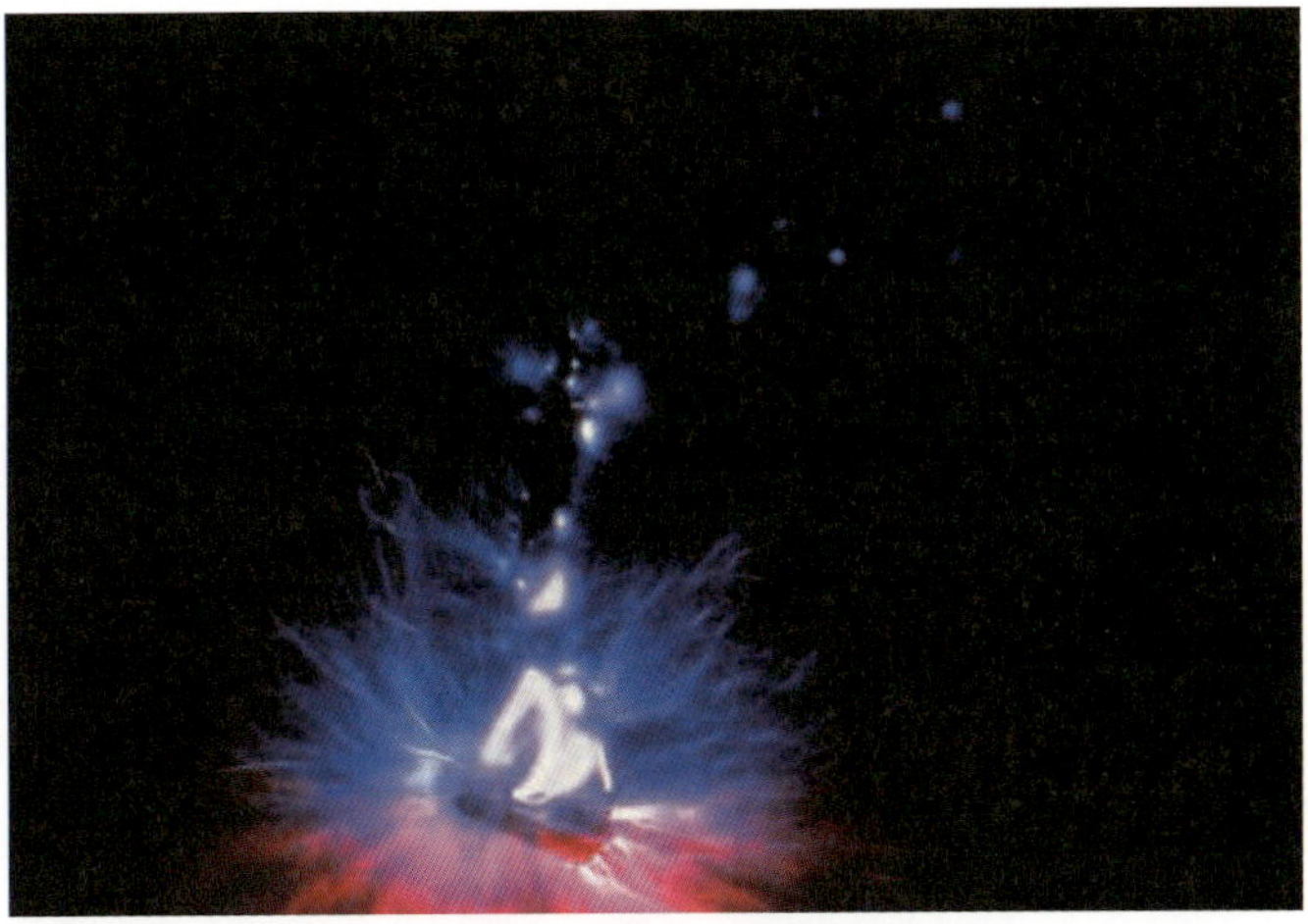

写真108　ロゼッタの細胞と声
音：E＝329・63Hz
Photo copyright Fabien Maman 1981

Ｆは土のエレメントと結びついています。この写真の共鳴は微細です。彼女の細胞は、この音とうまく結びついていませんでした（写真１０９）。

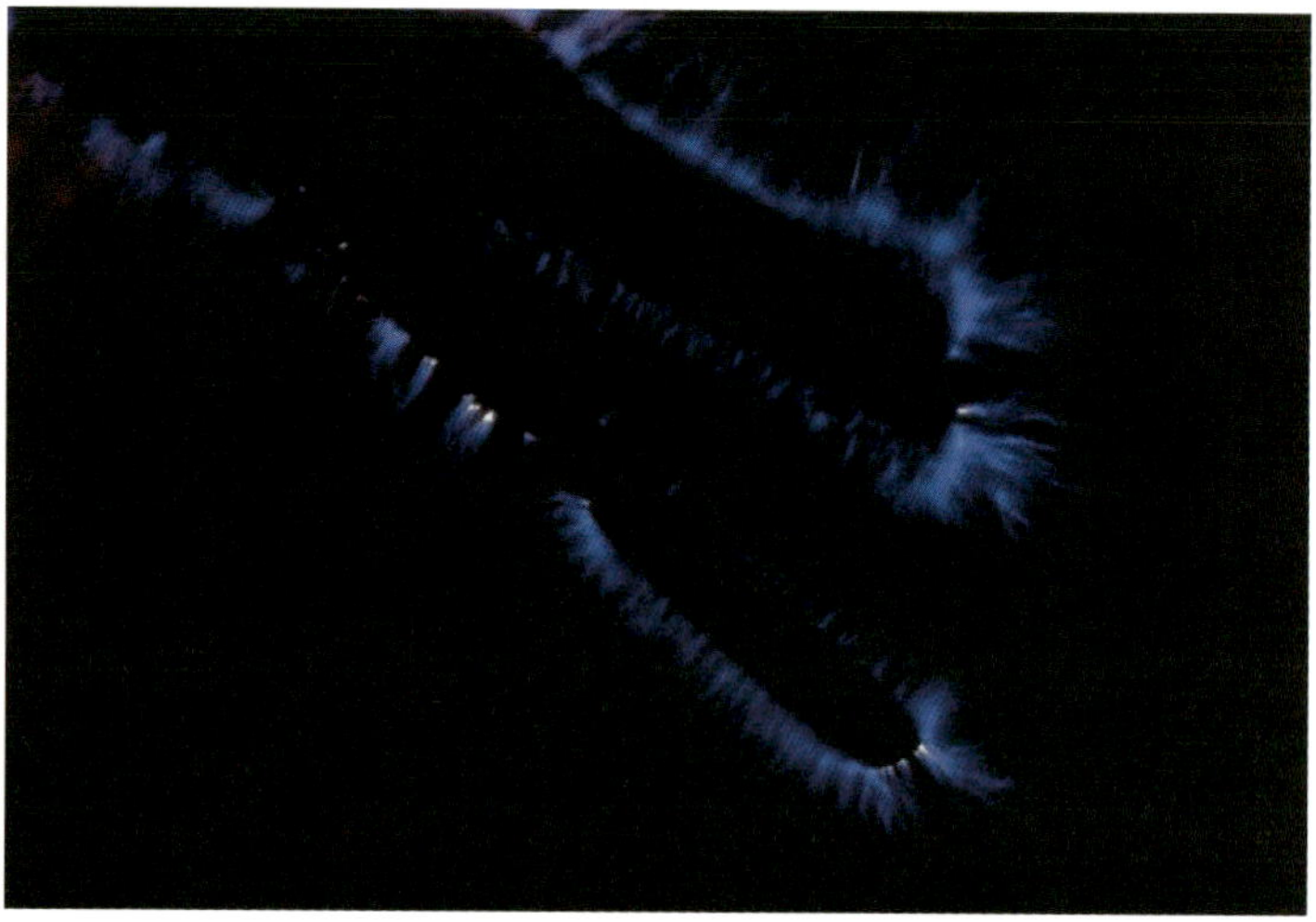

写真109　ロゼッタの細胞と声
音：F＝349・23Hz
Photo copyright Fabien Maman 1981

Ｇは肺と結びつき、心臓に養分を供給しています。こちらは力強い形をしています（写真１１０）。

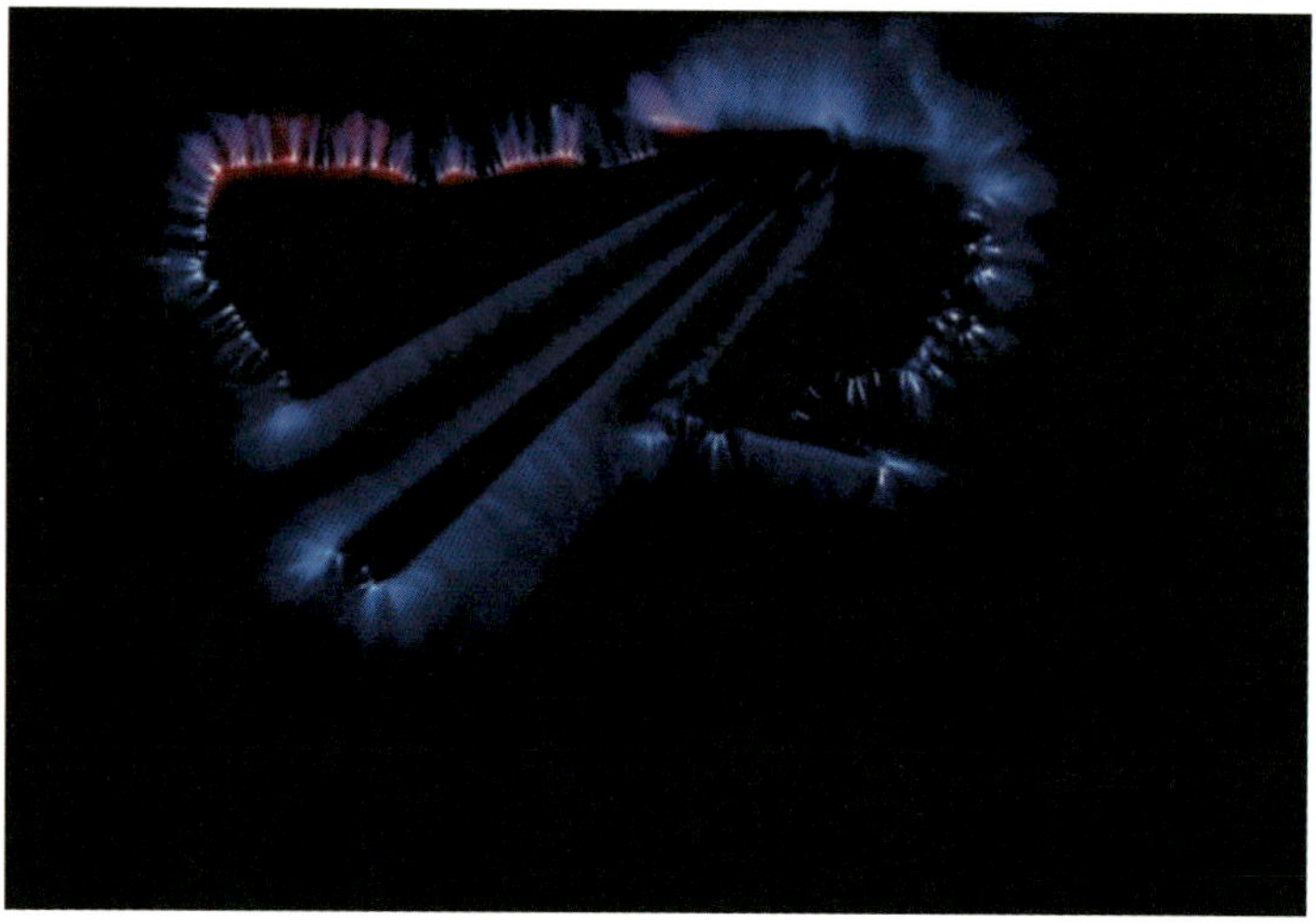

写真110　ロゼッタの細胞と声
音：G＝392Hz
Photo copyright Fabien Maman 1981

Ａ＝４４０Ｈｚのときのジャックの写真とは異なりますが、ロゼッタの細胞の周りにもピンクが見られます（写真１１１）。

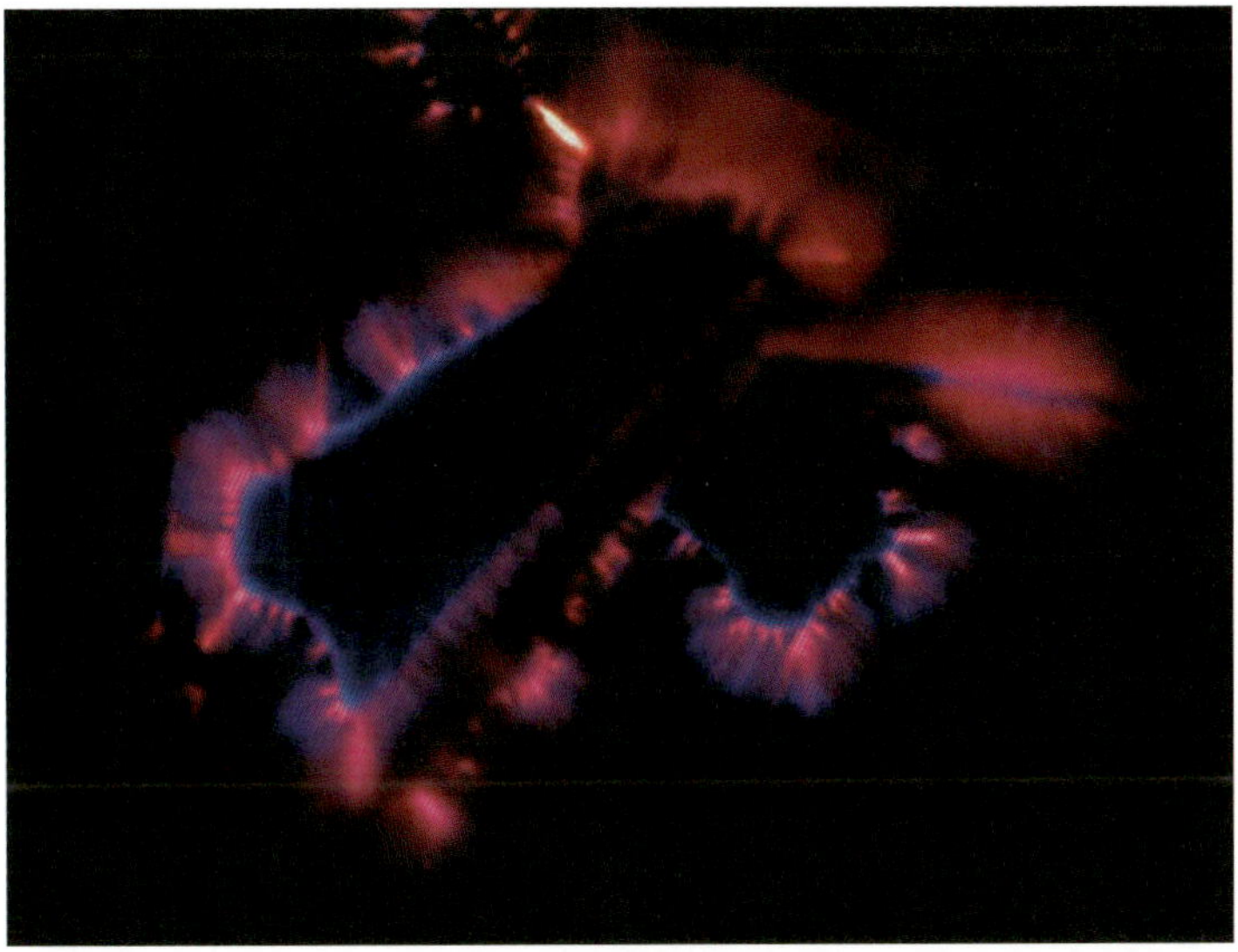
写真111　ロゼッタの細胞と声
音：Ａ＝440Hz
Photo copyright Fabien Maman 1981

その後の研究で、私はＢをクラウンチャクラと結びつけました。興味深いことに、細胞の中央が開いています（写真１１２）。

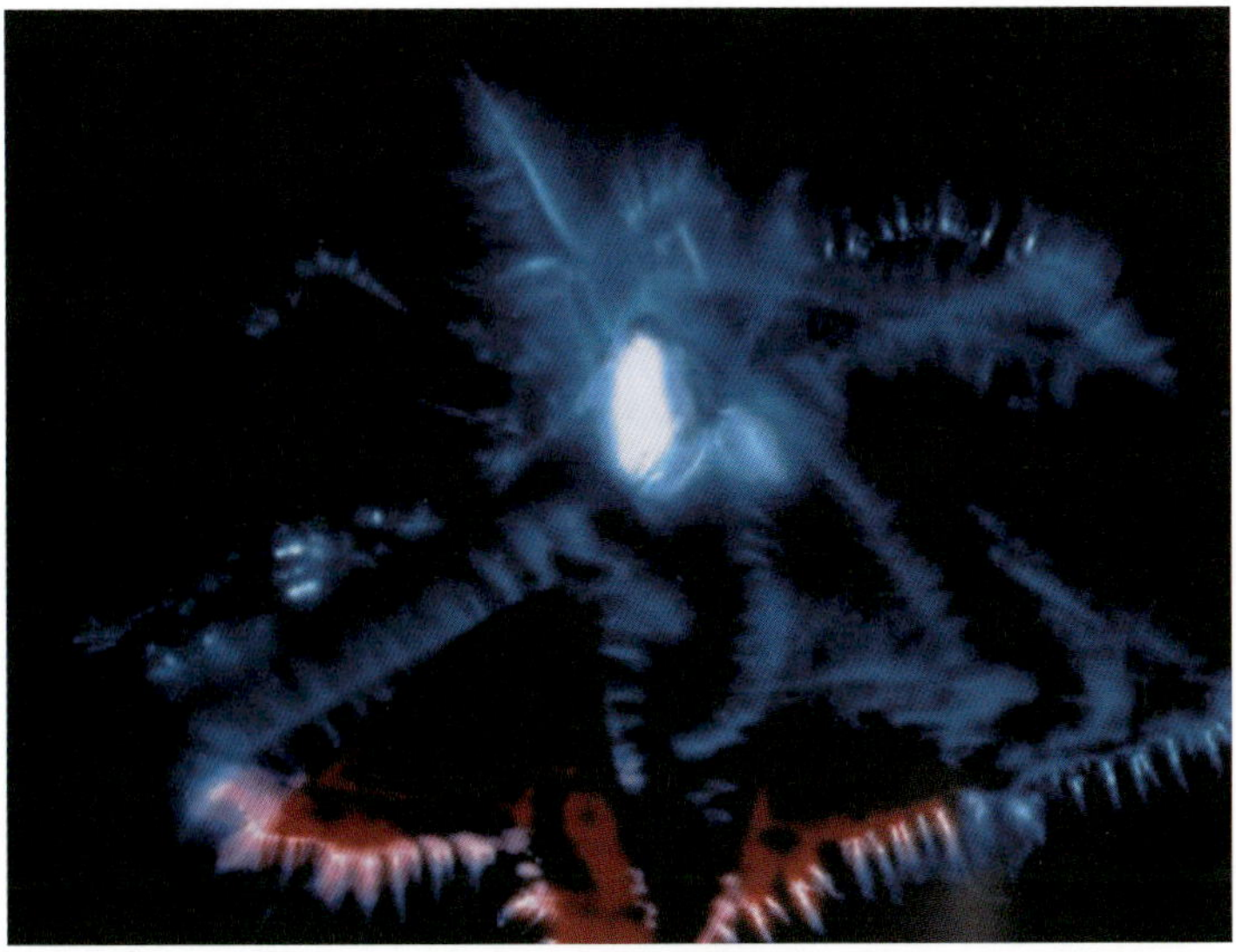
写真112　ロゼッタの細胞と声
音：Ｂ＝493Hz
Photo copyright Fabien Maman 1981

シリーズ8
綿球と祈りと音

このシリーズでは人間の細胞ではなく綿球を使用しています。自然界のもの（合成ではないもの）が音の振動に反応するか調査したかったのです。

この綿球は音の振動に反応しただけではなく、祈りの言葉にも反応しました。

次ページの写真は、綿球だけを撮影したもの（写真113）と、ヒーラーであるジャックが手からエネルギーを送り、磁気を帯びるようになったもの（写真114）、そして、その状態にさらに祈りの言葉をかけたものです（写真116）。最後の写真ではジャックが祈りを唱え、私が音を響かせています（写真118）。

綿は天然の繊維で、人間の細胞のように、DNAの中に記憶を持っています。化学製品とは違い、綿は人間と同じように生きて、呼吸をしています。研究を通じて私は、自然界のもの、有機素材、アコースティック・サウンド、純色には最も高次元のヒーリングパワーがあることを発見しました。これらは生命そのものから生まれているのです。

タマドウアカデミーでは、電気、電子、アコースティックではないもの、化学製品、偽物は扱いません。そこには生命がなく、それゆえ意識もないからです。

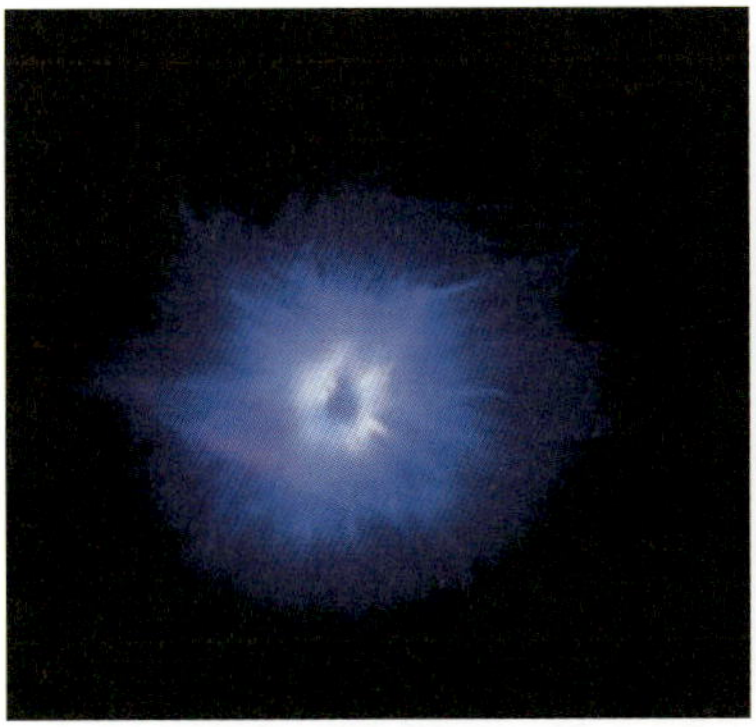

写真113　気を帯びてない綿
Photos copyright Fabien Maman 1981

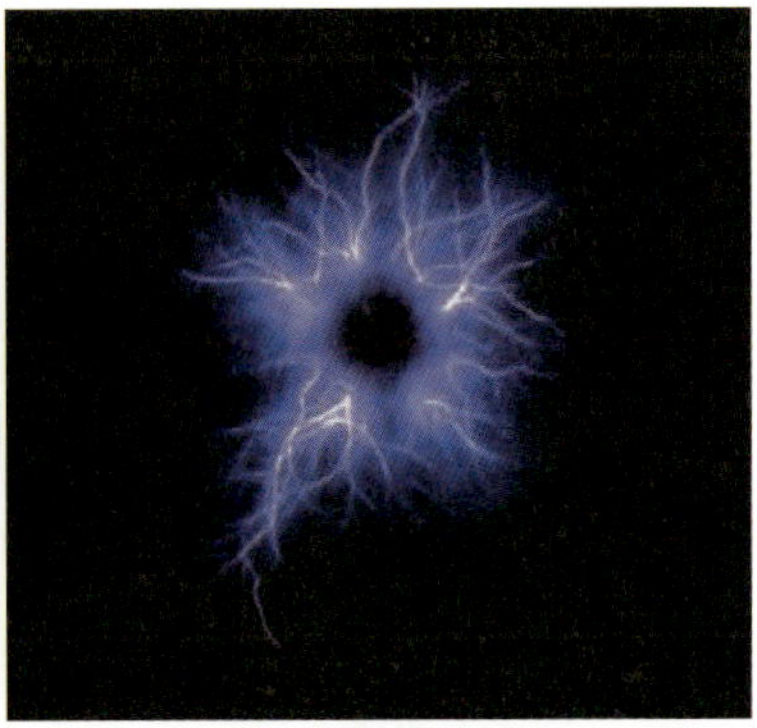

写真114　気を帯びた綿
Photos copyright Fabien Maman 1981

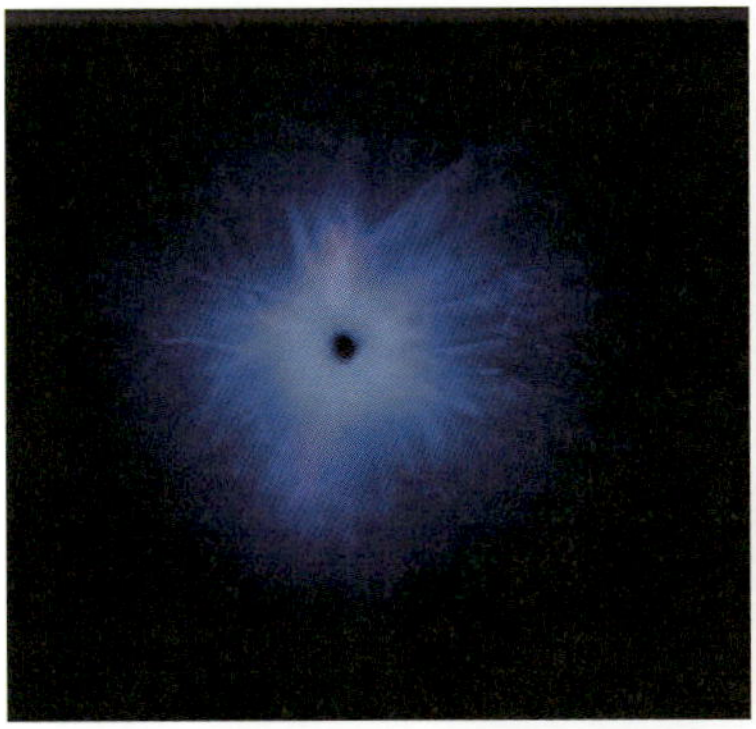

写真115　祈りの言葉をかけていないときの綿
Photos copyright Fabien Maman 1981

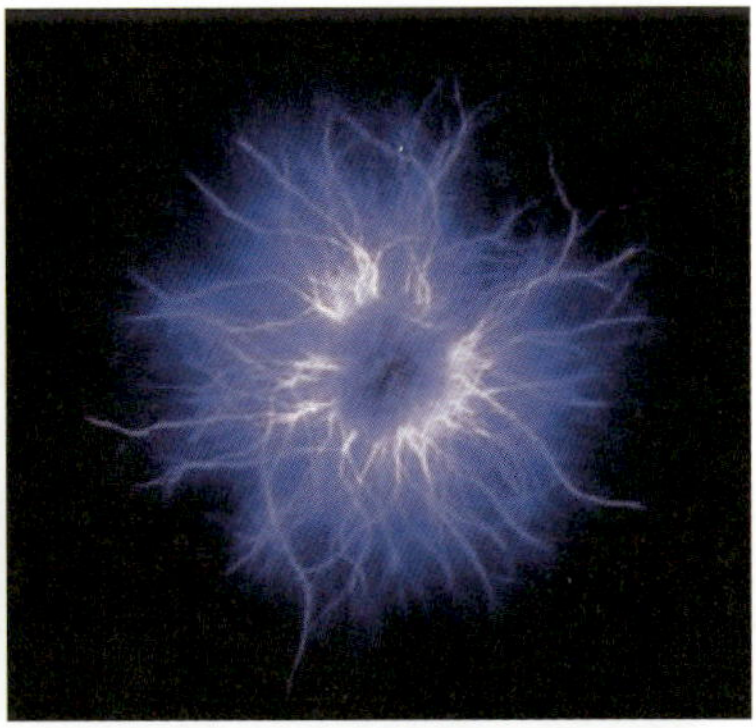

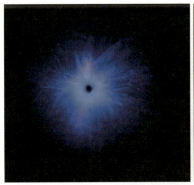

写真116　祈りの言葉をかけたときの綿
Photos copyright Fabien Maman 1981

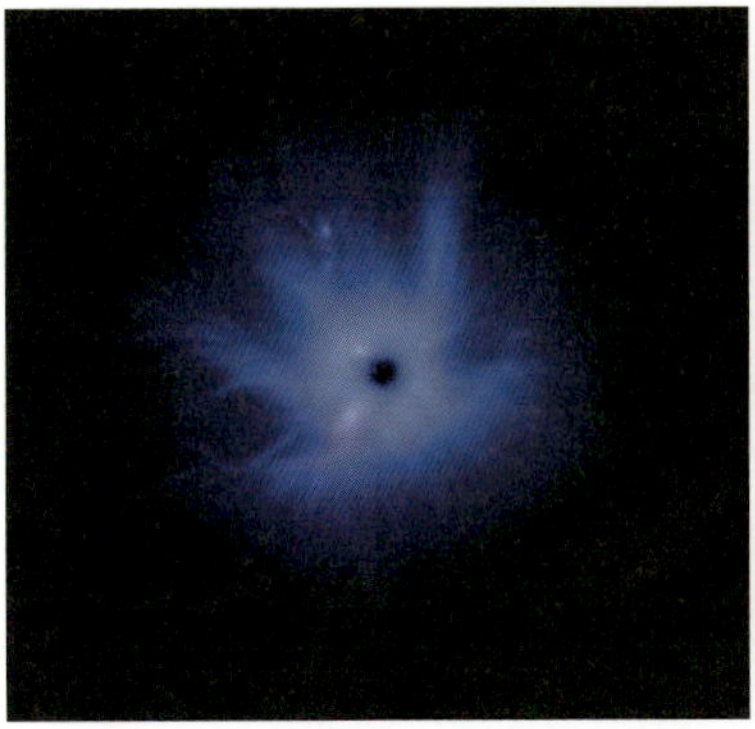

写真117　祈りの言葉も音もないときの綿
Photos copyright Fabien Maman 1981

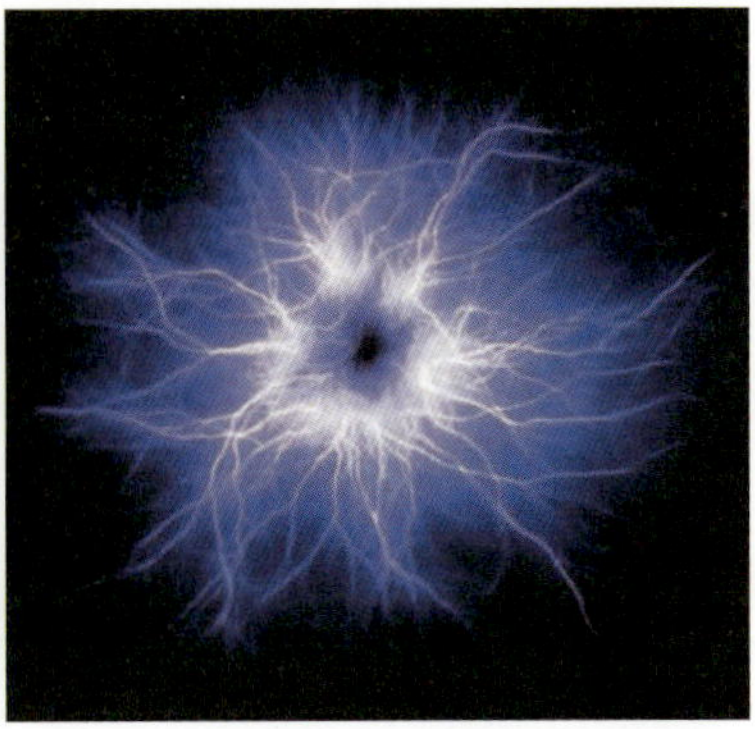

写真118　祈りの言葉と音を響かせたときの綿
Photos copyright Fabien Maman 1981

シリーズ9
石英と人間の声

多くの人々が石英の感受性と人間の細胞の感受性を比較してきました。どちらも微細な振動の情報を記録しています。石英は電気音響や電磁波のメッセージを受け取るためにテレビやラジオに使用されています。細胞もこうした波長のメッセージを受け取っています。こうした細胞の能力は、なぜロゼッタが遠隔ヒーラーでいられるのか、彼女が自らの光やエネルギーを屈折させて、同時にいくつかの異なった場所に送ることができるかを物語っています。

このような理由から、テレパシーというのは実際にありうると言えます。これは、電子が2つに分かれ、1つが地球に残り、もう1つは月に行ったとしても、2つの細胞は同じ情報を保持し、コミュニケーションをとり続けることができるというアインシュタインの説にも通じます。

私は細胞と石英の類似に興味を持ち、水晶をこの細胞の実験に取り入れることにしました。

写真119　音がないときの水晶
Photo copyright Fabien Maman 1981

Ｃ＝２６１Ｈｚを歌いました。異なった音を出すときには、水晶を浄化しました（写真１２０）。

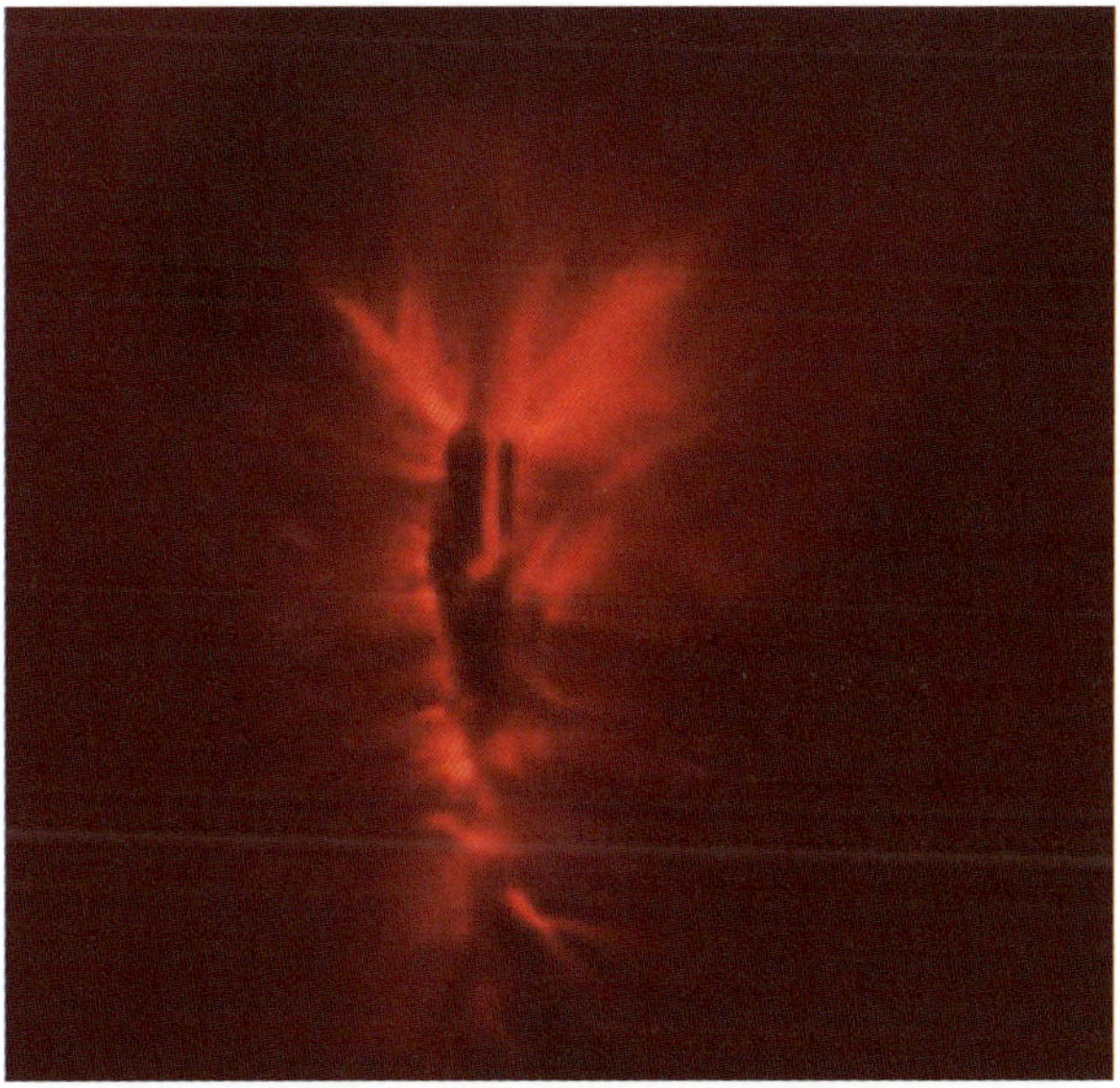

写真120　C＝261Hz で歌っているときの水晶
Photo copyright Fabien Maman 1981

写真１２１のときにはＡ＝４４０Ｈｚを歌いました。人間の細胞のように、水晶のフィールドはピンク色になりました。

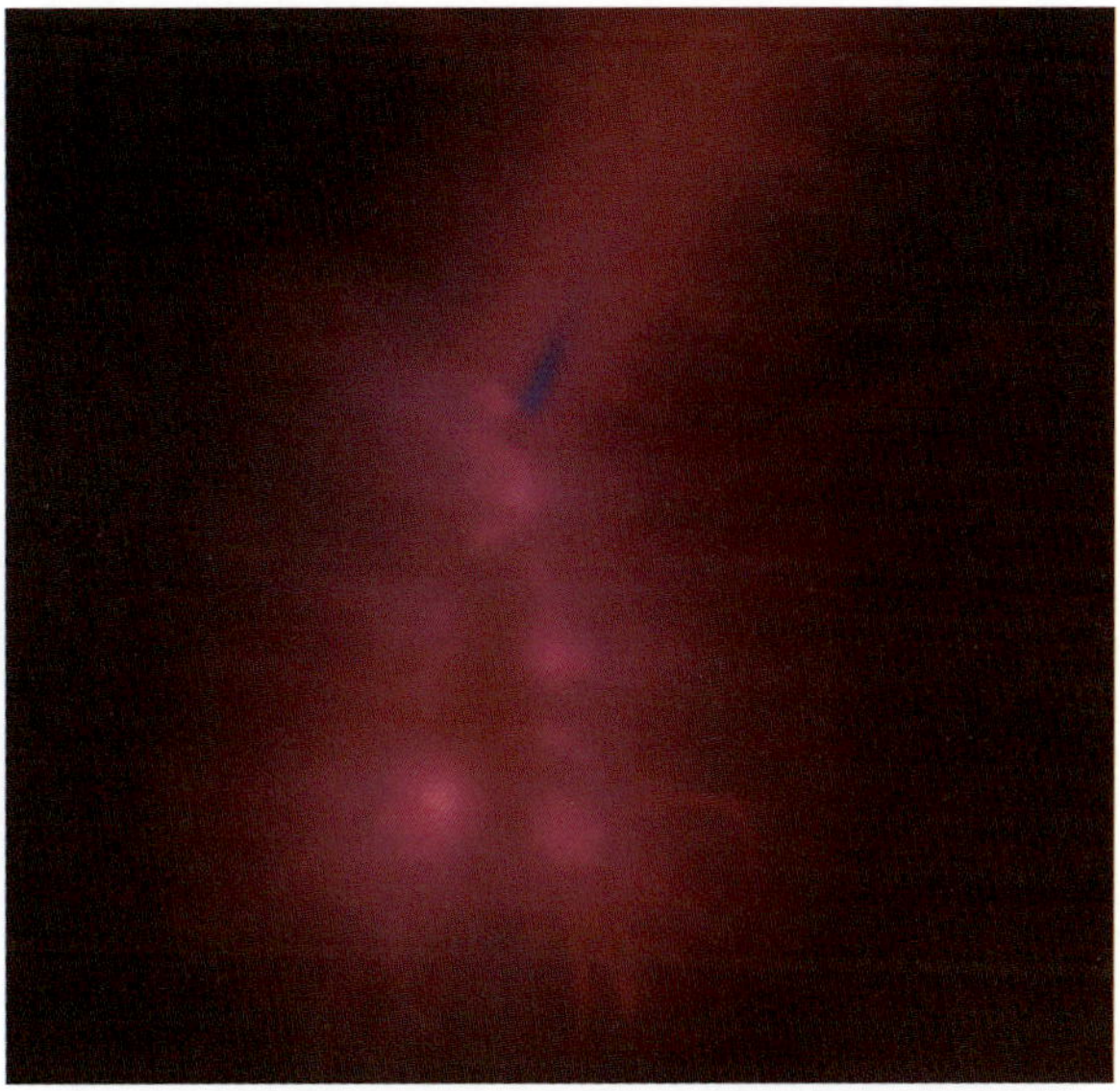

写真121　A＝440Hz で歌っているときの水晶
Photo copyright Fabien Maman 1981

３度のインターバルを２人で歌って奏でました。磁気フィールドは２つの振動によって増幅しています（写真１２２）。

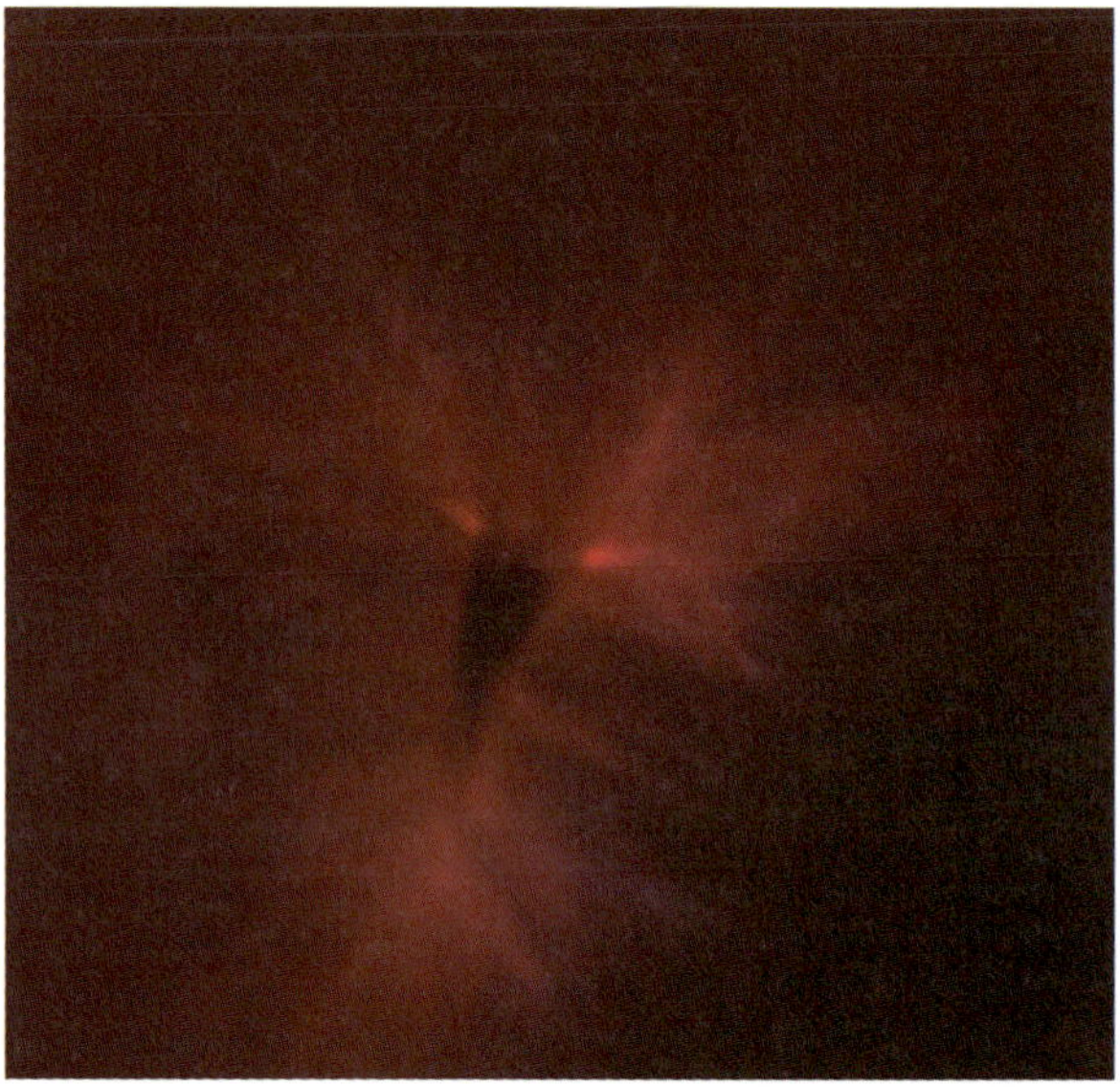
写真122　ＣとＥ（３度のインターバル）で歌っているときの水晶
Photo copyright Fabien Maman 1981

最終的には、完璧なコードが３人の声で奏でられました。３つの周波数の３つの色でオーラが広がっていることがわかると思います（写真１２３）。

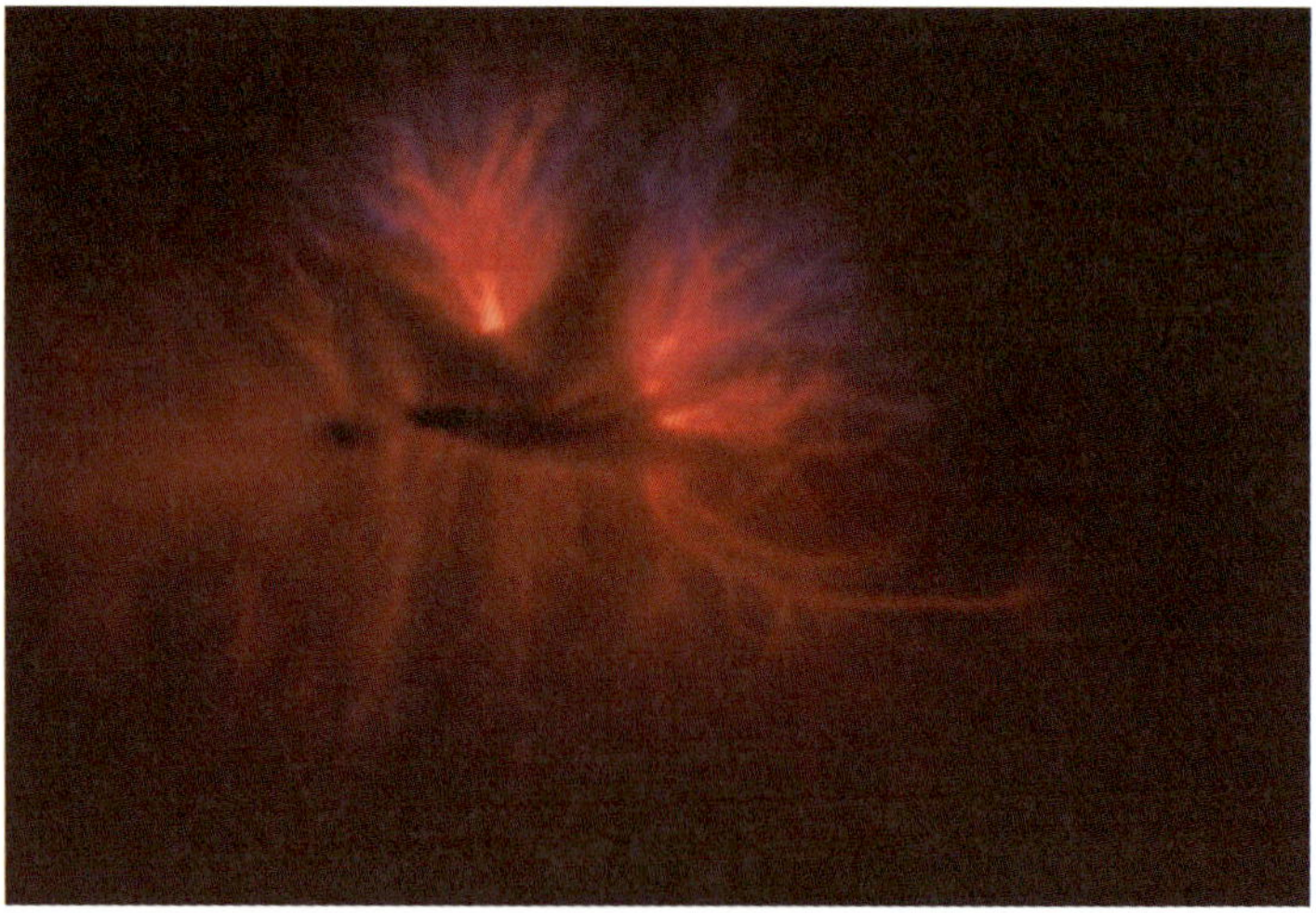
写真123　ＣとＥとＧ（Ｃメジャーコード）で歌っているときの水晶
Photo copyright Fabien Maman 1981

水晶のように清らかに…

ヒーラーのジャックは言います。「私たち自身が水晶にならなくてはいけません」。身体のそれぞれの細胞は革命の重要な瞬間において、地球や人間が利用可能な最も純粋なエネルギーの情報を送受信できるように、水晶のように澄んでなければいけないということです。

私たち自身と私たちの惑星を救うため、音、色、運動、そして自分たちのエネルギーに働きかける機会を活用しましょう。そしてヒーリングの力を持ったアコースティック・サウンドによって細胞を浄化し、清め、再生を促すのです。

「水晶のように清らかな」細胞であれば、どんなことも達成できます。

健康な細胞はアコースティック・サウンドによって活性化します。そして、がん細胞は消滅します。

PART2：顕微鏡で捉えた細胞の写真

このパートではキルリアンカメラで細胞の磁気フィールドを撮影するのではなく、カメラを顕微鏡の上に取り付けて、異なった音に反応する個々の細胞の内側と外側の構造を撮影しました。実験は健康な血液細胞と、がん細胞を使って行いました。

キルリアンカメラとは異なり、撮影のたびに新しい細胞を使うのではなく、一連の写真で同じ細胞を使うことができました。これによって、アコースティック・サウンドが1つの細胞に影響を及ぼす過程をよりクリアに見ることができるようになりました。

実験ではキルリアンカメラのときと同じように、健康な細胞から30センチ離れた場所で、30〜40デシベルの音量でアコースティック・サウンドを響かせました。30〜40デシベルは比較的弱い振動であるにもかかわらず、音は細胞内や電磁気フィールドに目覚ましい変化を及ぼしました。

シリーズ10　健康な細胞と声
音に反応する健康な細胞

音階：イオニア旋法

音の長さ：21分

このシリーズでは、1人の健康な人物の血液細胞を採取し、顕微鏡で観察しました。そして、まずはシロフォンで、その後は声でイオニア旋法を響かせました。

キルリアンカメラの写真と同じように、これらの細胞はアコースティック・サウンドに肯定的な反応を示すことがわかりました。細胞が活性化したのです。この変化は細胞の持ち主が細胞に対して歌を歌ったとき最も顕著に見られました。声と生きた細胞の間に共鳴が生まれたのです。

写真を見るとこれらの細胞がいかに健康的かわかると思います。いくつかの細胞は、他の細胞よりも健康的です（写真53－59）。

あなたの細胞を通じて、あなたの声で音を伝えることで、細胞を再生させることが可能です。自分の固有の周波数である「基本音」を歌うことで、声の振動の共鳴を内側から細胞に届かせることができるのです。このメソッドは、再生を促す自然な方法でもあります。なぜなら、このやり方は健康な細胞に活力を与えながら、退化のプロセスを食い止めるからです。

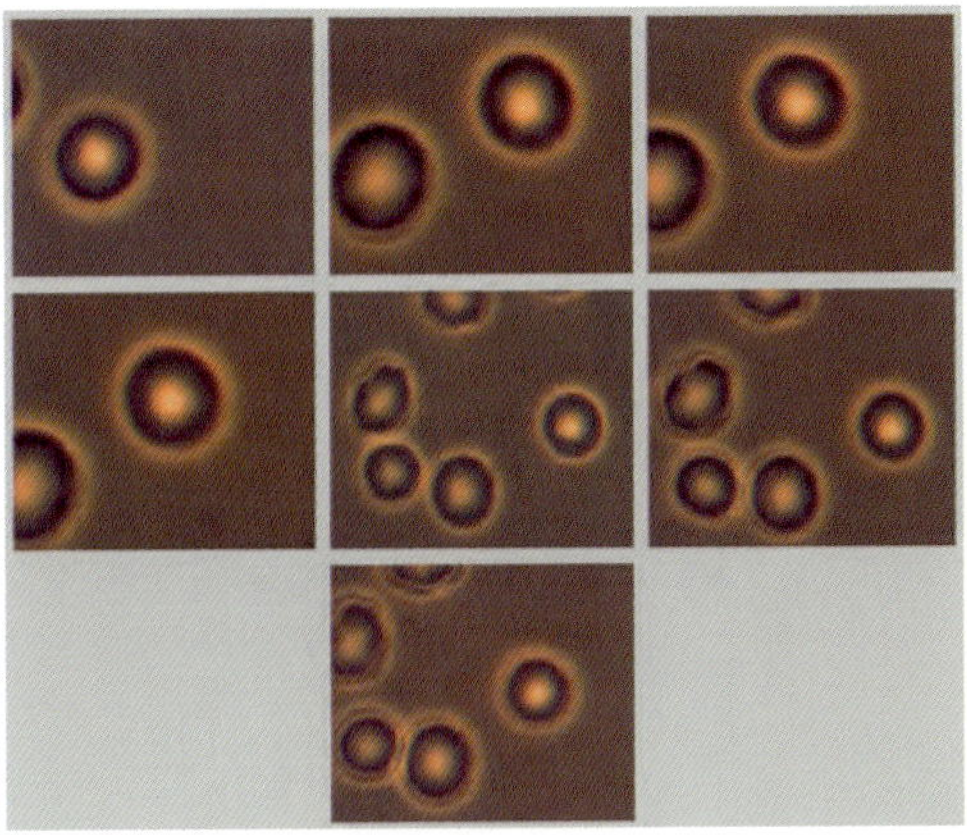

写真53-59　健康な細胞と声
音：C-B
Photos copyright Fabien Maman 1981

音の影響を受けたがん細胞

この実験では、ヒーラ細胞を培養し、顕微鏡で写真を撮るため、２枚のスライドの間に設置しました。

このヒーラ細胞の特徴は以下のとおりです。大きさは10～20ミクロン、平均的には約15ミクロン。必須アミノ酸、ビタミン、塩（塩化カルシウム、塩化鉄、塩化マグネシウムなど）、10％のウシ血清を含む合成培養液で培養。この細胞は上皮性細胞であるため、管腔臓器の粘膜に接着し、増殖します。培地を絶えず攪拌《かくはん》することで浮遊培養が可能で、それによって細胞の接着を防ぐことができます。

シリーズ11
音がないときのがん細胞

音階：なし
音の長さ：21分

これらの写真は音がないときのがん細胞を21分間観察した結果です。がん細胞は自然に広がろうとする傾向があります。このシリーズでは、最初に音がない状態の細胞の写真を撮り、細胞がスライドに接着した後に、どのような変化があるかを観察しました。ここでは常に同じ細胞群を用いて、音がないときの変化を顕微鏡で観察し、１分ごとに撮影を行いました。

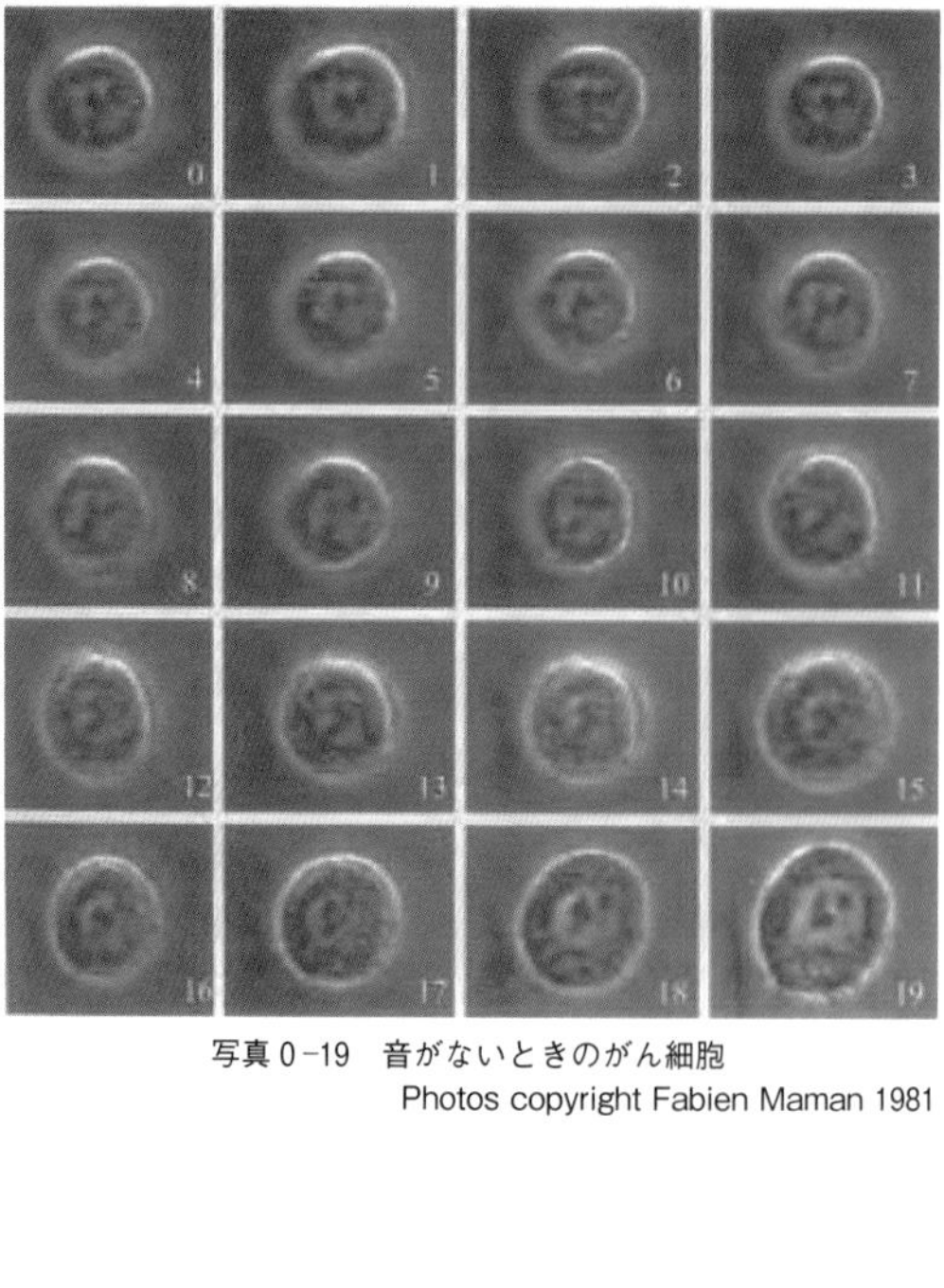

写真０-19　音がないときのがん細胞
Photos copyright Fabien Maman 1981

シリーズ12
銅鑼を鳴らしたときのがん細胞

音階：なし
音の長さ：21分

この一連の写真（下記参照）は、1分ごとに銅鑼《どら》を鳴らし、撮影を行った結果です。銅鑼の音は倍音が非常に豊かです。これらの倍音は、多くの種類の不協和な周波数を同時に奏でたときと同じような効果を生み出しています。この音は次第に細胞の構造を揺るがし、最終的には細胞を消滅させてしまうのです。

注：すべての銅鑼が豊かな倍音を奏でるわけではありません。品質の良い銅鑼を用いて、演奏方法も理解していることが大切です。近年、ヒーリングに銅鑼を使うことが流行しています。もし銅鑼が「演奏される」のではなく「たたかれる」のなら、倍音は生じず、ただの騒音となります。騒音はエネルギーフィールドに混乱を引き起こします。倍音が生み出す空間でのみ、ヒーリングは起きるのです。（第1章をご覧ください）。

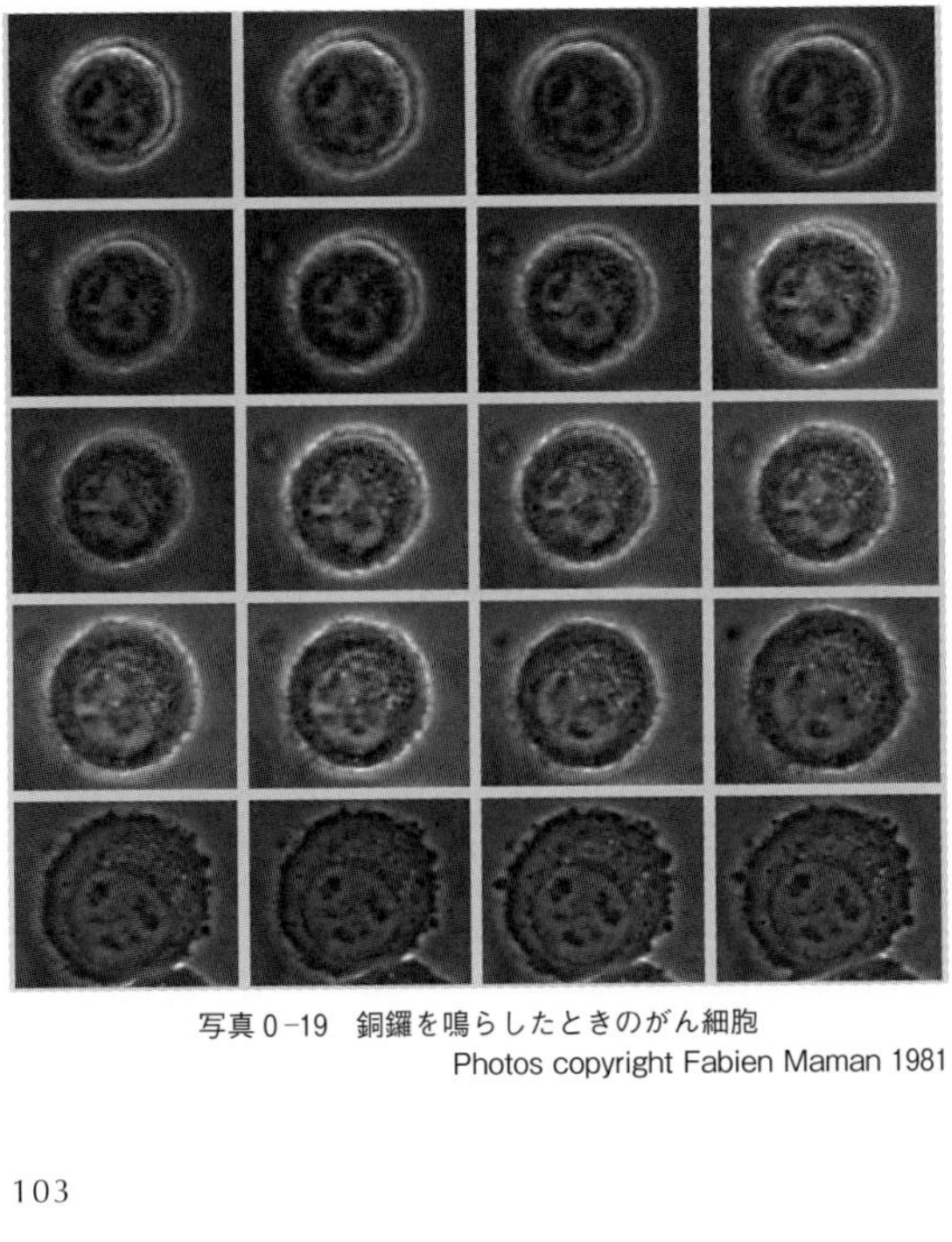

写真0-19　銅鑼を鳴らしたときのがん細胞
Photos copyright Fabien Maman 1981

シリーズ13
シロフォンを鳴らしたときのがん細胞

音階：Ａ＝４４０Ｈｚ

音の長さ：21分

シロフォンを断続的に3回から5回鳴らし、1分ごとに写真を撮りました。このシリーズでは、すべて同じ音（Ａ＝４４０Ｈｚ）を響かせました。

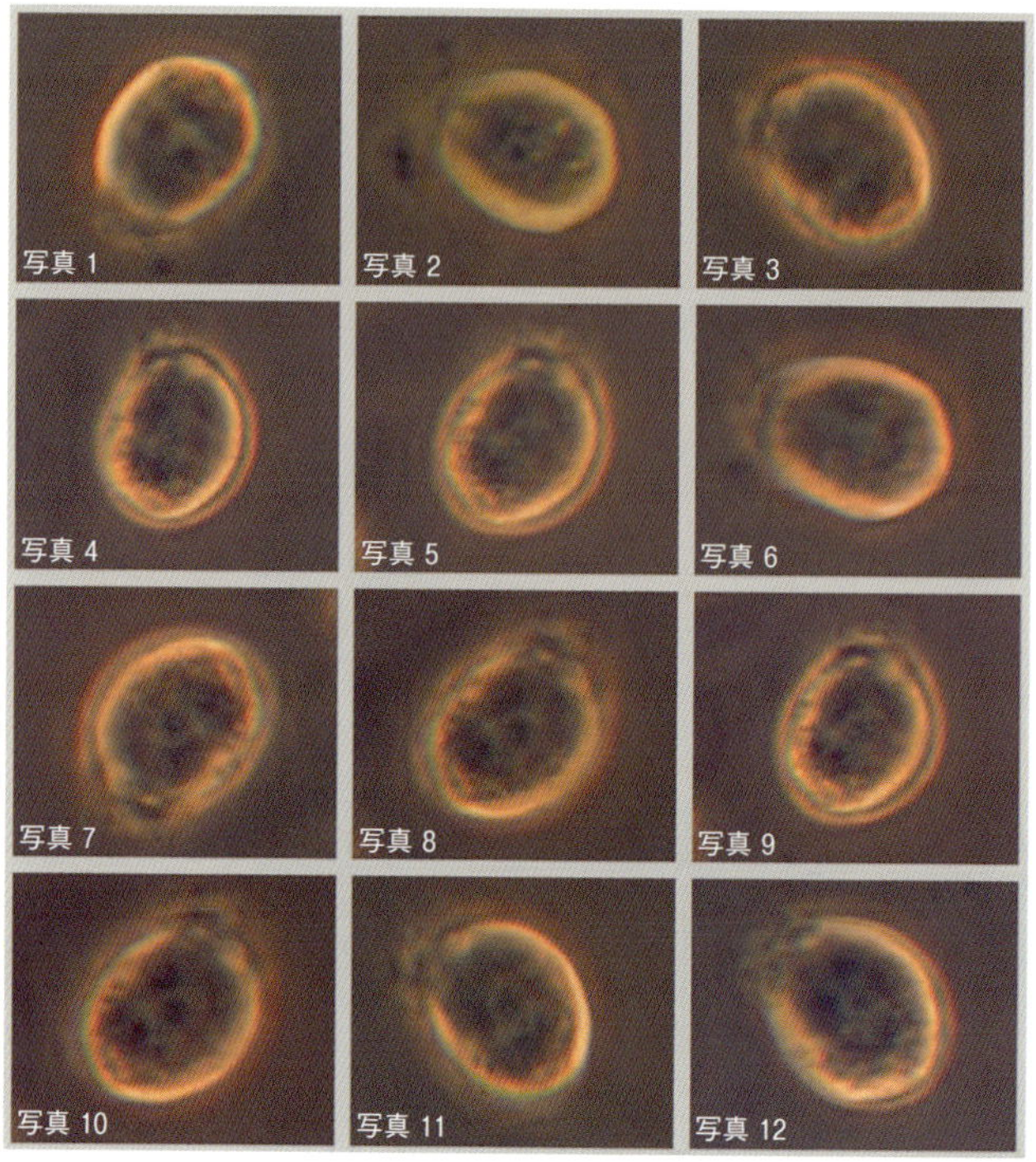

シリーズ13　写真１-12　A＝440Hz
がん細胞とシロフォン
Photos copyright Fabien Maman 1981

シリーズ13の考察

■写真2
がん細胞とシロフォン
音階：A＝440Hz

細胞内の色は、顕微鏡のガラス板とカメラのレンズの反射で生み出されました。この色彩は、この色をサポートしたり反射したりする物質やエネルギーがあるところにしか発生しません。細胞の色は、細胞のエネルギーや細胞そのものがどこにあるかを示しています。

■写真4
がん細胞とシロフォン
音：A＝440Hz

細胞の構造は不安定になり、音の圧により、細胞膜に穴が現れました。

■写真7
がん細胞とシロフォン
音：A＝440Hz

この写真は音の圧が細胞の中心から外縁に移り変わっていく様子を明らかにしています。

■写真8
がん細胞とシロフォン
音：A＝440Hz

音が外に向かう動きによって、細胞の中心から外に向かって色が消失しています。その後は再び外縁に色が現れました。

■写真12
がん細胞とシロフォン
音：A＝440Hz

この写真は、この実験の最後に撮影されたものです。細胞膜に穴が開いています。

シリーズ14
ギターを鳴らしたときのがん細胞

音階：Ａ＝４４０Ｈｚ、Ｂ＝４９３Ｈｚ
音の長さ：21分

この実験では、アコースティックギターでＡ＝４４０ＨｚとＢ＝４９３Ｈｚの２つの音を連続して響かせ、１分ごとに写真を撮りました。このヒーラ細胞は、シリーズ10より少し時間が経過しています。それゆえ、これらの細胞はより繊細で、音の影響を受けやすいのです。また、ＡとＢを２つ同時に鳴らすと、これまでのシリーズと同じく、１音だけを鳴らすよりも効果が見られました。前のシリーズと同様に、実験のはじめから最後まで同じ細胞を使いました。

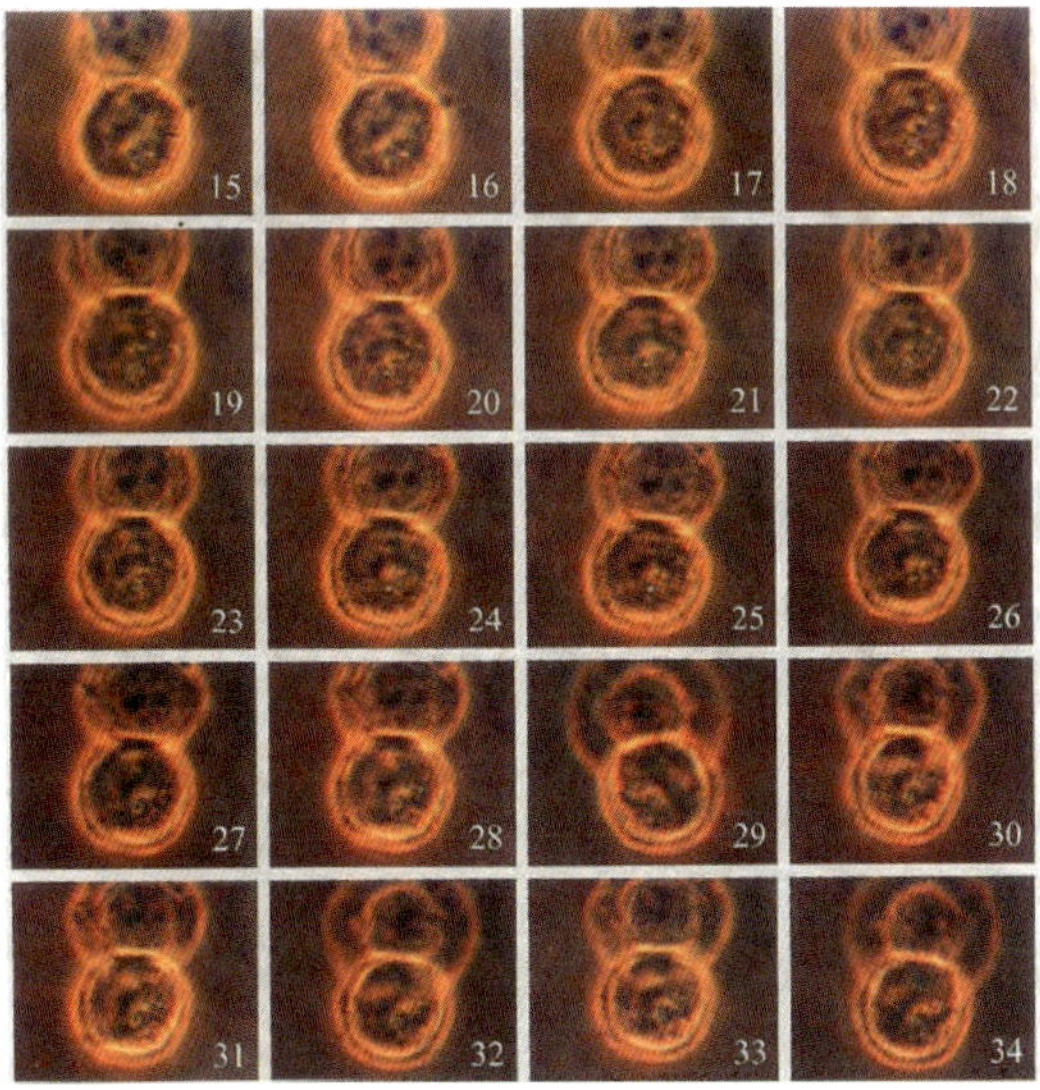

シリーズ14　写真15-34：Ａ音とＢ音
がん細胞とギター
Photos copyright Fabien Maman 1981

シリーズ14の考察：がん細胞とギター

■写真15
がん細胞とギター

2つの細胞は、ほぼ同じ大きさですが、一方は少しだけ発達が進んでいます（時間が経っている）。この微妙な違いによって、古い細胞は音に対してより繊細な反応を見せます。前方の若い細胞は、治療に対してより長い時間、抵抗を見せるでしょう。

■写真24
がん細胞とギター

ここでも前のシリーズと同じような現象が再現されています。音は圧力弁のように作動し、中心から外縁に向かってエネルギーを運んでいます。

■写真25
がん細胞とギター

細胞膜に穴が開いてきました。

■写真34
がん細胞とギター

21分間の実験の終わりには、後方の古い細胞が若い細胞の2倍の大きさになったことが観察できました。細胞は消失しようとしています。さらに2つの周波数が加われば、消失を起こすには十分でしょう。

シリーズ15
がん細胞とシロフォン

音階：イオニア旋法
音の長さ：14分

この実験では、シロフォンでイオニア旋法を1音ずつC、D、E、F、G、A、Bと鳴らして、それからオクターブ上のC、Dを鳴らしました。1分ごとにそれぞれの音の写真を撮り、同じヒーラ細胞の変化を観察しました（この細胞はシリーズ14よりも時間が経過している細胞です）。14分は9つの異なる周波数を出したときに、細胞が消失するまでの時間としては十分でした。

これらの写真では、音を1音1音響かせると、音階が上がっていくにつれて、細胞核（細胞の内側）の構造や細胞膜（細胞の外側）が不安定になり、崩れていく様子がわかります。

■写真36
がん細胞とシロフォン

音：D＝293・66Hz
Cから音階が始まり、この段階で、細胞の構造が不安定になっていることが観察できました。

■写真37
がん細胞とシロフォン

音：E＝329・63Hz
3番目の周波数が加わると、細胞はその構造を維持できなくなりました。細胞核の分裂を見ることができます。

■写真40
がん細胞とシロフォン

音：A＝440Hz
音の周波数の圧力が細胞膜や核膜を押しのけようとしています。

■写真42
がん細胞とシロフォン

音：C＝523・25Hz
核膜が消失しました。

■写真43
がん細胞とシロフォン

音：D＝587・33Hz
このがん細胞が消滅するまでの時間は14分でした。

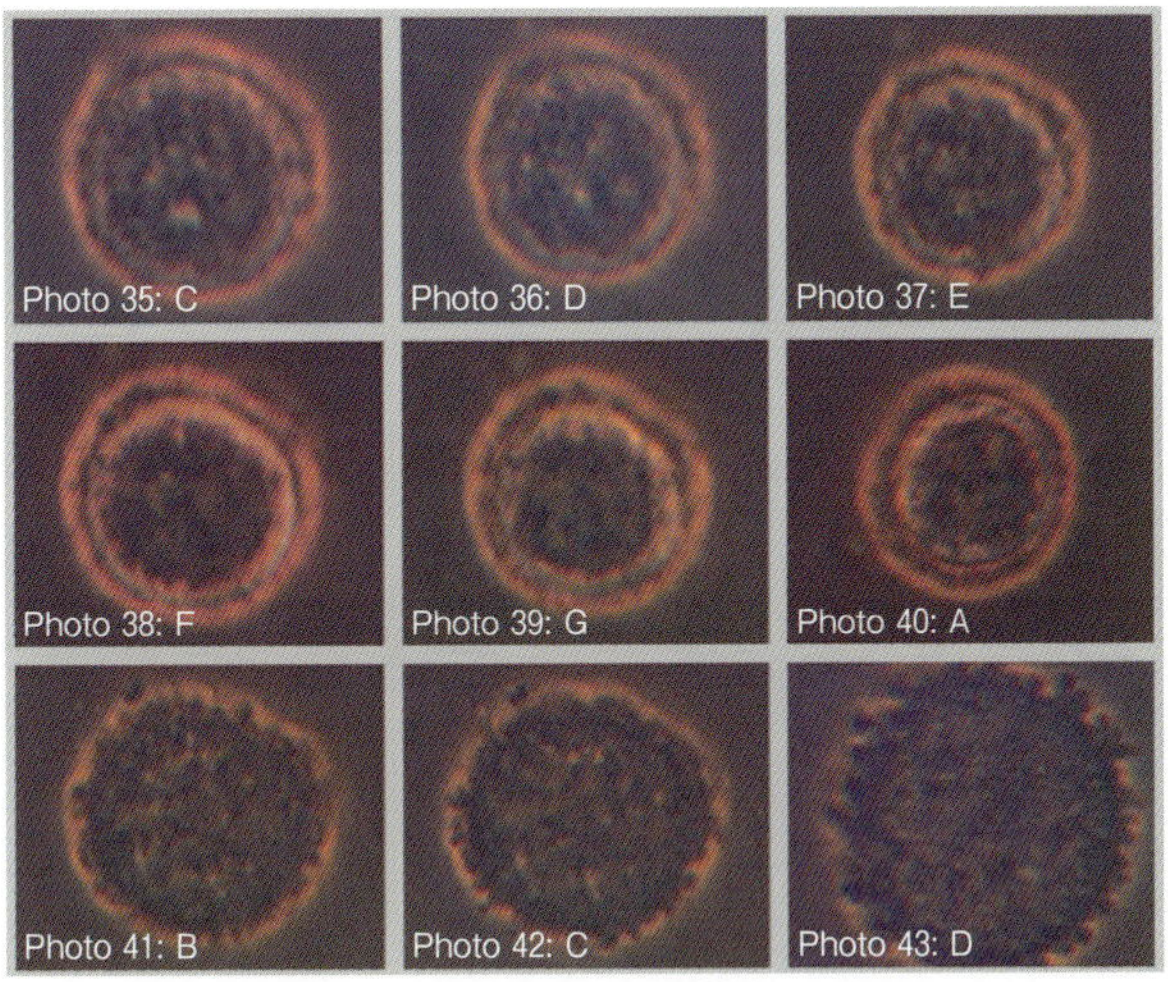

シリーズ15　写真35～43　がん細胞とシロフォン
Photos copyright Fabien Maman 1981

シリーズ16
がん細胞と人間の声

音階：イオニア旋法
音の長さ：９分

この実験では、ヒーラ細胞に対してイオニア旋法を歌いかけ、１分ごとに写真を撮りました。これらの細胞は、シリーズ15の細胞よりも時間が経過した状態でした。写真を撮影する条件は変えませんでした。

人間の声を使えば、細胞は他のどんな楽器よりも速いスピードで消失します。なぜなら、人間の声には、他の楽器にはない力強い「意識」が振動の中にあるからです。

■写真45
ヒーラ細胞と声
音：Ｄ＝２９３・66Ｈｚ

ヒーラ細胞が成長したこの段階から、細胞はまとまりを欠いていきました。

■写真50
ヒーラ細胞と声
音：Ｂ＝４９３Ｈｚ

９分で細胞は完全に消滅しました！　これは人間の声だったからという理由も挙げられます。他のシリーズでは、がん細胞が消滅するまでに14分から21分の時間がかかりました。

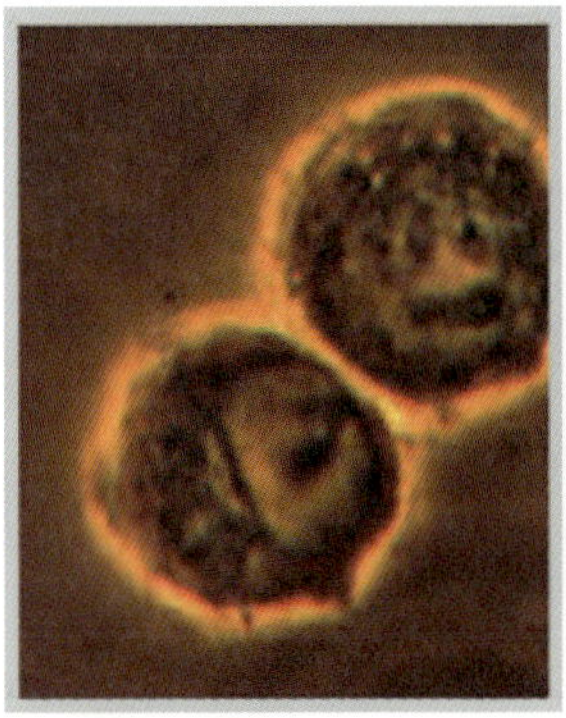

写真44：C

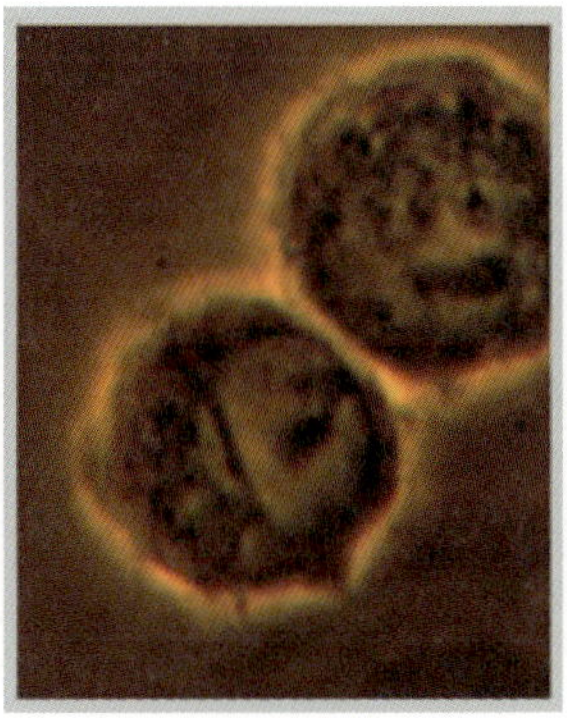

写真45：D

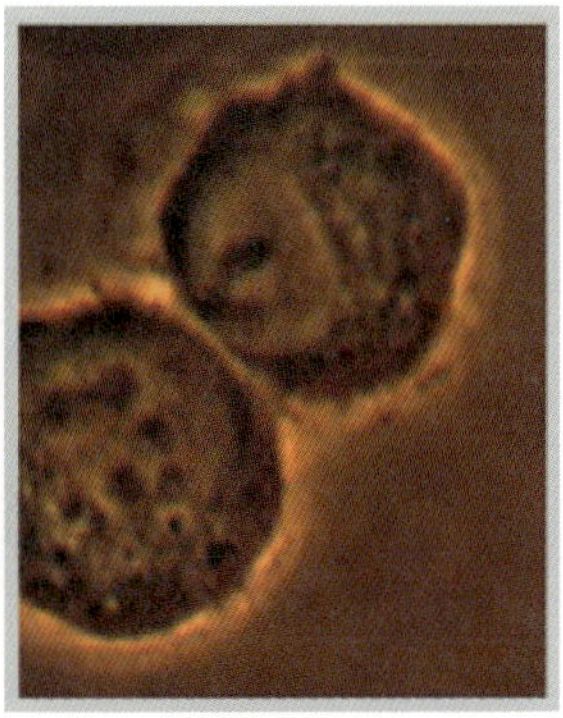

写真46：E

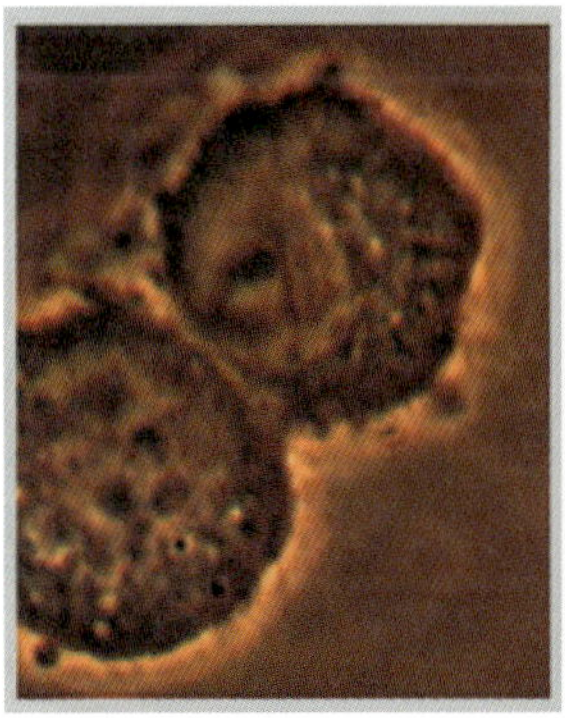

写真47：F

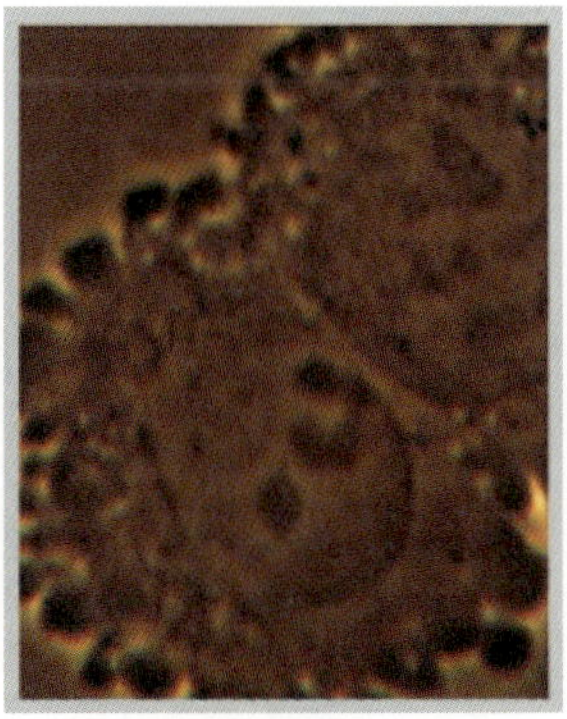

写真48：G

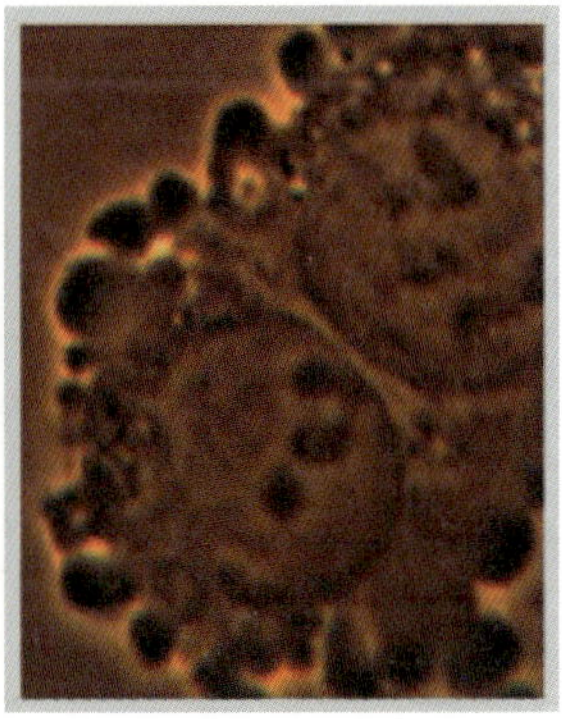

写真49：A＝440Hz

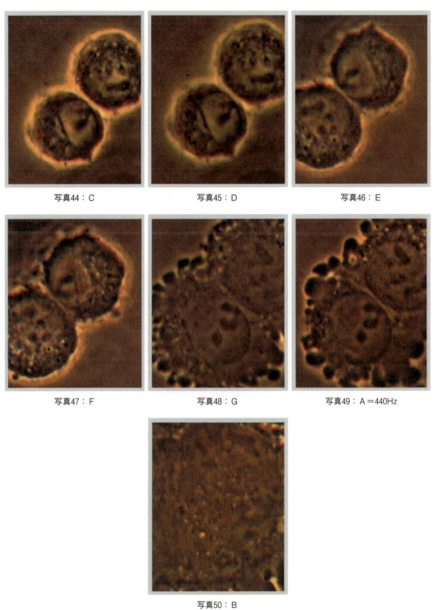

写真50：B

シリーズ16　写真44-50　がん細胞と人間の声

音／細胞の実験結果

これらの写真を通じて振動の世界の美しさと生命力を垣間《かいま》見ることで、身の回りのアコースティック・サウンドが細胞やエネルギーフィールドで発揮する力強い効果に気がついたと思います。

健康な細胞はアコースティック・サウンドで活性化する

キルリアンカメラで撮影した健康な細胞の写真から、私は共通のテーマを見つけました。アコースティック・サウンドの影響によって、細胞の電磁気フィールドは活性化したのです。

・健康な細胞は柔軟性を発揮しました。合気道の武術家のような優美さや技巧を持ちながら、抵抗せずに倍音を受け取り、吸収し、統合したのちに、自分のフィールドを超えて、空間にエネルギーを送り戻すという意味では「呼吸」をしているとも言えるかもしれません。ここでの鍵は「柔軟性」です。細胞に柔軟性があるほど、鮮やかな色や多様な形が見られました。

・健康な細胞の電磁気フィールドは音のピッチや楽器の音質によって形や色が変化します。

細胞の形は使用した楽器の音色（音質）に影響を受けているようでした。例えば、同じ音でも、金属と木の素材、管楽器とナイロン弦の楽器では細胞の形が異なりました。

細胞の色は音の周波数と関係しているようでした。

・A＝440Hzが演奏されたときは大抵いつも、特にそれが人間の声で歌われたものであれば、健康な細胞のオーラはピンクになります。

・健康な細胞がある音に「振動的な親和性」を感じたとき、細胞のオーラは大きく広がり、活性化し、マゼンタやターコイズのような鮮やかな色の曼荼羅模様に変化します。これは写真の細胞の持ち主自身が歌ったときに、より明確に現れます。

ここから私は、細胞には「基本音」が存在すること、そして、その音に合わせてチューニングをすると細胞内、エネルギーフィールド、外の世界のハーモニーが完成するという結論に至りました。

・それから約30年かけて、私はさらなる研究と実践によって、人間の細胞は「基本音」を認識し、意識の現実を確立するということを確信しました。

がん細胞はアコースティック・サウンドで消滅する

一方でがん細胞はアコースティック・サウンドの影響下で不調をきたし、消滅しました。

・アコースティック・サウンドは次第に細胞の構造を揺るがし、最終的には消滅に導きます。

・がん細胞の構造は、柔軟性がなく、硬直しているようでした。キルリアンカメラで撮影すると、オーラがありませんでした。健康な細胞と異なり、がん細胞には呼吸する能力がなく、れんがの壁のように、かろうじて音の力に耐えていましたが、最終的には音が蓄積し吸収できなくなったときに、ひびが入り、消滅してしまいました。

・単音の演奏（シロフォンによるA＝440Hzなど）では、音が蓄積したとき（銅鑼を鳴らしたときの倍音やクロマティック・スケールなど）ほど大きな効果は見られませんでした。

・最もめざましい結果は、クロマティック・スケールを演奏したときでした（音階を上りながら不協和な12の音をピアノで演奏しました）。このときは音階の終わり、大抵は7度のあたりでがん細胞は消滅しました。がん細胞は蓄積していく振動の周波数を支えきれなくなってしまうのです。

私の同僚で、フランス人の物理学者のジョエル・ステルンナイメールはこう言っています。「分子はまるで、それ自体が平均律のクロマティック・スケールであるかのような反応と動きを見せます」。この説を用いるなら、響かせた音と細胞内部の構造に含まれる素粒子の間で共鳴が生まれたときに、細胞の消滅が起きるのではないでしょうか。そして、音が蓄積していくにつれて、細胞は不協和な音に耐えられなくなるのです（ジョエル・ステルンナイメール『La Musique des Particules Elémentaires』）。

言い換えるなら、細胞内の素粒子の音楽的な周波数と細胞の外から取りこまれた音の間で生じた不協和音は、音階の進行とともに蓄積し、細胞にとって耐え難いものになるということです。細胞の構造はだんだんと安定性を欠くようになり、ついにはタンパク質の分解により消滅します。

・がん細胞は不協和音を支えることができません。

・人間の声でクロマティック・スケールを響かせると、ヒーラ細胞はより速く、確実に消滅します。ここから私は、人間の声には楽器にない特別な性質があるのではないかという結論に至りました。それが「意識」です。

アコースティック・サウンドセラピー

音楽のヒーリングの力は倍音、すなわち音そのものではなく、2つの音の空間によって生まれるのです。

ファビアン・ママン

第2部

アコースティック・
サウンドセラピーの本質

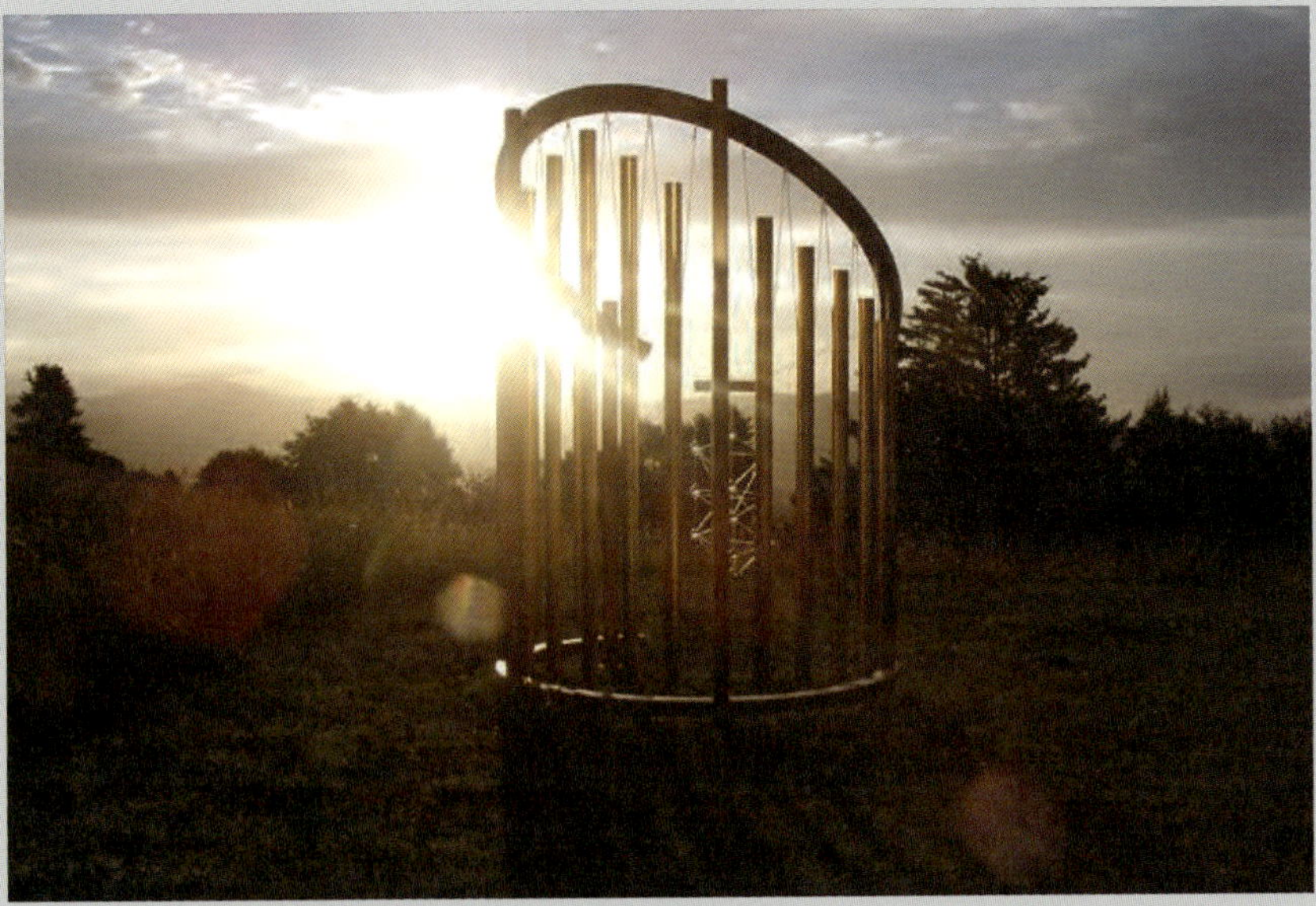

タマドウ音のアーチ

Photo courtesy Day Schildkret 2007

第1章

アコースティック・サウンドの すばらしいセラピー効果

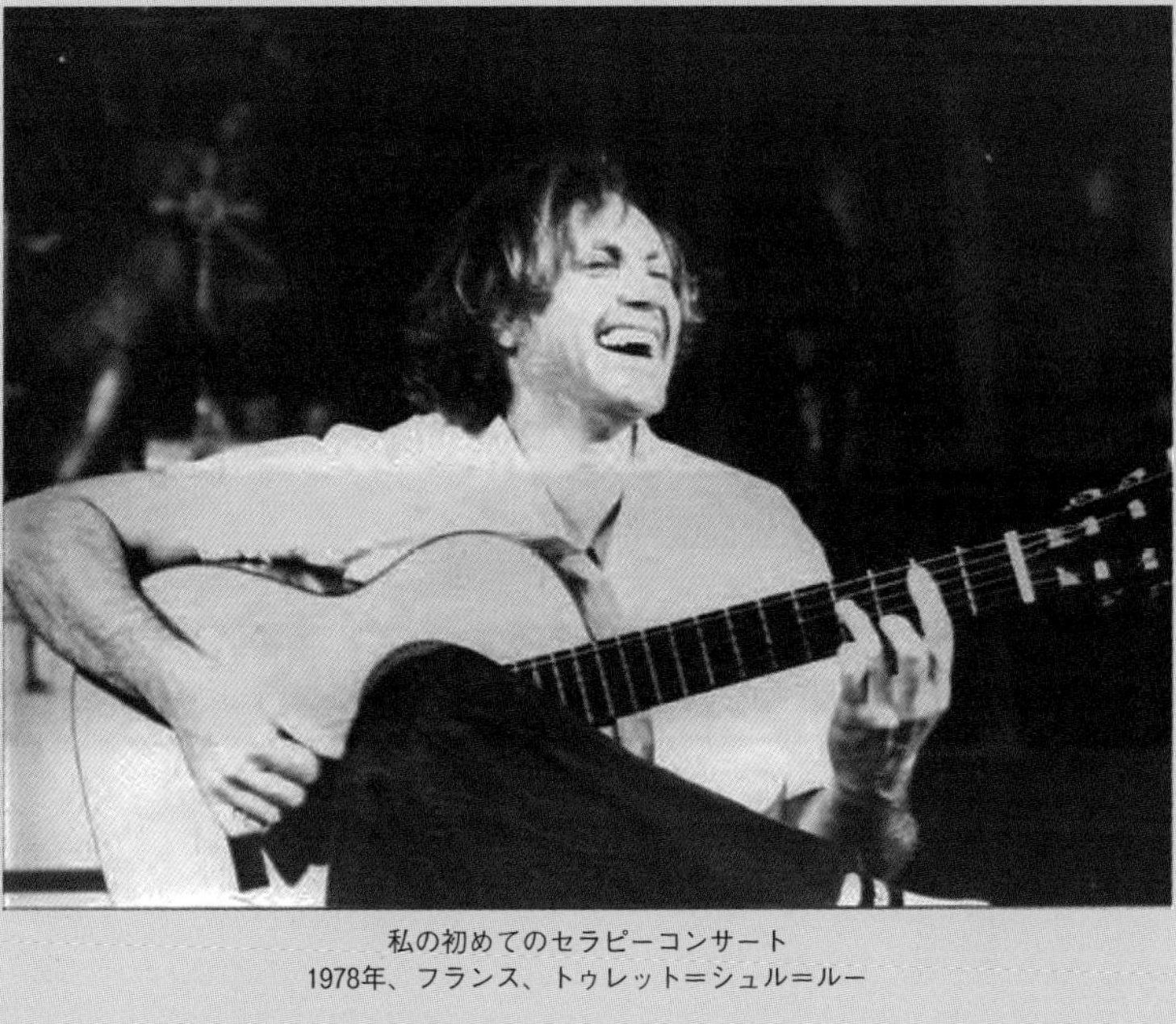

私の初めてのセラピーコンサート
1978年、フランス、トゥレット＝シュル＝ルー

かけがえのない私のアコースティックギター

１９７０年代の私はアコースティック楽器しか使っていませんでした。私はボサノヴァのギタリストで、本能的にエレキギターを嫌悪していました。

ステージ上やレコーディングスタジオでの経験から、私は自然素材の楽器の響きのほうが電気楽器や電子楽器よりもはるかにすばらしいと思っていました。アコースティック楽器の「オーラ」のほうが音楽的なのです。

ニューヨークのカーネギーホールで演奏したとき、チャーリー・カマンがすばらしいプレゼントを持ってきてくれました！　彼はオベーションという特殊なエレキギターの開発者でした。この楽器は「ベークライト」という科学的に開発された、木に代わる非常に軽い合成プラスチックのような素材で作られており、アコースティックギターなどの共鳴楽器に使われています。

その半年前にドイツでツアーを行っていたとき、私はフランクフルトで開かれた楽器の見本市でチャーリーに会い、オベーションについてどう思うか尋ねられました。私はきっぱりと好きではないと答えました。値段が高く、音もよくありませんでした。

彼は怒ることなく、寛大な態度で、具体的にどんなギターが「夢のギター」かと尋ねました。このとき私は、伝統的なアコースティックギターの音を増幅させながらも、純粋な音を保ち続ける方法はないかという長年模索していた課題を彼が解決してくれるかもしれないと思いました。

その晩はニューヨークのカーネギーホールで演奏をしたのですが、コンサートが始まる直前にチャーリー・カマンがすばらしいプレゼントを持ってきてくれました。それは新しいオベーションギターで、私がフランクフルトで彼に指示したことが正確に組み込まれたものでした。

私はとても喜び、心から彼に感謝しました。

このギターはコンサートの最初のパートで演奏しました。しかし、だんだんと我慢ができなくなりました。結局2番目のパートでは、かけがえのないアコースティックギター、フレタと呼ばれるスペインギターに逆戻りしました。

このギターは1945年に製造され、その木材はギターになる前に何年もかけて乾かされていました。だからこそ美しい共鳴、豊かで自然な倍音を奏で、エレキギターやオベーションよりもはるかに優れた音を響かせるのです。

チャーリー・カマンをがっかりさせてしまったことを申し訳なく思いました。彼はすばらしい人物でしたが、私は自分の信念に従わなければいけませんでした。

パリのバークレー・レコードの芸術監督、ジャック・ルービンは、私が初めて長時間の演奏のレコーディングを行ったときにこう言いました。「これまでに聞いたどんなエレキギターの音よりも、あなたのアコースティックギターにはたくさんの音楽がある」。

正確に言うなら「もっと倍音がある」ということなのでしょう。

その後、サウンド・ヒーリングの仕事を始めるようになって、なぜ自分がアコースティック・サウンドを好むのかという深い理由が理解できました。本当の癒しを起こせるのは調和した倍音だけなのです。

> 音が生命体に有益な影響を与えるためには、共鳴するための空間と時間が必要です。このヒーリングは、自然なアコースティック・サウンドによって生み出された倍音の空間でしか起こらないのです。
>
> ファビアン・ママン

倍音とは何か？

細胞の実験でアコースティック楽器を演奏したとき、

ある音を同時に鳴らすと、健康な細胞の電磁気フィールドは音を吸収し、統合するように呼吸していることがわかりました。健康な細胞はアコースティック・サウンドの影響によって活性化し、再生したのです。

その鍵は「音」そのものでした。

アコースティック・サウンドは、倍音を通じて、それぞれの音の間に生じる空間と時間を生み出します。倍音は自然の波のように基本音から外に向かって広がっています。波が広がっていくとき、私たちは音と音の間で呼吸をしているのです。この空間（倍音の空間）で、本当の癒しは起こるのです。

倍音を奏でられるのはアコースティック楽器だけです。

アコースティック・サウンドはアコースティック楽器、自然素材の楽器、人間の声、そして自然そのものにしか奏でられません。

アコースティック楽器であれば倍音を響かせることが可能で、優しく響く最初の音に続いて、第2、第3の音が聞こえてくるでしょう。自然のアコースティック楽器はクラシックギター（電気ギターではないもの）、フルート、太鼓（プラスチックではなく、本物の皮を使用したもの）、バイオリンなどのように、木、粘土、金属、皮、腸といった気高い自然のエレメントから作られています（人工的なものや、電気楽器については第2章で解説します）。

自然の楽器には石、水、木も含まれます（自然のエレメントが奏でる音楽については第10章で解説しています）。私たちは132ページで述べるように、人間の声で倍音を作り出すことができます。

そして自然そのもの、風や木々や鳥のさえずりや小川の水の音の中にも倍音は見いだすことができます。生物に関するものや自然由来のものは何であれアコースティック楽器になる可能性があるのです。

音楽はこのように言っています

調和的な倍音とは基本音から生じる一連の音のことで、対数的（数学的）に無限に進行しています。

これらを最初に発見したのは、ギリシャの数学者であり、紀元前6世紀の音楽家であるピタゴラスでした。伝えられているところによると、ピタゴラスは鍛冶屋が剣を作っているのを観察していたそうです。鍛冶屋が剣をハンマーでたたくと、音楽的なインターバルが生じていたのです。

ピタゴラスは家に帰り、自分の剣で実験を行いました。彼は、それぞれの剣身の根元部分からはじまりの音（基本音）が生み出されていることに気がつきました。それぞれの剣身の根元からは、どんな剣であっても、基本音をはじまりとして一連の音がいつも同じ順序で生じていました。

これらの音は対数的に拡大していき、外に、無限に向かって広がっていました。ピタゴラスはこれらの音を調和的な倍音と呼びました。なぜなら音楽的に、これらの音はハーモニーを奏で（不協和音ではなく）、耳にとって心地よいものだったからです。

音の対数的な進行のことを倍音の進行と言います。

C調の倍音の進行

以下はC調の倍音の進行です。記載しているのは、はじめの12音です（音は無限に続いていきます！）。

C　基本音
C　オクターブ
G　5度
C　オクターブ
E　3度
G　5度
B♭　短7度
C　オクターブ
D　2度

CDトラック1
C調のピアノの
倍音の進行

「タオ・オブ・サウンド」のCDトラックを聴くためにはQRコードを読みこむかタマドウのホームページをご覧ください（詳細は388ページ）。

E　3度
F#　三全音
G　5度

科学者たちは2つの惑星の間に生じる調和的な距離について語るようになりました。彼らは距離ではなく調和波や倍音を測定しています。

アルミニウムではなく、ステンレス鋼の音叉を鳴らすと（ピタゴラスの剣の話を思い出してください）基準となる音から倍音が広がっていきます。

倍音で宇宙が目覚める

音が肉体にどのような影響を与えるか、科学が理解に至るまでには長い時間が必要でした。音の振動は、鼓膜によって振動エネルギーへと変化し、その後、電気的で化学的なエネルギーに変わるという理論から学問は進歩してきました。フランスの研究者で医師のアルフレッド・トマティスによると、音楽的なメロディーは大脳新皮質によって、体の分子構造に送られるそうです。

音が耳に届く前に、まずサトルボディ（オーラ）を通過することを私は発見しました。肉体は少なくとも6つのサトルエネルギーに取り囲まれています。サトルボディは肉体を構築し、育みます。これらのエネルギーは地球や天体から私たちの元にやってくる情報の受容体とフィルターの役割も果たします。

サトルボディは、高次元の微細な物質の周波数によって構成されており、互いに浸透し、肉体にも浸透します。霊能力のある人やキルリアンカメラは、肉体を超えて広がるいわゆる「オーラ」として、これらを捉えることができます。第1章では、細胞のオーラの微細なエネルギーと、細胞周囲の振動が変化したときに、これらがどのように変化するかを公開しました。

振動の情報は、調和的な倍音や星々や惑星からの光といった宇宙のエネルギーとして伝えられます。そして同時に、あらゆる振動の影響力は身近な音、色、運動によってもたらされ、ラジオが空中の異なった周波数の電波を拾うように、その親和性に応じて、これらは私たちを取り囲む微細な層で受け取られています。

振動のメッセージにどのように反応するかは、意識レベルによって変わります。

私がギターでコードを弾くと、部屋の向かいにあるハープが振動を始めます。シンパシー（似たもの同士が引かれ合うこと）によって共鳴が起こっているのです。これは自然素材の楽器間で生じた倍音の次元での認識です。人間を自然の楽器だと見なすなら、私たちは音に対して最下層の動物的なレベルで反応することもできれば、最も高次元で微細な、宇宙から生まれる振動に反応することもできます。それらはすべて、私たちがどのレベルに同調するかによって変わるのです！

基本音に反応する細胞の写真のように、そこには意識があります。細胞は自身の存在を認識していて……鮮やかな色で返事をしているのです。

自らの根源と調和するとき、私たちは宇宙と共鳴しています。宇宙のエネルギーの分子（陽子、電子、原子）が高次元の微細な倍音を運び、サトルエネルギーフィールド、チャクラ、そして肉体に浸透したとき、認識が生まれ、目には見えない音のヒーリングが起きるのです。

根源の扉を開くのは倍音の中にある空間です。この場所から力強いヒーリングが生まれるのです（第3章「サウンド・ヒーリングの真実」を参照ください）。

タオ・オブ・サウンド：星から細胞への振動のメッセージ

倍音は、地球や天体エネルギーの自然な秩序に私たちを適合させることで、より高次元の微細なエネルギーフィールドにすでに存在している、星や惑星と共鳴している情報を開示してくれます。

> 倍音は、先祖の記憶や宇宙からのメッセージが眠るオーラの中で、空間を開く共鳴の鍵のような役割があります。
>
> ファビアン・ママン

倍音の進行が聞こえたとき、私たちは意識的にあるいは無意識に、宇宙の音の構造に合わせてチューニングを行っています。これは倍音の進行が耳で聞こえる領域を超えたときにも起こります。肉体を取り囲む微細なエネルギーの層であり、「オーラ」としても知られるサトルボディで、私たちはこれらの音を受け取っています。

倍音がオーラに届く前には、まず道を通らなくてはいけません。この道を私は「タオ・オブ・サウンド」と呼んでいます。タオは「道」という意味です。驚くべきほど統制された「道」があり、この道が星々から細胞まで、宇宙のエネルギーを運び、サトルボディ、チャクラ、経絡、神経系、臓器、細胞、ＤＮＡの意識を目覚めさせ、その過程で個々の健康と幸福を高めます（私にとってタオ・オブ・サウンドは、魂の道、タマドウアカデミーの基盤です。しかし、それについてはのちほどお話ししましょう！）。

タオ・オブ・サウンドはどのように作用するのか？

エネルギーの中で、最初にやってくるのは光です。純粋な光は純粋な愛で、あらゆる創造を生み出す神の力です。これは最も微細で、高次元で、素早い振動です。光は光速で移動します。高密度になると色が現れます。色はオングストロームで測ることができます。

オングストロームとは、それぞれの色が放つ光線が空間を移動する際の振動率のことです。

優れた哲学者たちは皆、宇宙

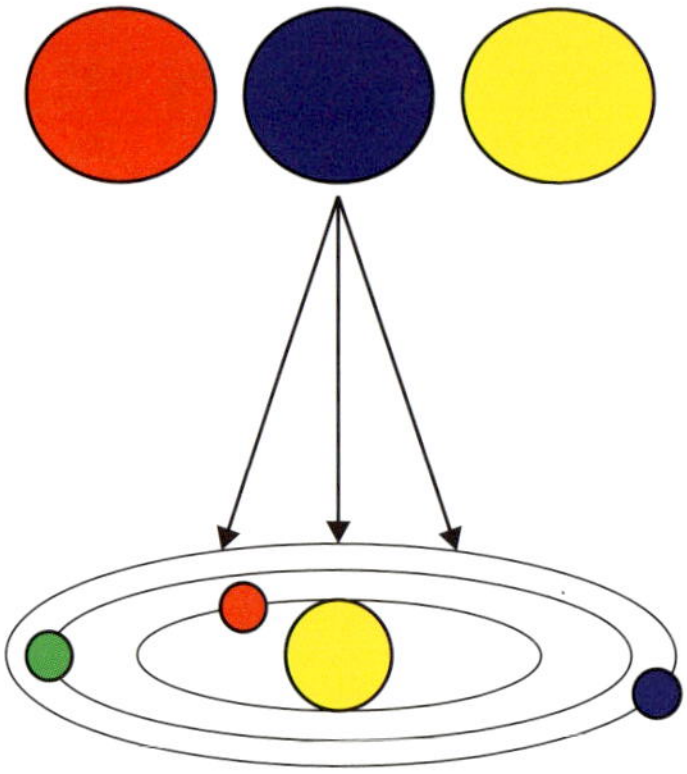

のエネルギーが空のある1点から放出されていることを知っています。科学者たちはこれをガンマ線の発生源のガンマポイントと呼んでいます。優れた哲学者たちは、この場所をピュア・ライトの根源と呼んでおり、ここから（アリス・ベイリーの言う）7つの光線が発生しています。

7つの光線は虹の基本色に当てはまり（赤、オレンジ、黄、緑、青、藍、紫）、それぞれに典型的な性質と意識の次元があります。ヴィッキー・ウォールによると、例えば青の光線は真実のスピリットを象徴しています。赤い光線は人生のスピリットです（色のスピリチュアルな側面についてさらに知りたい方はテレス・アンソエルド著『Accessing the Way of the Soul through Color』をご参照ください）。

7つの光線の振動エネルギーは宇宙を移動する中で選別され、変化し、やわらかくなり、異なった銀河、太陽系、星々の集まりの中を通って、最終的には黄道帯や太陽系の惑星や星を経てプレアデス星団になります。

夜に空を見上げたとき、最初に見えるのは光です。夜には星々の純粋な光がきらめいています。視界が澄んでいるなら、瞬く光の色が見えます。それは火星の薄い赤色や、金星の緑色かもしれません。

しかしながら、少なくとも現段階で、私たちは星々の歌を聞くことができません。

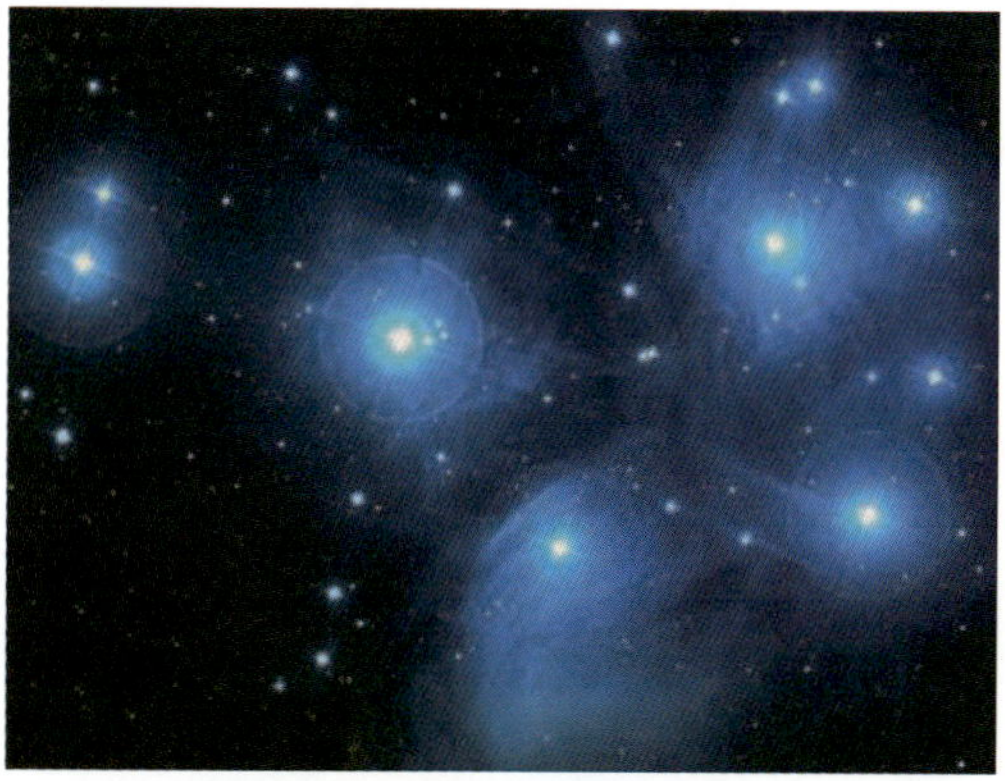

プレアデス星団

Photo courtesy NASA

天体の音楽は霊聴能力者でない限り、普通の耳では聞くことができません。しかし、高次元にある天体の生命が奏でる聖歌のメッセージは確かに存在しているのです。私たちはそれらを、天体から漂ってくる陽子、電子、原子のような非常に細かいエネルギー分子に注がれた星屑のようなものとして受け取っていて、自分の領域、そして自らのオーラのフィールドに取り入れています。

惑星、星々、地球のすべての王国、鉱物、植物、動物、人間、天使、悪魔などはこうした色の光線のエネルギーと意識が絶えず流れ込むことによって、育まれ、活性化しています。天体のメッセージの密度が高くなり、大気圏に下りてくるにつれて、それらはオングストローム（色の波長）から振動に変化し、自然の倍音を通じて、最終的にはヘルツ（音の波長）になります。音は色よりも50オクターブ低いのです。音は乾燥した大気中を1秒につき340メートル移動します。

最終的に光線は、通常はオーラとして知られる、サトルエネルギーフィールド（あるいはサトルボディ）の7つの階層にたどり着きます。私たちのオーラは、虹に7つの基本色があるように、7つの意識の階層に分かれています。

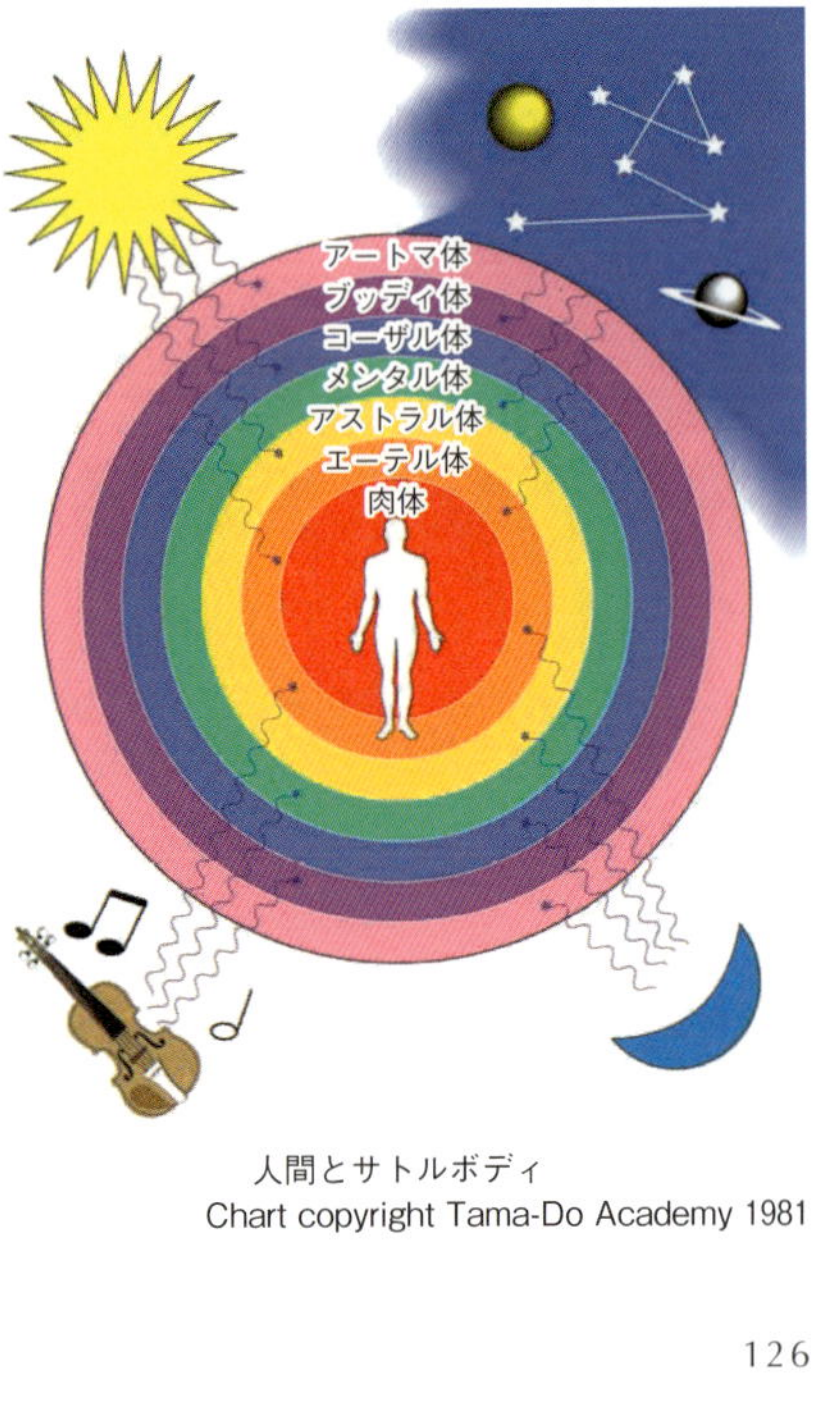

人間とサトルボディ
Chart copyright Tama-Do Academy 1981

私はサトルボディのマップを作成しました。ここには私の教えの基礎が凝縮されています。

健康的で調和した状態は、不調や病気と同様に、肉体ではなく、エネルギーフィールドで作られています。空からもたらされ、オーラフィールドにたどり着いた、色、光、倍音を通じた宇宙からのメッセージは、私たちが目覚め、メッセージを受け取ることを待っています。ネガティブな考えや感情はゴミのようにオーラフィールドに蓄積し、私たちを病気にするチャンスをうかがっています（詳しくは第3章の「健康とは何か？」の項を参照ください）。

肉体の次にある、最初の微細なエネルギーの層がエーテル体です（気の身体）。エーテル体は気功や太極拳や合気道などの身体的な動きによって生じる活動的なエネルギーを記録します。

2番目はアストラル体、あるいは感情体と言います。これはあらゆる気持ちや感情の振動（喜び、悲しみ、恐れ）や、特に音楽や音を記録します。音楽はたくさんの気持ちや感情を引き起こし、明らかにします。そしてこれらの感情は、すぐにアストラル体に蓄積されます。

3番目はメンタル体。メンタル体は色や形、精神を超えた領域に関わるすべてのものを記録しています。

その後はコーザル体、ブッディ体、アートマ体と続きますが、これらの解説はタマドウアカデミーのレベル2や3のクラスで扱う内容で、本書の領域を超えているため、ここでは省略します。

オーラの微細な層は、意識のレベルに合った、空や大地の振動的な情報への親和性に応じて共鳴しています。これらの微細な層はアンテナの役割を果たしていて、周囲のあらゆるエネルギーを感知し、そのうちいくつかを記録し、その他を排除します。

例えば、非常に高いレベルで振動している天球の音楽はアートマ体で感受されていると言えます。これらの振動のメッセージは人間の耳で聞き取るにはあまりに微細で、聞き取ることができるポイントに意識がたどり着くまで、何年間もオーラの中に漂っています。

ベートーヴェンの交響曲第5番には、別の性質の振動のメッセージがあり、異なったサトルボディで感受されるかもしれません。私たちは、そのメッセージをすぐに感じ取ることができるかもしれないし、意識がその情報をダウンロードして受け取る準備ができるまで、オーラ内に保持したままいるかもしれません。6か月も前に聞いた音楽から、突然のインスピレーションを受け取ることだってありうるのです！

木々を揺らす風の音や、鳥のさえずり、あるいはスペインギターが奏でる美しいコードは、まったく異なる意識のレベルで共鳴しています。

どのレベルにせよ、振動のメッセージとサトルフィールドの認識が出会ったときに深いヒーリングが起きるのです。

振動のメッセージは、意識がそれらを受け取り、統合することができるようになるときまで、オーラの中に蓄えられています。私たちは異なった次元の記憶的な意識を持っており、肉体／エーテル体の中心軸に位置するチャクラに情報を送っています。

チャクラは光の門となり、肉体につながる玄関口の役割を果たしています（レッドベター牧師）。

チャクラは光、色、音波を肉体が受け取ることのできるエネルギーメッセージに変えます。

音の密度が高くなると「気」となり、1秒につき0・5ミクロンで経絡を移動します。気は私たちの肉体の内側にある生命力です。その物理的な熱は手で感じることができます。気は少なくとも、内分泌腺や神経系、経絡、臓器を通じて、肉体の有機的な構造に送られ、最終的には細胞の記憶とDNAに送られます。

深い意味を持ったメッセージを受け取ると、細胞の記憶は共鳴の一部となり、自らが内側から深く振動していることを感じるようになるでしょう。

結局、すべては振動なのです。昔の人々は、このことを古代から知っていたのです。

聴力とサウンド・ヒーリングは無関係⁉

サウンド・ヒーリングに関して私の意見を言うなら、耳の機能はほとんど関係ありません。倍音のエネルギーを記録するのは、エネルギーフィールドだからです。サウンド・ヒーリングは、耳で聞こえる範囲で完結する、体の一時的な刺激とはまったく異なるヒーリング体験なのです。

ヒーリングは、音の周波数が耳を通じて大脳新皮質に届いたときに起こるという考え方は、フランスの耳鼻咽喉科医で、音の研究家でもあるアルフレッド・A・トマティス（1920〜2001年）によって初めて提唱されました。彼は私の友人でした。

彼はクラシック音楽家の家系出身でしたが、彼の父親は彼がミュージシャンとして大成すると考えていませんでした。そして彼は代わりに医者になりました。しかし医者として、彼は多くの音楽家の患者を抱えることになったのです！

耳が音を完全な状態で聞き取れなくなると、身体的、精神的、感情的な不均衡が起きるという考えを基盤に、彼は研究を行いました。彼は「電子耳」を開発し、患者が聞こえなくなってしまった周波数のシミュレーションを行いました。

また、モーツァルトやグレゴリオ聖歌のような古典的な曲を使って、水で電気的に音楽をろ過し、高周波（6000〜8000Hz）だけを残しました。彼はこれが大脳新皮質に送られ、その後、肉体、精神、感情に送り込まれると考えていました（のちに彼は、高周波は脳に送り込まれ、低周波はルートチャクラで活用されると訂正しています）。

彼の研究は後に続く人々を鼓舞しましたが、私は、彼の研究がサウンド・ヒーリングとエネルギーフィールドの間のつながりを探求していないため、大きな可能性を見逃していると考えていました。

トマティスの本、『モーツァルトを科学する』は、アメリカの「耳／脳セラピー」の基礎となりました。当時は、モーツァルトを聞けば、癒されるということや、デジタル化されたピーッという音を聞くと大脳葉のバランスが整うということや、宇宙の惑星の電子的な再現音を聞くことで、自己啓発ができるといったことが流行していました。

音楽を聞くことで、リラックス、喜びといったある種の感情が親和性に応じて生み出され、ヒーリングが起きる環境を作り出すことは確かです。しかし、この事実が極度に一般化されてしまっています。電気的な音楽がエネルギーフィールドに及ぼす影響は幸せな感情でも修復することはできません。

私にはかつて、生まれつき耳が聞こえない息子を持つ友人がいました。彼は息子が聞くことのできる鐘を作りました。「でも、その子は耳が聞こえないのでは？」あなたがそう言うのも無理はありません。そのとおりです。彼の息子は耳が聞こえません。しかし、息子はエネルギーフィールドを通じて音楽を「聞いていた」のです。そして、友人の鐘から響くすばらしいアコースティック・サウンドの倍音の振動が、深い癒しを生み出していたのです。

魂の道、タマドウ

星々から細胞まで、この宇宙の旅路は天と地との間で完璧な鏡を作り、人間の化身となります。

星々の光の根源から、身体の細胞、ＤＮＡへと向かう道をたどるとき、この道はタオ・オブ・サウンドと呼ばれます。

宇宙からどれほどのエネルギーを受け取るか、どこでそれを受け取るか（そしてどのように使うか）は、私たちの生き方のレベルで変わります。

自分自身や宇宙と調和するために、私たちは星から細胞へ、そして細胞から星へという、宇宙に戻っていく自然や宇宙の振動エネルギーとの関係性を発展させていかなくてはいけません。この中心にはすべてが存在しています。ここに私たちの本質、神我のタネがあります。

私は音、色、運動、季節ごとのハーモニーコンサートによって、個人的体験の新陳代謝を促し、魂がこの人生において実現すべき必要があることを自由に表現できるようにします。

私は、この道を魂の道という意味を持つ「タマドウ」と呼んでいます。

私たちが意識レベルをどのように上げていくかは、実践の度合いで変わります。意識的な努力によって、肉体や感情の集合体から生まれるバイブレーションを魂のレベルにまでに高め、再び戻すのです。

これには鍛錬、忍耐、根気強さが必要です。

タマドウの音、色、運動のテクニックを日常的に取り入れることで、魂の道と中心軸のエネルギーを活性化し、調整することができます。先祖代々から受け継がれてきたエネルギーはルートチャクラから脊柱《せきちゅう》を通って湧き上がり、神の源やすべてを超越した存在とつながり……そして私たちの魂を身体に定着させます。

タマドウは、決して終わることのない美しい旅路なのです。

倍音を詠唱してみよう

第1部のキルリアンカメラの写真では、アコースティック・サウンドが細胞内の身体的なレベルで共鳴しているだけではなく、倍音やハーモニーとともに、細胞周囲のサトルエネルギーで共鳴していることが観察できました。この結果から、アコースティック楽器で演奏される基本音は身体を育み、一方で倍音はサトルボディを活性化することがわかりました。

エネルギーフィールド（サトルボディ）、チャクラ、経絡、臓器、細胞はスポンジのようなもので、星のような遠い場所から振動のメッセージを受け取っています。このメッセージは時が来ればアクセスできます。倍音を奏でるとき、私たちは拡張という運動によって、サトルボディに合わせてチューニングを行っているのです。そして収縮という運動の中で、サトルボディは、活性化し、洗練されたエネルギーとともに肉体に独自の音を送り返すのです。

倍音を詠唱することは目に見えないヴェールを1つ1つ取っていくことです。このようにすることで、私たちは異なった意識の観点にアクセスできるようになります。このプロセスを突き詰めていき、つながりが築かれると、サトルボディの動きが肉体にどれほどのエネルギーを供給しているか感じられるようになります。決まったやり方で詠唱することで、内部と外部の架け橋が築かれ、倍音は共鳴の鍵として、オーラと先祖の記憶の空間を開きます。

大地と空は私たちの家の一部で、ときには、私たちの領域で何が起きているのか確認する手助けをしてくれます。

調和のとれた倍音の詠唱は、エネルギーフィールドを強化できる特殊なボーカルテクニックです。まず低い音で歌い、口腔と舌を使って、先ほどより高い異なった音を同時に響かせます。これが倍音です。二重詠唱とも呼ばれ、2つの音で歌うという意味です。あなたは独自の音を詠唱しますが、基本音と倍音という2つの音を同時に発しているのです。このやり方はモンゴルの伝統的なテクニックで、1960年に西洋文化に見いだされました。

倍音を奏でることで、オーラの収縮と拡張の運動が起こり、サトルボディの自然な呼吸を活性化することができます。

子どものためのサウンド・プラクティス／倍音を奏でる

あなたが倍音を奏でたことがなければ、簡単な始め方があります。これは私たちが子どもに教えているやり方です。

スパゲティをすするように、唇をくっつけてください。そして頬《ほお》を上げて笑ってください。しかし、笑顔

CDトラック2
倍音の詠唱

を作るときに口を開けてはいけません！　唇をきゅっと結び、丸くして、スパゲティをするのです！

さて今度は、アシカになったつもりで魚を欲しがってみましょう。アシカが前ヒレでやるように手を叩きましょう。アシカのように吠えてみましょう。　オーゥ、オーゥ、オーゥと！

アシカの吠え方は犬とは違います。犬は喉を使って、よだれをたくさん出します。アシカは倍音を響かせます。

スパゲティをするときの口を保ち続けてくださいね！

声が小さくなってきたら、「オーゥ」のR（アール）の音を保ちながら歌ってください。口は丸くしたままです。

今度はグルルル……グルルル……と言い続けながら、「グ」から「ル」に移るときに、弾みをつけてみましょう。

もう一度やってみましょう。　グ、グ、グ、グ、ルルル……　グ、グ、グ、グルルル……。

さあ、「ル」の音をうまく出すことができるようになりましたね。片方の手を口に当てて、もう一方の手を耳に当てて聞いてみましょう。倍音は聞こえますか？

うまくできたら、この音で遊んでみましょう。

ウルルルル、ウウウウウ、ウルルルルル、〇〇〇〇……。

音が口の手前から中央に、そして後ろに行って、再び手前に戻ってくることに気がつくでしょう。

これをお風呂場で2週間毎日続けてください。きっと倍音を習得できるはずです！

第2章

電子音はヒーリングを破壊する

倍音を台無しにする音とは？

倍音のヒーリングは電子音と音量という2つの容赦ない敵によって、わずか2秒で破壊されてしまいます。

「電子技術者」（現代の音楽家のことです）は、電子音楽でハーモニーが作り出せると主張します。確かにアンプによって生み出される残響は倍音によく似た音を出しますが、こうした偽物の音は自然の調和波とは無関係なのです。

ジャズミュージシャンだった時代、私はエレキギターのギタリスト、チャーリー・クリスチャン、ウェス・モンゴメリー、ジョン・マクラフリンといった人々を評価していました。しかし、サウンド・ヒーリングの場合には異なる選択をしなければいけません。エレキギターはｉＰｏｄ同様にサウンド・ヒーリングには効果がないのです！

電気／電子音は呼吸をすることがなく、ヒーリングが生まれる空間が生じることもありません。

例えば、ピアノで中央Ｃ（ド）の音を鳴らしたとします。鍵盤を押すと音は自然に消えるまで続きます。仮にペダルを踏んでエコーを高めたとしても、音は自然に終わりを迎えます。

アコースティック楽器から生まれる自然の音には、自然なはじまり、中間、終わりが、人生そのもののように存在しています。それぞれの音には、まるで浜辺に打ち寄せる波のような自然な波があります。あなたのエネルギーフィールドは自然の音を認識し、メッセージを受け取ろうとします。電気や電子音ではそのようにはいきません。中央Ｃをオルガン（電子オルガン）で演奏するとき、あなたが鍵盤から指を離すまで、音は同じ大きさでずっと続くことでしょう。

そこには波がありません。呼吸や自然や生物の生命力や気やプラーナもありません。つまり、身体やエネルギーフィールドを育んでくれるものがないのです。

私は金属管で、自分の思いどおりに倍音を鳴らすことができます。音叉は調和のとれた共鳴音をエネルギーフィールドで響かせ肉体に浸透させます。シンギングボウル、銅鑼、ベンディルなどは治療に使うこともできます。なぜなら、こうした楽器は患者の身体やオーラが簡単に素早く融合することができる自然で調和的な共鳴を生み出すからです。私はエレキギターや電子ピアノ、シンセサイザーは使いません。共鳴が生まれたとき、音は生命体にとって有益になるのです。

これは、倍音によって、2つの音の間に生じる空間でのみ起こります。自然の倍音がない電子音は、生物の細胞が再生するためにオーラを拡張する空間を与えてくれません。調和のとれた共鳴、それぞれの音を取り囲む、アコースティックで微細な放射物は健康的なエネルギーフィールドを発達させるために必要不可欠です。これは、細胞とそのオーラの再生を可能にします。アコースティック楽器は豊かな倍音を生み出すため、代替のきかないものなのです。

残念なことに、人工的な音楽はサウンドセラピーのビジネスに欠かせないものとなりました。数え切れないほどの「瞑想音楽」、「リラクゼーション」、「環境音楽」といった合成音のCDが店の棚を侵略しています。多くの演奏家を集めるよりも、シンセサイザーを操作するほうが明らかに簡単で安上がりなのです。しかし、そのような製品から深い癒しを期待することはできません。この効果は表面的なものです。レコーディングされた音楽の性質にもよりますが、大抵は気の抜けた「音のスープ」です！

人工的な音楽を聞くことを心地よいと感じる人たちもいるかもしれませんが、精神的なリラックス効果は一瞬だけで、それ以上の効果はありません。身体や電磁気フィールド（オーラ）を育み、生命力を与えてくれる気のエッセンスは含まれていないのです。

私はエレキギターや電子ピアノやシンセサイザーをサウンド・ヒーリングに使用したことはありません。自然な呼吸やエネルギーフィールドに必要な物質を育むことなく、すぐに消えてしまう侵襲的なやり方になってしまうからです。ハーモニーとは、楽器と人間のサトルボディのように2つの共鳴する身体の間で起こる振動の「共鳴」なのです。共鳴という言葉は通常、「共鳴弦」のことを話すときに使います。例を挙げるなら、昔のフランスの楽器、ヴィオラ・ダモーレやヴィオラ・ダ・ガンバのような楽器のことで、力任せに弾かなくても、弦は自然に振動します。これが共鳴なのです。エレキギターの音を響かせる電気には生命力がありません。なぜなら自然な共鳴ではないからです。そのような楽器では自然のエレメントと人間の身体を結びつけるのに必要なエネルギーを作り出すことができないのです。

このテーマについて、じっくりと考えてみるのもよいかもしれません。

電子音楽の歴史／進化？　それとも衰退？

人類の歴史が始まって以来、音楽はアコースティック・サウンドから成り立ってきました。電気や電子音は西洋から入ってきた近代の技術的な発明なのです。

1917年頃、ロシアのレフ・テルミンとフランスのモーリス・マルトノは電子的な音の周波数を作り出す実験を行いました。エレキギターは1924年に開発され、30年代に商品化されました。しかし、実際に製品として出回るようになったのは50年代のバディ・ホリーの貢献が大きく、ソリッドボディのモデルはロックミュージシャンたちに人気の楽器となりました。

ソリッドボディは電気で生み出されたコードを奏でるプラスチックの死骸で、共鳴は起こりません。世界初のｉＰｏｄのようなもので、倍音を欠いており、身体やサトルボディを育む、生命力を持った「気」を生み出すことはないのです。

60年代には、ジャズがロックンロールに取って代わるようになりました。そして70年代以降は、シンセサイザーや電子キーボードを使ってミュージシャンたちは電子音を扱うようになりました。

皮肉にも、私がアコースティック・サウンドのヒーリングパワーを立証しようとしていた80年代にテクノミュージックが音楽シーンを席巻し、息子の世代の音楽にまで受け継がれることになりました。こうした音楽から、ダブステップ（英国ブリストルが発祥地といわれる音楽ジャンルの１つ）や質の悪いファンク、うるさい大部屋が容認されるようになりました。

　正確な定義はよくわかりませんが、「サウンドエンジニア」（彼らはもはやミュージシャンでさえありません）に関して確かに言えることは、彼らは既存のわかりやすい音階に反逆して、代わりに「ピッ」という電子音や、小刻みな音やスクラッチ音や、他にもたくさんのノイズを使っているということです。彼らは楽器さえも（エレキギターまでも！）演奏しなくなってしまいました。その代わりにＭＡＣのコンピューターのボタンを押しています。

　彼らの音楽はｉＰｏｄとコンサートから成り立っています。80デシベル以上の音は耳に一生のダメージを残してしまうことがあります。ロックのコンサート（ダブステップのコンサートはさらに大きな音です！）は、１１０～１３０デシベルの音を出しています。１日30分この音にさらされると、聴覚が損傷されます。ｉＰｏｄの最大音量は１００デシベルです。アメリカ耳鳴協会は、ｉＰｏｄで１００から１０５デシベルで音楽を聞いていると、わずか8分～15分で一生のダメージが耳に残ってしまうと述べています！（詳しい情報は１４１ページの「『大きな音』はどれほどのダメージを与えるのか？」をご覧ください）。

　アメリカ政府の調査データでは6歳から19歳までの子供たちの12・5％（約５２０万人）が大きな音によって、聴覚に永久的な損傷を受けています。これは２００１年のデータですが、現在はさらに増えているのではないでしょうか？

　60年代から90年代にかけて音楽のデシベル値がさらに増大していったのは非常にショッキングでした。私にはこの状況を把握するのを助けてくれる若いミュージシャンの友人たちがいました。なぜなら彼らの鼓膜は破れてしまい、彼らは耳鳴りや鼻血、そしてがんにまでも苦しむようになってしまったからです。

　ＣＤが誕生して以来、エンジニアたちは音を圧縮することで曲全体の音量を上げることができることを発見しました。それによって、どういうわけか音楽はますます過熱し、それゆえ商業的に成功を収めました。圧縮とは面白いもので、音楽を平坦にするのです。そして高音域や低音域が圧縮されることで、スピーカーの音量を最大限にしなくても曲全体の音量を簡単に上げることができるのです。初めてCDが出たとき、エンジニアたちは圧縮によってレコーディングのマイクの欠陥を補おうとしました。しかし、80年代以降はさらに邪悪な技術が誕生したのです。

コンプレッサーは音楽の魂を奪う

サウンドエンジニアたちは耳にダメージを残す130デシベルにまで音量を上げる方法を見つけただけではなく、DBFSを下げることで、さらに音量を大きくする方法までも見つけ出しました。DBFSとはフルスケールを基準としたデシベル値です。

0DBFSを基準値として、音楽をマイナス15DBFSにすると、音量をさらに大きく上げることができるのです。これを行うためには、音楽のダイナミック・レンジを平坦化する必要があり、その結果、音が完全に平坦になってしまうのです。

このようにして音楽の特性をはぎ取るということが行われています。高いも低いもなく、緊張感もありません。音楽の物語がないのです。リスナーは音楽を聞く必要さえありません。このような音楽は注意を引くこともないからです。これがまさに新しい世代が求めている音楽です。70年代の私たちはバック・グラウンド・ミュージック（BGM）を嫌悪していました。しかし、今ではBGMがあふれかえっています。

新たな世代は、聞く必要のない音楽を作り出しています。平坦だからこそ、音楽を聞きながら宿題をしたり、両親の話に耳を傾けたり、眠りについたりすることができるし、心をかき乱されるようなこともありません。音量に関しては、私の息子の友人いわく、心地よさに包まれているように作用するそうです。この大音量の音楽は旧友のように、不変のものとしてあり続けるのです。

しかしながら、なぜ新しい世代が電子音楽という残念な方向に向かってしまったのか理解できました。彼らの将来は不確実なのです。私たちが教えられてきたように、生涯の中で自然について教わることはなかったのです。なぜなら木々も、水も青い空もないのですから。だから彼らは失ってしまうかもしれないものを「つなぎとめたい」と思わないのです。彼らは精神性は物質の中にあり、それらがルールを作り上げていると教えられてきました。だから電子音のダブステップを選び、機械に対抗する音楽を作り出そうとしたのです。しかし残念なことに、機械のほうが勝ってしまいました。若者たちは機械をコントロールしていません。むしろ電子音楽が彼らをコントロールしているのです。

私はいつの日か息子や彼の友人たちが「もうたくさんだ！」と言って、ｉＰｏｄの電源を切る日を夢見ています。

「大きな音」はどれほどのダメージを与えるのか？

私たちはデシベル（ＤＢ）で音の大きさを測りました。大部分の専門家が85デシベル以上の音にさらされるときには耳栓をすることを推奨しています。しかし85デシベルとはどのくらいの音なのでしょう。以下は身近な音とその音量の大きさを表しています。

10ＤＢ　音を認識する出発点
20ＤＢ　時計のカチカチという音
30ＤＢ　静かなささやき声、風にざわめく木の葉、非常に穏やかな音楽
30〜40ＤＢ　優しく歌いかける子守歌、本書の細胞の実験で用いたアコースティック・サウンドの音、音叉の音
40ＤＢ　公共図書館、冷蔵庫のブーンという音
50ＤＢ　雨が降る音
60ＤＢ　通常の会話
70ＤＢ　掃除機の音、騒がしいレストラン
80ＤＢ　道路工事の現場、ベルのアラーム、貨物列車

危険ゾーン

85DB　一般的な工場、バリカン、平均的な交通の往来
（1日8時間以上聞いていると聴覚に損傷を受ける可能性があります）
90DB　バイクが通過する音、芝刈り機の音、子供の叫び声
100DB　500メートル先で飛行機が飛び立つ音、ディーゼルエンジンのトラック、手持ち削岩機、iPodの最大限の音量
（1日2時間以上聞いていると聴覚に損傷を受ける可能性があります）
105DB　ヘリコプター、動力芝刈り機
（1日2時間以上聞いていると聴覚に損傷を受ける可能性があります）

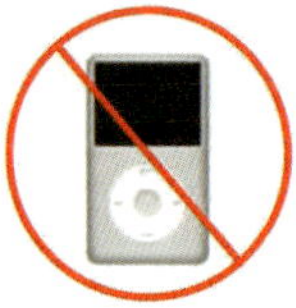

110DB～130DB　ロックのコンサート、映画館の予告編
（1日1時間以上聞いていると聴覚に損傷を受ける可能性があります）
140DB　銃声、離陸の際のジェット機のエンジン（危険なレベル）
180DB　ロケットの発射（危険なレベル）

■iPodやMP3プレーヤーを使うときには

85デシベルで、8時間以上音楽を聞いていると、重い聴覚の障害が一生残る可能性があります。

88デシベルで、4時間以上音楽を聞いていると、同様の損傷が起こる可能性があります。

100～105デシベル、すなわちiPodの最大音量は、わずか15分で聴覚を損傷します！

アコースティック・サウンドの正しい使用法／雑音はやめてください！

悲しいことですが、30年にわたるアコースティック・サウンドの研究の結果、この脚注を加えることにしました。私や、音が水に及ぼす影響を撮影した江本博士の研究には反するのですが、電子音楽や単調な大音量の音楽を「サウンド・ヒーリング」として利用する新たな世代の人々が未だにいます。

　私は人々の意識に届くよう、こう唱えています。
　サウンド・ヒーリングはアコースティック・サウンドでなくてはいけません。
　ヒーリングは２つ以上の音が生み出す空間で起こります。音そのものではありません。
　シンプルなのは豊かなことなのです。

　金属管とビロードで包んだ木のハンマーで音を鳴らすとき、求めているハーモニーを奏でられるか、ただのノイズになるかは、鳴らし方次第です。音叉はエネルギーフィールドで共鳴する倍音を生み出し、自然な洗練されたやり方で身体に浸透させます。しかし、アルミニウムの音叉は音を増大させるために重くなっており、自然な共鳴はありません。ただノイズが加わるだけです。

　シンギングボウル、銅鑼、ベンディルなどを使い、私は様々な音を作り出すことができます。

　患者の身体とオーラで素早く統合される、自然で調和的な共鳴を響かせることもできるし、ノイズを増大させることで大惨事を引き起こすこともできます。すべては、どのように楽器を演奏するかによって変わってくるのです。

　オーラは蝶のようなものだと考えてください。あなたは蝶を呼び寄せたいと思っています。蝶を呼ぶような音量で楽器を演奏しなくてはいけないのです。蝶を脅かすことは、オーラを脅かすことでもあります。このときにヒーリングは起こりません。

　やかましいだけのサウンド・ヒーリングの集まりに参加すると、私の言っている意味がわかると思います。

　私は以前、約３・５メートルの長さのディジュリドゥ（オーストラリアの先住民、アボリジニの民族楽器。ユーカリの大枝の一端に穴をあけ，白蟻を入れて芯を食べさせて作る。長さは一般的には１〜１・５ｍ）を女性の頭からわずか５センチのところで演奏している男性を見かけました。当然のことながら、女性は頭痛を起こしました。12人が大きな「魔法の太鼓」の下に寝かされ、6人の人々が彼らの頭上30センチのところで、太鼓を鳴らしているのを見たこともあります。他にも、ある女性が私の元に来て、銅鑼の前に立ってほしいと言ってきたことがあります。彼女はそれをたたき、「何か感じたか?」と聞いてきました。もちろん、感じました！　頭上でハンマーを使って私をたたきのめしているかのように感じました。

皆さん、こんなことはもう終わりにしましょう。息を吸って、耳をすませてください。

ヒーリングのためのパラダイム

健康も病気もサトルフィールド（オーラ）で作られます。アコースティック・サウンドは（色や気功とともに）特定のハーモニー構造の中で使用されると、ネガティブなエネルギーを消失させる最も効果的なツールとなり、ヒーリング効果と調和を高めます。

ファビアン・ママン

第3章

サウンド・ヒーリングの真実

音、色、運動の学校、タマドウアカデミーで私は、30年にわたる研究と実践的な応用に身を捧げてきました。そのようにして、DNA、経絡、臓器、チャクラ、エネルギーフィールド（これらは自然、四季、星々、宇宙が描く、より偉大ならせんに向かって広がっています）と音やアコースティック・サウンドを結びつけている微細な音の構造を突き止め、発展させてきました。

特殊なアコースティック・サウンドの構造によって、人間、自然、宇宙は、ヒーリングのハーモニーへと誘われます。

そして、宇宙のエネルギーフィールドが1つになるのです。

ファビアン・ママン

サウンド・ヒーリングの鍵は「共鳴」

サウンド・ヒーリングは、美、ハーモニー、インスピレーションを芸術的に一体化したものでなくてはいけません。サウンド・ヒーリングは愛の表現です。魂は身体を癒すために養われ、希望が与えられなければいけないのです。

サウンド・ヒーリングが芸術的であるのは、ハイヤーセルフと肉体の間に共鳴を生み出すからです。この共鳴は、認識、理解、知識、回復、そして中心軸を再び取り戻せるよう私たちを導き、最終的には自己治癒へとつながります。

このキーワードとなるのが「共鳴」です。

日常生活には、より高次元にある自分の一面と共鳴を起こすことを可能にする多くの状況があります。例えば、インスピレーションを与えてくれるような人との出会いや、めったに見ることができない風景、夕日、地中海の青い海の美しさに感動したとき、美しい音楽、森の中の風、鳥のさえずりを聞いたときなどがそうです。

愛、音楽、自然はとても崇高で、気持ちを高めてくれる共鳴を生み出します。

この共鳴が遮断されると、私たちは苦しむことになります。高次元の自分との間でバランスをとることができなくなるのです。

自分を高める経験を求め、日常の中にある美に触れたり、感動したりすることで、自己治癒と進化の自然なプロセスが始まっていきます。

アコースティック・サウンドのパワーは倍音に宿っています。

なぜなら、倍音の中の反物質的な性質、繊細な無重力が私たちの振動に伝えられるからです。だから私たちは天使のように身軽に感じるのです。

アコースティック・サウンドが私たちを身軽にするのです。

これがまさに、ショーペンハウアーの言う「音楽が耳に囁きかけてくるようだ。『私を聴いてください。あなたを変えることができます』」ということなのです。

ミュージック・セラピーとの違いは？

サウンド・ヒーリングとミュージック・セラピーのやり方には違いがあることを説明しておく必要があります。

ミュージック・セラピーはあらゆるタイプの音楽を使用し、患者の自己治癒力を高めます。この言葉は残念ながら、一般化されてしまいました。インターネット上で見かける「ミュージック・セラピー」の説明では、ジミ・ヘンドリックスの名前が初めてのミュージック・セラピストとして挙げられています。彼はエレキギターで自然の音を作り出したそうです。もし、ジミ・ヘンドリックスがミュージック・セラピストであるなら、私はダライ・ラマと名乗ってもいいはずです。

ミュージック・セラピーの業界は一般的に、電子音とアコースティック・サウンドの区別をしていないようです。私は違います。そして他にもすばらしい例外があります。Music for Healing and Transition Program, Inc.™（ミュージック・ヒーリングとトランジションプログラム）やInternational Harp Therapy Program（インターナショナル・ハープ・セラピー・プログラム）などの組織がそうです。

また、ミュージック・セラピーの業界は耳と脳に入ってくる音と、オーラフィールドの中で共鳴する音によって生まれるヒーリング効果を区別していません。しかし私は違います。

モーツァルト、ベートーヴェン、ドビュッシー、ラヴェルなどの曲は、私が唯一ミュージック・セラピーと見なすクラシック曲です（第15章「偉大な作曲家たちによる音楽セラピー」をご参照ください）。確かに彼らの音楽は調和がとれていて、ひとときの安らぎを感じます。しかし、決して長くは続きません。

さらに深いヒーリング効果を得るためには、特定の音の構造がオーラフィールド、チャクラ、経絡、臓器に浸透し、1つの音が同時に鳴らされなくてはいけません。

本書で私が述べているように、私たちは特定の音の法則を用いて、伝統的な音楽、数学、中医学、合気道、占星術、天文学に基づき、共鳴の中にある人間を自然や宇宙と結びつけるのです。

このためには努力が必要です。厳格な研究と科学が求められているのです。

病気とは何か？

細胞の実験では、がん細胞をキルリアンカメラで撮影し、それらのオーラがアコースティック・サウンドにどのように反応するかを観察しました。しかし、こうした写真の大部分は破棄しました。なぜなら、がん細胞にオーラは見えず、私にとっては面白くないものだったからです。

後になって、決定的な証拠を破棄してしまったことに気づきました。病気のときにはオーラがなくなります。オーラは健康で振動に満ちた状態でしか現れないのです。音／細胞の実験を行ってからすぐに、私はフランスの物理学者ジョエル・ステルンナイメールと出会いました。彼は素粒子の振動の周波数を発見しました。宇宙学者が「弦理論」について熟考を重ねるよりずっと前に、ステルンナイメールは、特定の分子構造を音楽のパターンに当てはめて「分子の音楽」を作り出したのです。

ステルンナイメールは、私の研究結果を裏付けてくれました。生物の内部構造に問題があると、その構造の分子は振動しません。しかし、そうした分子が一連の音を聞くと、それらをテーマ曲と認識して、再び振動を始めるのです。

オーラには、私たちの本質となる共鳴が宿っています。それが魂です。細胞の実験では、それぞれの基本音を認識したときに、健康な細胞のオーラフィールドが光を放つ様子が観察できました。また、その人物のオーラフィールド全体が、人間や魂としての可能性を十分に発揮しているときにもオーラが光り輝くのを見ることができます。

なぜ病気が起こるのか？

病気は肉体ではなく、オーラフィールドから生じます。とても長い時間、無意識に働きかけることで、腎臓や肺に痛みを感じるようになるのです。

ネガティブなことを考えていたり、ネガティブなことを感じていたりするとき、私たちは12ボルトの電流をエネルギーフィールドに送り込んでいます。ネガティブな思考はメンタル体にたどり着きます。どんよりとした感情はアストラル体（感情体）にたどり着きます。ネガティブな思考や感情にとらわれていると、3分ごとに電気ショックをオーラフィールドに送っていることになるのです！　何年も問題を抱えているままだと、それだけたくさんの電気を浴びていることになります！

ネガティブな思考はエネルギーフィールドに過剰なまでの密集状態を作り出します。私たちのエネルギーワークでは、サトルフィールドを解析し、何の問題を抱えているのか読み取ります。フィールド内の問題がある箇所は糊のようにドロドロしていたり、手を当てると温かかったりします。

最終的に、フィールド内のホットスポットは結晶化し、極度に密集し、エネルギーの停滞と妨害を引き起こします。人々はネガティブなエネルギーを無意識に何年もまとっているのです。自らの思考がどれほど重いものかを自覚していません。ホットスポットがどこに現れようと、それは23キロの生ゴミを頭や背中に載せて歩いているようなものなのです。

自覚がなくても、ネガティブなエネルギーは次第に弱っているチャクラに浸透していきます。その後は経絡、さらに内臓へと向かい、この段階になると身体的な不調を感じるようになります。これは細胞レベルで30年以上もかけて現れてくるのです！

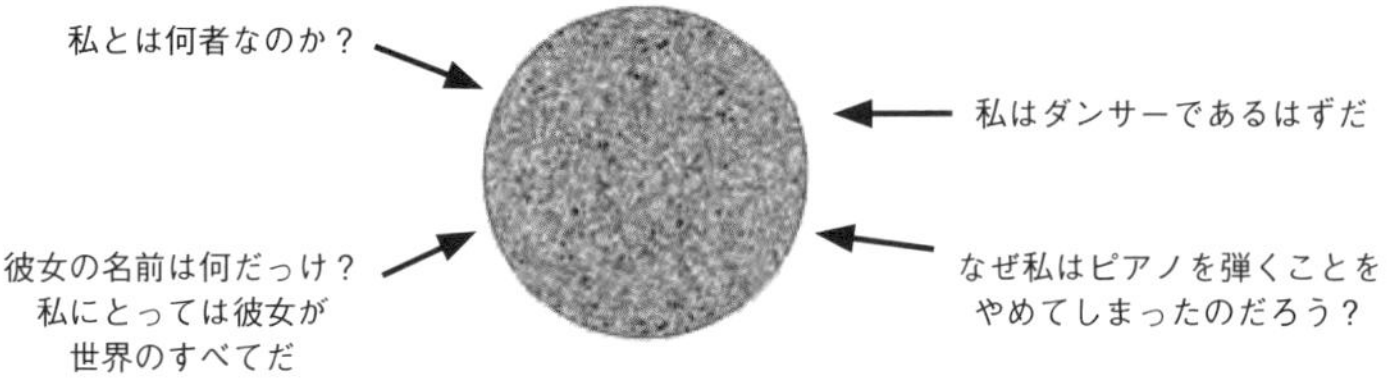
私とは何者なのか？
私はダンサーであるはずだ
彼女の名前は何だっけ？
私にとっては彼女が
世界のすべてだ
なぜ私はピアノを弾くことを
やめてしまったのだろう？

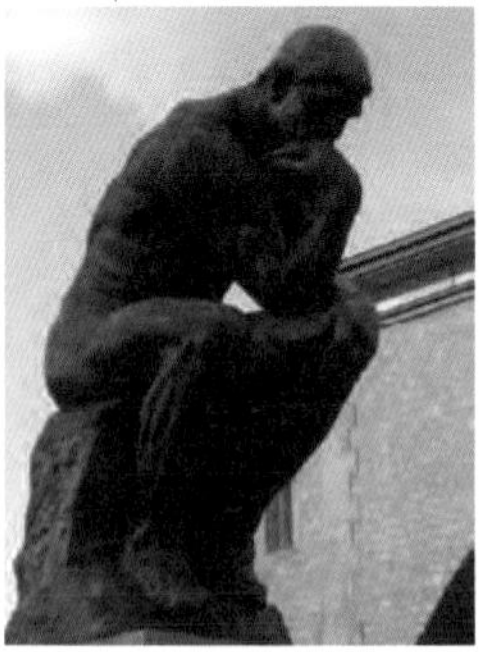

病は出現するときを待っている。
ロダンの考える人の彫刻

不調や病気は長い間バランスが崩れてしまっている場所に発生します。私たちは迷子になってしまっているのです。細胞やＤＮＡ、内臓、経絡、チャクラ、エネルギーフィールドの中にある自らの根本的な本質と共鳴できなくなってしまっているのです。自然、季節、星々、宇宙が描く偉大ならせんとコンタクトできなくなってしまったのです……。

オーラフィールドの重要性は、私以外の先駆者たちも強調しています。アンドリュー・テーラー・スティル、ウィリアム・ガーナー・サザーランド、フリッチョフ・カプラ、リケ・ゲールト・ハマー博士、バート・ヘリンガー、生物学者のルパート・シェルドレイク……彼らは皆、実用的な科学と、祖先の知恵をつなぐ架け橋となるこの新しいパラダイムを提唱しています。

健康とは何か？

健康とはハーモニーであり、バランスです。

音楽の中で、２つの音が互いに共鳴したときにハーモニーは起こります。相乗効果が生まれるのです。振動的な親和性が２つの音の空間をオープンにするのです。

ハーモニーは祖先の記憶から、宇宙の目的に至るまで、自分が存在しているあらゆる次元を開かれたものにします。

あなたは天と地の間を飛んでいます。
あなたの心、感情、魂は自由です！

音とともにあるとき、あなたは沈黙とともにあるのです……耳をすませてください。

バランスをとることとは、自分の中心軸に戻るということです。
あなたの足はしっかりと地についています。あなたの頭は星たちに向かってそびえています。
あなたは自分がどこにいるかわかっています。自分がどこからやってきたかわかっています。

どこに行くかわかっています。

ハーモニーはタオの道です。

私たちは深呼吸をして、自然のリズムと時間のサイクルと1つになります……。

海や星の動きに合わせて踊ります。

月は昇り、太陽は沈みます。季節はめぐります。新たなる生と死を受け入れ、魂の深いところでは、すべてが1つであることを知っています。

私たちは皆、どこまでも広がる生命のらせんと結びついています。私たちは皆、1つなのです。私たちはバランスがとれています。私たちは平穏です。

振動の本質——人間、そして魂の可能性——を理解したときに、私たちは健康でいられます。

私たちは自身と宇宙の中で共鳴しています。

私たちは自然の法則や時間のサイクルを尊重します。

私たちは道を歩き、好奇心と喜びで満たされています。

私はこの道を「タマドウ」と呼びました。これは「魂の道」という意味です。タマドウは私が創立した音、色、運動の学校の名前でもあります。

私たちは宇宙に感謝し、あらゆるものを受け取っているのです。

大切なのは音の関係性

「音楽とは沈黙のこと。音は1つになり、空間で踊る」

ファビアン・ママン

音（そして色）のヒーリングで大切なのは関係性、すなわち音と音の間に生じる関係性です。また、音とエネルギーフィールドの関係性も大切です。

基本音と共鳴したとき、健康な細胞のオーラは活力にあふれ、生き生きとします。音は細胞内で意識を目覚めさせます。

同じことがオーラフィールドでも起こっています。基本音は自然治癒が始まる場所で目覚めを促します。目覚めることができるのは、自然のアコースティック・サウンドが作り出す2つの音の空間、すなわち倍音の中だけです。大切なのは関係性なのです。

倍音の音階では、それぞれの音の間に調和のとれた距離というものが存在します。この数学的に導き出された距離（インターバル）は決して変わることがありません。倍音が木々から生まれようが、音叉から生まれようが、自然の法則によって、対数のように決まっていくのです。

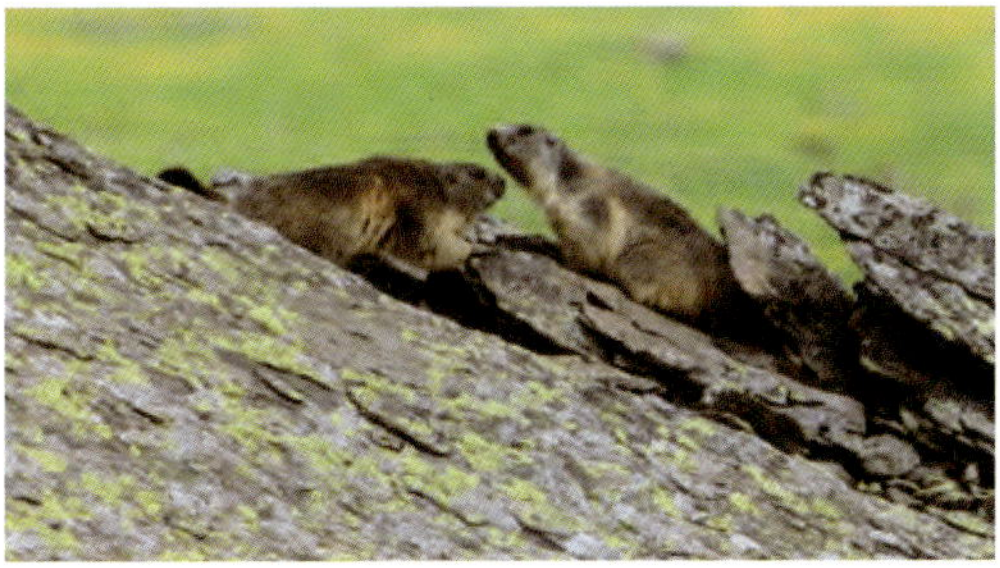

ハーモニー、欲しい？

野生の動物は倍音を恐れません。私は、倍音を鳴らしながらゆっくりと近づき、至近距離からモルモットの写真を撮影することができました。モルモットは座って音を聞いていて、逃げることはありませんでした。倍音はモルモットの暮らす自然界で共鳴していたのです。これがエレキギターだったらどんな結果になっていたでしょう？

タマドウが定義する音の関係性

前章で述べたように、アカデミーではいくつかの異なった音階を用いてヒーリングを行っています。大切なのは、自分がどの次元にいるかということです。

肉体の外のサトルエネルギー（オーラ）を調整したいときには、（肉体に触れることなく）ピタゴラスが見つけた倍音の進行（調和のとれた音階）を使います。倍音は、自然界とそのエレメントの音なのです（さらなる詳細は第10章「光のシャーマニズム（そして音楽！）」をご覧ください）。

身体に対しては、経絡に「平均律のクロマティック・スケール」を使って、臓器、細胞、DNAにエネルギーを供給しました。「クロマティック・スケール」（ピアノの黒と白の鍵盤が奏でる音）は身体と一体化する密度を生み出します。

あなたが真のミュージシャンであるなら、音楽を創作するためにこの音階を用いるでしょう。私たちの身体は何世紀にもわたって、この音階と1つになってきたのです。

肉体とサトルボディをつなぐチャクラは、五度圏を使って調整します。五度圏は肉体と肉体ではないもの、目に見えるものと目に見えないものの架け橋となります（第8章の「チャクラ」についての解説をご覧ください）。

こうした音階には1つの共通点があります。それは、もしそこに関係性がなければ、一致も起こらないということです。一致することがなければ、調和も生まれません。調和が生まれなければ、サウンド・ヒーリングのための空間も存在しません。

音叉を使うにせよ、シンギングボウルを使うにせよ、あらゆる様式のサウンド・ヒーリングは、古典的な音楽の伝統に基づいた、首尾一貫した音階に根付いていなければいけません。

音と音の一致が調和を生み出します。

一致しないときには、不協和音やカオスが生まれます。

クラシック音楽の音の構造

古代の古典音楽は、ペンタトニック・スケールやギリシャ旋法のような、中国、ギリシャ、エジプト、インドなどの伝統的な音階で構成されており、家庭用のピアノで弾くことができます。

これらの音階のそれぞれの音と音の間には、数学的な関係があるのです。

一貫した古典的な音階の例として挙げられるのが、ピアノのイラストで紹介している、音を均等に分割した「クロマティック・スケール」です。ピアノ左端の紫のCから右端の高音のCまでの間には、それぞれ等間隔な12の音（白鍵と黒鍵）があります。これらの12の音（あるいは半音）で1オクターブは構成されているのです。

宇宙はスイスの時計のようなものです。厳格な関係性の仕組みに従っていて、ヒーラーはそれを尊重しなくてはいけません。

CDトラック3　クロマティック・スケール

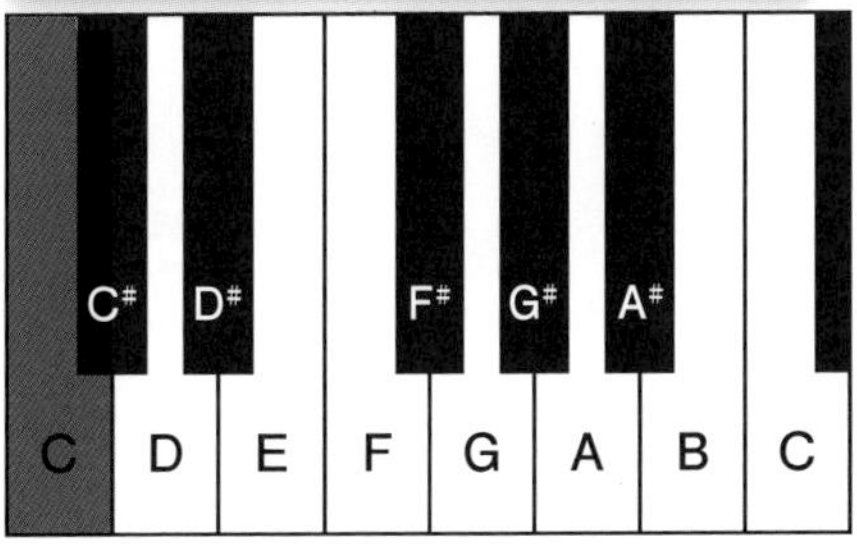

音と細胞の研究では、がん細胞に対してクロマティック・スケールを歌いました。そして音階を上るにつれて累積していった音の影響に耐えきれなくなったときに、細胞は消滅することがわかりました。

一貫した古典的構造のない「現代の音楽」を演奏しても、同じ結果は出せなかったでしょう。細胞は体系的な音の進行の力を感じることができないのです。関係性の希薄な現代の音楽の中で、がん細胞は静止したままです。変化は起こらないのです。

中医学の各臓器に対応する12の経絡と12の音の関連性を研究していたとき、私は平均律のクロマティック・スケールの12の音が完璧に一致することを突き止めました（214ページをご覧ください）。

それぞれの臓器に一致する基本音の発見は、フランスの物理学者、ジョエル・ステルンナイメールによって裏付けられました。ステルンナイメールによると、内臓の分子の音楽は、動物も人間も常に同じだそうです。馬の肺に対して、アンチトリプシンとして作用するメロディーの調は、人間の肺に対応するメロディーの調と同じなのです。

ステルンナイメールは、臓器の分子に一致する音の高さは、同じ臓器に一致する経穴の音と同じく、決して変わらないと言います。最も効果的なのは、音叉の音の高さを臓器の基本音と完璧に共鳴させることです。同様に（さらに）、臓器を正常な状態にしたり、落ち着かせたりするために音を活用したいときには、最も効果的になるように、完璧な高さに調整しなければいけません（なぜ私たちがA＝440を基本の音としたかという理由については、225～226ページを参照ください）。

クラシック音楽にはこの精密さがあります。ピアノのそれぞれの音は次の音と関係しています。身体に対して2つの音を使うときには、完璧に調和のとれたインターバルを作り出しているのです。ある経絡に音を使用するときには、別の経絡に対する他の音とも調和していないと（クロマティック・スケールの中で調和が起きていないという意味です）、身体のエネルギーと、エネルギーフィールドを乱すことになります。

がん細胞を消滅させるために不協和な音を使うにしても、クロマティック・スケールの音のように、音と音の間には常に一貫性があることを覚えていてください。これらは同じ仕組みの中で機能しているのです。

振動は、調和のとれた関係性の中だけで機能します。ヒーリングを目的として音を用いるときには、体内、体外と自然やすべてを超越した宇宙との関係性を作り出さなければいけません。私たちは皆、つながっているのです。

クラシック音楽とサウンド・ヒーリングの研究史

サウンドヒーラーという気高い職業の伝統について知ることは重要です。今日私たちが知っているサウンド・ヒーリングの歴史を形作った先駆者や研究者とは誰なのでしょうか？　音楽にはどのような歴史があるのでしょうか？　ここに主要な人々をまとめました。

ここにリストアップされている、サウンド・ヒーリングの先駆者たちが皆、音楽家であり、エネルギー・ヒーラーであり、厳格な研究者であり、一貫性のあるサウンド・ヒーリングの技術と応用法を生み出したことを知ることは重要です。以下は私たちが誇るべき指導者たちです。

ピタゴラス（BC572頃－BC492頃）

哲学者、数学者、音楽家、発明家。ピタゴラスは、倍音で構成されたピタゴラス音階を見つけました。ピタゴラス音階は、すべてのインターバル（音と音の距離）の周波数の関係性が3：2という比率になっています。なぜこの比率が用いられたかというと、これは最も耳にとって心地よく聞こえる音の1つだからです。美しく進行する倍音（そして現代の多くのサウンドヒーラーがそこに回帰しようとしている理由）は、これらの音が無限の宇宙に向かって広がっていくからです。基本音を鳴らすとき、何億光年も先にある星々は、倍音が奏でるやわらかなそよ風を感じています。このコミュニケーションにはまるで詩のような美しさがあります。

ファビアンは、ピタゴラス音階を自然界の倍音で奏でました。ファビアンが自然の音（ポタポタという音は水がしたたる音、ケロケロという音は森の中のカエル、ドシンという音は、地面に石を落とした音といったように）を使ってオーラを調和に導くとき、基本音は倍音によって無限の宇宙に向かって広がっていくのです。

ピタゴラス音階の難点は、音楽とともに奏でることが不可能なことです。

ピタゴラスの時代、ギリシャ人たちは（今日の私たちがしているような）演奏可能な音楽を作ることにそれほど関心がありませんでした。それよりも、彼らの大部分は、宇宙の構造を数学的、哲学的に理解することに関心がありました。ピタゴラスは「天球の音楽」という言葉を生み出しました。これは、すべての星々、太陽、惑星が互いの周りを回転し、調和的に振動しているということです。しかし、その歌は我々が演奏したり、歌ったりすることができるものではありません。

皮肉な話です。「天球の音楽」は単なる人間が理解できるものではないと、私たちは教えられてきました。すなわち、私たちは天国に行くまで、それを演奏することができないということです。実を言うと、私もこれに同意します。しかし、私たちが単なる人間だからという理由だけでなく、そもそも、この音楽自体が演奏不可能なものであるというのは皮肉な話です。均等に分割された音階（ピアノで弾けるようなもの）でないため、演奏をすることができないのです。つまり「天球の音楽」は演奏できない音楽なのです！

古代ギリシャの音楽は主に、グレゴリオ聖歌のように単旋律です。すなわち、単一のメロディーを1人で歌う、あるいは1つの楽器で演奏するというのが基本です。今日の私たちが考えるように、音楽家がたくさんの楽器と音色を一緒に奏でることで、同時に「ハーモニー」を作り出すという考えは中世ヨーロッパまでありませんでした。

クラシック音楽は、西洋の礼拝音楽と世俗音楽に根付いており、その歴史は11世紀から現在にまで及びます。

中世期は、ローマ帝国の没落後から1400年くらいまでの期間を指します。単旋律の詠唱は、1100年頃になると多声音楽へと取って代わりました。つまり、人々が音楽を一緒に奏でるようになったということです！

ルネッサンス期は、1400年から1600年までの期間を指します。より多くの楽器の使用、複数の入り交じったメロディーラインが特徴で、初めてバス楽器が使用されるようになりました。

クラシック音楽の時代は1550年から1900年までの期間のことで、多くのアイデアによって西洋のクラシック音楽が形作られるようになりました。クラシック音楽の時代はバロック時代とともに始まります。

バロック時代は1600年から18世紀半ばまでの期間のことで、音楽が「現代化」した時代です。多様な楽器を用いて、音楽家たちは一緒に演奏するようになりました。古代のピタゴラス式の音階は協同で音楽を作り出すのには向いていませんでした。そのため、少しずつ、「調律された」音階が登場するようになり、調律の難しい鍵盤楽器においても、様々な半音階の可能性が示されるようになりました。

ジャン＝フィリップ・ラモー（1683－1764）は、重要なフランスの作曲家の1人で、バロック時代の音楽理論家です。『和声論』は私たちが今日知っている音楽理論を定義しました。ラモーは和声的音程をさらに応用して、ピアノで演奏できるようにしました。ラモーの理論は、音楽の構造と原則を科学的に解明することを目的としていました。『和声論』は音楽とその作曲法について、クラシック音楽で現在使用されている調体系に基づいて解説しており、メジャーキーやマイナーキーを使って、12の調の音階をベースに、優れた音楽を作り出すにはどうすればいいかを読者に指南しています。

この音階は、平均律の**クロマティック・スケール**のはじまりでした。ファビアン・ママンは音叉を使って、この音階を細胞の実験に使用しました。この音階によって音楽家は同時にハーモニーを奏でることができるようになり、「天球の音楽」が物質的な次元で演奏可能となりました。だから私たちは皆、天体の音楽を演奏したり、天体の音楽に一体化したりすることができるのです。

平均律とは、調律の方法のことで、隣り合う2つの音がすべて同じ周波数比率となっています。対数目盛と同じです。平均律の調律では、インターバル（通常はオクターブ）を均等に分割します（連続する音の間を均等な周波数比にする）。これは通常、A＝440と呼ばれる440ヘルツの高さの音を基準に調律されます。

ハズラット・イナヤット・カーン（882－1927）は西洋の「スーフィー教団」の創立者です。彼はスピリチュアルヒーラーで、その深い精神的な詩や哲学は西欧諸国に影響を与えました。同じ道を行く、あらゆるサウンドヒーラーは、この偉大な人物を大家と認めています。ハズラット・イナヤット・カーンは音楽の世界をスピリチュアルな根源へと再び結びつけた人物です。

中園睦郎先生（1918－1994）は、日本人の合気道の師範、鍼師であり、ファビアン・ママンの師匠でした。彼はママンに言霊の神聖な響きを伝授しました。ママンは中園先生から着想を得て、独自のサウンド・ヒーリングの手法を編み出しました。

アルフレッド・トマティス（1920－2001）はフランス人の医師、研究者で、精神疾患や肉体の病の多くは、失われた音の周波数を脳に供給することで治療できると考えていました。彼の著書、『モーツァルトを科学する』は、1992年に出版され、耳から入ってきた音によってヒーリングが起きるという概念を持ち続ける今日のサウンドヒーラーたちに影響を与えました。

ファビアン・ママンはフランス人の音楽家／作曲家、鍼師、研究者、武術家です。顕微鏡の下で初めて行われたママンの「音／細胞の研究」は、アコースティック・サウンドが人間の細胞に与える影響を記録した実験で、私たちが今日知っている音の振動によるヒーリングの景観を一変させました（今や有名になった経穴に音叉を用いる方法を含め、ママンの音叉のテクニックについては本書の第3部をご覧ください）。

ジョエル・ステルンナイメールは、フランスの音楽家、数学者、物理学者、研究者です。ステルンナイメールはママンの友人であり同僚でもありました。彼は素粒子の振動周波数を発見し、「分子の音楽」、あるいは「プロテオディ」と呼びました。人間にはそれぞれ固有の基本音があるということをママンが発見したように、ステルンナイメールは、「基本の音」というものが存在していることを発見しました。基本の音の後には音楽的な一連の音が続くのですが、それはそれぞれの生物の素粒子に対応しています。

ステルンナイメールとママンはどちらも、研究の中で、病気の細胞には柔軟性と共鳴が欠けており、健康な細胞は基本となる共鳴を認識したときに振動するということを結論づけました。

こうした指導者たちの他にも、多くの音楽家たちが今日のサウンド・ヒーリングを支えてきました。**スティーブン・ハルパーン**はニューエイジ・ミュージックの生みの親と見なされています。彼はリラクゼーションを目的とした音楽を初めて作った人物です。**ボビー・マクファーリン、ジョナサン・ゴールドマン、ジ**

ョン・ボーリュー、ドン・キャンベル、ジル・パース、**クリスチャン・ボルマン**などは皆、アコースティック音楽への愛を新たな世代の教え子たちに伝えました。

そして、スイスの科学者で、石松子《せきしょうし》に対する音の振動の効果を実証した**ハンス・ジェニー**が行った実験も忘れてはいけません。さらに、日本人の探究者、**江本勝**氏は、ポジティブな言葉と思考、ネガティブな言葉と思考を浴びせ、凍らせた水の結晶の写真を撮影しました。彼の作品『水からの伝言』は言葉と思考の癒しの力（そして破壊の力）をメジャーなものに変えました。

また、**ミュージシャンズ・フォー・ハープ・セラピー・プログラム**や**インターナショナル・ハープ・セラピー・プログラム**のような、アコースティックの道を貫く、優れた音の学校もあります。

第４章

音楽の関係性

「音楽とは沈黙のことだ。音は空間の中で1つになって踊っている」

ファビアン・ママン

人間の意識は長い歴史の迷宮を旅してきましたが、あらゆる存在の中核には、例外なく、尽きることのない振動の源、すなわち、愛と知恵の音があるのです。

あらゆる争いごとは、アコースティック・サウンドやアコースティック音楽がハーモニーを生み出したときに消えていくでしょう。精神、身体、魂のバランスは、私たちがこうしたハーモニーのエネルギーを作り出せるかによって変わってくるのです。

私が音と細胞の実験に用いたデシベル値は小さいものでした（30デシベルは母親が赤ん坊に子守歌を歌う程度の大きさです）。これまで述べてきたように、周囲の音や音楽や絶えず続く騒音などは、細胞の構造に強い影響を（ポジティブであれ、ネガティブであれ）及ぼすのです。

私たちは、あらゆる振動に対して複雑に結びついているのです。

基本音とは何か？

第1部の音と細胞の実験で私は、基本音の存在を初めて記録しました。それぞれの細胞には独自の音があり、それが鳴らされると、強い共鳴が起こり、細胞は鮮やかな色の曼荼羅を形成しました。

キルリアンカメラで、同じようにして人間を撮影するとどうなるでしょうか？　私は基本音を用いて、内側からも外側からも人々を輝かせることができるのでしょうか？

その後、患者や学生を対象にした約30年に及ぶ研究で、私は確信を持って、「イエス」と言うことができるようになりました。人にはそれぞれ独自の基本音が存在し、それに合わせてチューニングを行うことで、細胞、エネルギーフィールド、周囲の環境の間にハーモニーが生まれるのです。

この基本音は、これまでは主に才能あるヒーラーや霊能力のある人々だけの領域とされていた分野を開かれたものにする可能性があります。基本音は、体内の細胞やＤＮＡだけでなく、臓器やチャクラやオーラを調和し、再生するのにも非常に役立ちます。

肉体とそれを取り巻くエネルギーフィールド間のつながりを再活性することで、振動のメッセージが眠る宇宙の記憶のドアを開くことができるのです。これらのメッセージは受け取られることを待っているのです。

このつながりは、身体的な細胞レベルからサトルエネルギーに至るまで、あらゆる次元（先祖の記憶から未来の目的まで）でのコンタクトを再び可能にする手助けをしてくれます。

サウンド・プラクティス：あなたの基本音を見つけましょう

基本音は、その調和と再生の力によって細胞のレベルで身体にとって非常に有益なものとなるでしょう。

自分の基本音を見つけるためには、洗練された聴覚と、エネルギーに対する繊細な感覚が求められます。しかし、これは練習によって感じることができるようになります。そうするために、まずは自分のいる環境をできる限り、外部の騒音から切り離すようにしましょう。そしてセンタリングを行った後は、音階を上ったり、下りたりして、音を発声します。自分にとって出しやすい澄んだ音を見つけましょう。

ある時点で、内側から周囲の空間に向かって完全に共鳴する音、あるいは周波数にたどり着くでしょう。あなたと周囲の空間は満たされ、振動します。この音を数分間響かせていると、周囲で音を出しているのが自分なのか、壁なのか、木々なのかわからなくなります。そして自分の音で満たされていることを感じるでしょう。それがあなたの基本音なのです。この周波数によって、あなたの身体はうずき、震えるようになります。肉眼で見ても明らかなだけではなく、内なる目で見ても、より高次元の意識へのアクセスが開かれたことがわかるでしょう。

自分の基本音を響かせながら、5度下（ピアノでいうと半音7個分の距離です）の音を特定してみましょう。適切な周波数が見つかるはずです。

この音は光のこだまのように、あなたのオーラの中で、あなたの声に対して反応します。自分の声の5度下の音は、オーラの基本となる振動であり、あなたの生命のパターンやプログラムの記憶と結びついています。このインターバルを活用するとき、あなたは肉体とそれを取り巻くエネルギー、すなわち物質と精神の間に活力を与えているのです。

また、オーラの広がりにも気がつくことでしょう。あなたが自分の音を出そうとしているときには、あなたの周りを明るく白い光が取り囲みます。

基本音を出す練習、そして、その5度下の音を出す練習をすることで、あなたは内なる中心軸から外側のエネルギーフィールドに向かって、より完璧に共鳴することができるようになります。練習のたびに、音に対する意識を発達させていくことが重要です。そのように意識しなくても、エネルギーを感じることはできるかもしれませんが、それではこのエネルギーがあなたをどこに向かわせるのか、何に導いてくれるのか、気づくことはできません。

基本音の倍音はサトルボディと結びついてもいるため、あなたは自身が存在しているあらゆる次元とコンタクトをとることが（祖先の記憶から宇宙の目的に至るまで）できるようになるでしょう。この結びつきが強くなると、過去の自分や未来の自分と交流することができます。祖先の記憶を利用することで、未来の自分を理解し、より完全な意識の中で、あらゆる次元に存在する今の自分を生きることができるようになります。

音のインターバル（度数）とエネルギー

音のインターバルとは、2つの音によって作られる音楽的な空間の共鳴のことです。それぞれの度数には異なった振動の役割があります。ちょっとしたエクササイズとして、まずはインターバルをピアノで弾いてみて、それぞれのインターバルで、どのように感じたか思いを巡らせてみましょう。それからそれぞれのインターバルについて、以下の解説と比較してみましょう。

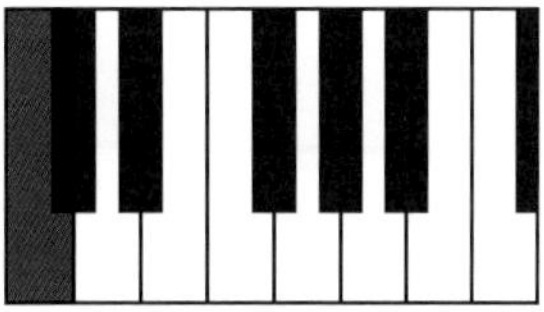

基本のインターバル
音：C
どこで聞くことができる？：マントラ
性質：自分を映し出す鏡、不動性、休息、古い記憶

基本のインターバルは1つの音が1回以上鳴らされたときの響きです。このインターバルはマントラで見られます。多くのマントラは、単調音、すなわち1つの音で詠唱されます。ある程度時間が経過すると、1つの音は、詠唱者の精神活動を停止させて、不動の感覚に誘います。同じ言葉や動きを15秒繰り返した後には通常、精神が穏やかになります。安らかな気持ちになると、古い記憶とつながることができるのです。

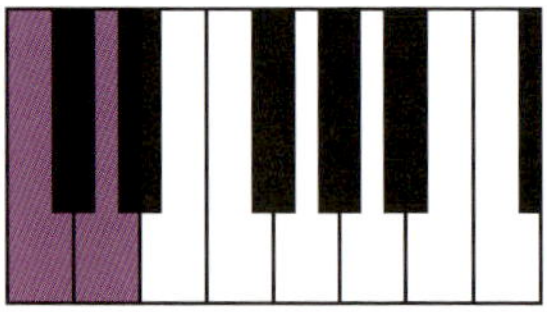

2度

音：C～D

どこで聞くことができる？：現代のクラシック音楽

性質：相反する2つの間に初めて生まれる緊張感。動きの誕生

2度は、緊張感を作り出します。このインターバルが長時間続くことは、脳にとって負担となります。このインターバルは主に、ごく自然に強い不協和音を取り入れた現代のクラシック音楽に用いられています。短2度（C#～C）は、長2度（C～D）よりもさらに強い緊張感を作り出します。

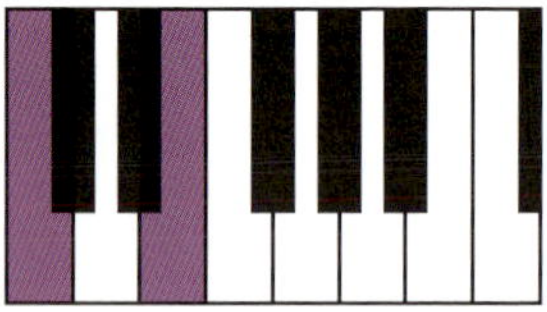

3度

音：C～E

どこで聞くことができる？：西洋のカントリーミュージック

性質：内なる感情と精神的な生命

3度はコードとして鳴らされると（2つの音を同時に鳴らすと）、中央Cを1つの音で鳴らすよりも5倍速く振動します。この素早い振動率が感情的な反応を引き起こします。西洋のカントリーミュージックでは、主に短3度のコードが使用されており、私たちを愛と喪失のドラマへと引き込みます。

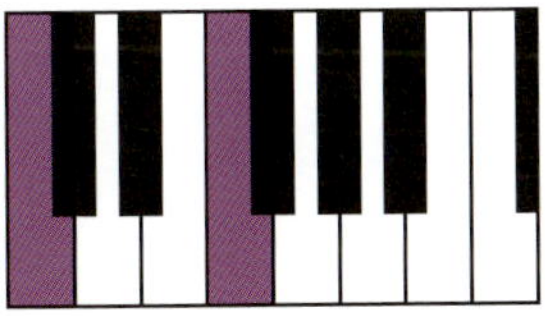

4度

音：C～F

どこで聞くことができる？：グレゴリオ聖歌、ブルガリアンボイス

性質：目覚めと麻痺

5度の結末と解決に向かって伸びています。4度のとき、私たちは感情から目覚め始めます。4度は夢から覚めた後のような奇妙な麻痺感覚を起こします。このインターバルの驚くべき効果は、ブルガリア人の女性たちの合唱を聞くとはっきりと感じられるでしょう。

増4度になると、右脳も左脳も刺激されます。増4度はシンギングボウルの音で聞くことができます。極度の緊張感が5度で解決するまで続きます。

5度、6度、7度、オクターブは、肉体を超越し、外の世界へと伸びていきます。

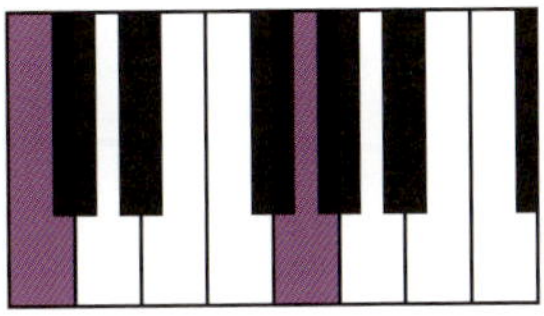

5度

音：C～D

どこで聞くことができる？：ブラジル音楽、日本のお椀

性質：4度を覆す。変化。身体の内側と外側の空間の境界線。内側から外の世界へと通じる道。創造的な潜在能力の解放。拡大の因子。喜びをもたらす。最も刺激的なインターバル

5度のインターバルをコードとして鳴らすことで、エーテル体、メンタル体を活気づけることができます。5度は中央Cだけを鳴らすときよりも5倍速く振動します。その振動率は3度によって目覚めた感情的なエネルギーとは違います。あらゆる方向に広がり、空間の中で最も広大な動きのエネルギーを引き起こすのです。ブラジル音楽ではギターとボーカルで生み出される5度のインターバルを聞くことができます。日本の陶器にも、美しい5度を奏でるうつわがあります。

私は鍼治療の際、経穴に5度を響かせて臓器を刺激しています。また第8章で述べるように、五度圏を使ってチャクラを刺激しています。エネルギーの動き、すなわち「気」はこのインターバルに対して良好に反応します。

各自が持つ基本的な振動によって5度のインターバルを作り出している2人組は、その関係性において創造的なエネルギーを刺激することになるでしょう。同様に、2人の基本音が作り出す振動のインターバルが2度や7度であれば、不和や葛藤を経験するかもしれません。

増5度は、よりやわらかく、優しい解決の6度を導く、ちょっとした不和のはじまりとなります。

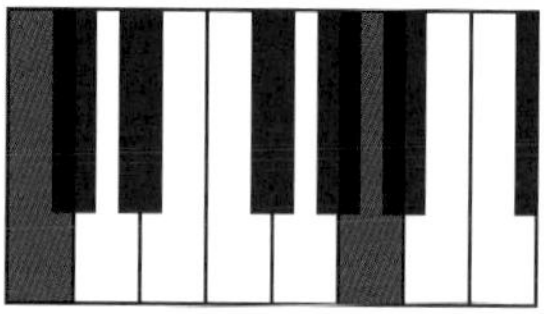

6度
音：C～A
どこで聞くことができる？：子守歌
性質：完全に開かれた状態。宇宙に身を捧げているような感覚だが、3度とは異なり、内面だけで起こっている。最も優しいインターバル

6度は最もやわらかく優しいインターバルです。6度を聞くことは、開花した花の純粋な香りを受け取っているようなものです。一般的には子守歌に使用されており、最も軽やかなインターバルです。6度は空気のようなインターバルで、重さも緊張感も刺激も感情的な重圧もありません。3度とは反対に、開花のさなかにあります。この場所で私たちは潜在的な創造力を解放できるのです。私たちは宇宙に身を捧げています。これは最も優しいインターバルなのです。

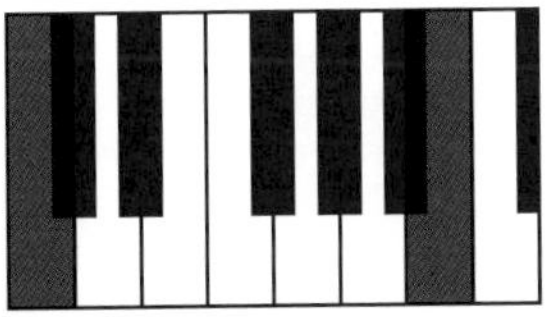

7度

音：C～B

どこで聞くことができる？：ベートーヴェン、60年代から現代にかけてのジャズ

性質：完成前の緊張感、2度の反対。オクターブで最終的な解決に至る前の極度に不協和な音

7度は極度の緊張を作り出します。しかし、2度のように感覚を麻痺させるような緊張感ではありません。これは健康的な緊張感で、意識レベルの成長を促します。7度はオクターブの解決に向かって中心軸を引っ張ったり、持ち上げたりしてくれるのです。ベートーヴェンは7度のインターバルを音楽に見事に取り入れました。彼に続いたのが、ラヴェル、そしてジョン・コルトレーンやアントニオ・カルロス・ジョビンといった、のちのジャズミュージシャンたちでした。7度は身体的に、音楽的に、そして魂に深い影響を与えます。このインターバルの効果については、この章の後半で考察しています。

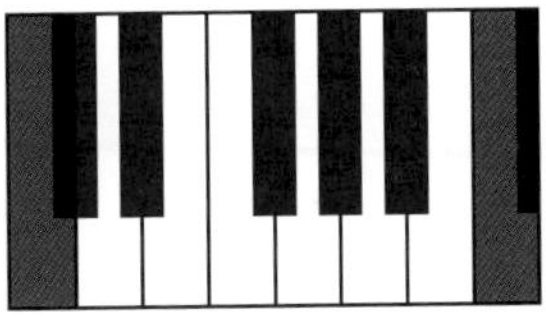

オクターブ

音：C～C

どこで聞くことができる？：儀式の音楽

性質：最終的な解決。ハイヤーセルフへの到達。安定。現在の記憶の中で、過去や未来をつなぐ。変化

オクターブによってもたらされるのは解決、そして進化と音のらせんの中での上昇です。ハイヤーセルフへの到達です。私たちは別の次元への変化を遂げるのです。

ピアノでインターバルを演奏してみよう

音楽家でなくても、音楽を扱うことはとても簡単です！

ピアノの前に座って、インターバルを探してみましょう。ピアノを持っていないなら、キーボードや子ども用の木琴でもかまいません。

図の白と黒の鍵盤をご覧ください。

オクターブは12の音で構成されています。7つの白鍵と5つの黒鍵の組み合わせです。この12の音がクロマティック・スケール（C－C#－D－D#－E－F－F#－G－G#－A－A#－B）です。

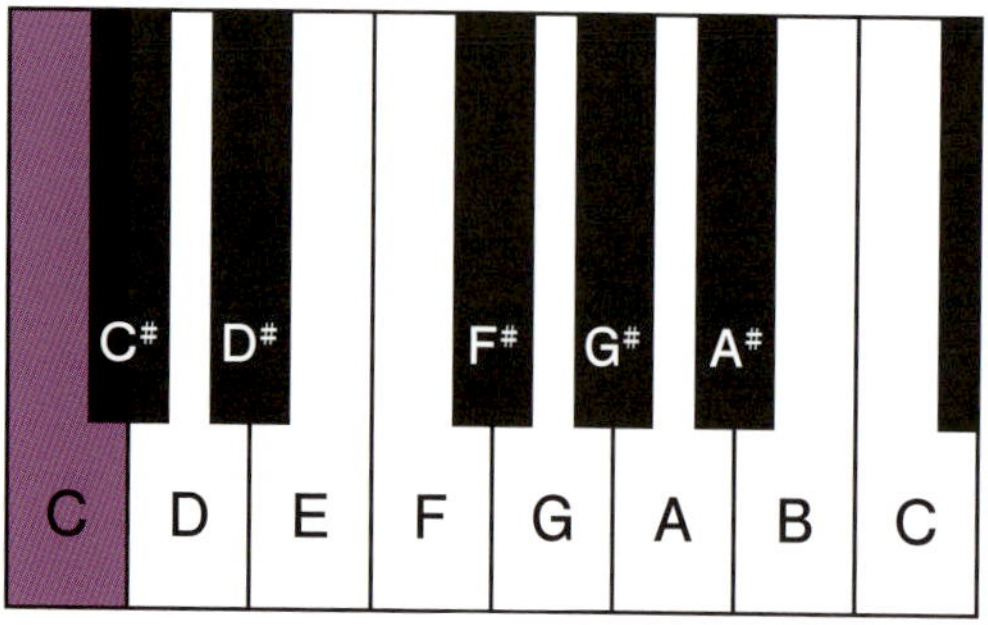

紫色で示されている鍵盤はCです（実際のピアノでは白色です）。中央のCはミドルCとも呼ばれています。紫の鍵盤を左から右に本を読むように数えていきましょう。

紫の鍵盤から1つずつ、右側の次の鍵盤に移動していくときの音階を半音階といいます。半音が2つで全音です。インターバルを見つけるには、半音を左から右に数えて音階を上っていきます。

1度は、最初に選んだ鍵盤の音です。

2度は最初の音から半音2個分です（例：C－D）。

3度は最初の音から半音4個分です（例：C－E）。

4度は最初の音から半音5個分です（例：C－F）。

5度は最初の音から半音7個分です（例：C－G）。

6度は最初の音から半音9個分です（例：C－A）。

7度は最初の音から半音11個分です（例：C－B）。

CDトラック4
音のインターバル

オクターブは最初の音から半音12個分です（例：C－C）。

注：それぞれの音のインターバルは9コンマで構成されています。音楽において、コンマとは2つの音を等分したときの小さな単位のことです。インターバルで調性を正確に感じるには（サウンド・ヒーリングや倍音の効果を最善のものにするためには）各半音間のコンマが、同じになるようにしましょう。タマドウアカデミーではコンマ単位で楽器の調律を行います。

1つのインターバルが9コンマだということを認識すると、C#とD♭の違いが理解できるようになります。多くの人々はこのような細部に注意を払いません。私は研究を通じて、季節のハーモニーコンサートで使用する音階は、フラットを使うよりもシャープのほうが良いということに気がつきました。2コンマの違いですが、私の耳にとっては大きな違いとなっていたのです！

平均律

1　2　3　4　*　6　7　8　9
C　　　D♭　C#　　　D
それぞれのインターバルは9コンマで構成されている

7度は魂の進化に向かうインターバル

7度には、長7度と短7度という2つの側面があり、オクターブの安定に向かう、解決前の最終的な不和を象徴しています。ここには、身体的、音楽的、そして魂の進化に向かう力強い決心があります。

アコースティック音楽では、このインターバルは調和的で、虹の7色、ダイアトニック・スケールの7つの音色など数字の7を象徴しています。7度は振動の調整役となり、いくつかの様式によって物事の本質となる核を作り出します。一方で、8、すなわちオクターブは宇宙のバランスを表す数として普遍的に知られています。

第1部のがん細胞の写真では、Cから数えて7個目のAとBの間で、ほとんどの細胞が消滅したことが明らかになりました。この消滅は特にA#とBの間で、金属の楽器を使用したときに見られました。これが7度の持つ力で、細胞レベルでも変化を起こすことが明らかになりました。

ルートヴィヒ・ヴァン・ベートーヴェンは、音楽に初めて7度を取り入れ、西洋のヨーロッパ人に聞かせた人物です。心構えができていようと、そうでなかろうと、彼の音楽は聴衆たちを7度という挑戦に導きました。エクトル・ベルリオーズは、ベートーヴェンの伝記の中で、初めてパリのオペラホールでベートーヴェンの音楽が演奏されたとき、聴衆たちの意識が「炸裂した」と述べています。人々の意識は「突如開き」、決して忘れることのない、永遠に続く新たな衝動を感じたのです。

私たちは7度の振動に完全に組み込まれています。人々の意識の霊的な目覚めを促すのはいつも、それぞれの文化や画期的出来事の中にいる偉大な作曲家たちです。大衆がいかなる変化に気づくよりもはるか前に、彼らの音楽は道を開き、人々に呼びかけ、それぞれの文明のトーンを決める音の振動が共鳴する道を用意するのです。

クラシック音楽は、あらゆる種類の過剰なまでのインターバルから構成されています。そこから表現豊かな力が生まれるのです。例えば、ベートーヴェンの曲は、文字どおり「私たちを脱出させる」ことができます。すなわち、私たちは身体から抜け出し、オーラの中へ、振動の領域にあるサトルボディの中へと入っていきます。モーツァルトの音楽は、多くの場合、私たちを穏やかで落ち着いた気持ちにしてくれます。モーツァルトの曲はベートーヴェンの音楽と同様に、肉体を傷つけることなく、体内を循環します。どちらの曲も英知や決心のような性質を映し出す手助けをしてくれます。

7度が細胞と魂にもたらす影響力

第1部の写真では、がん細胞が7度までに蓄積した不協和音に耐えることができなくなったことが明らかになりました（例：C～B）。実験を通じて明らかになったのは、がん細胞は硬くて柔軟性がなく、最終的に

7度のインターバルが加わるあたりで消滅するまで、音階のそれぞれの音と戦っているようだということです。

健康な細胞は、音の共鳴で呼吸することができるため、無傷のまま、中には7度が加わることで再活性している細胞さえもあるようでした。私たちは、このことについて考える必要があります。

7度は新しいオクターブという静寂と平穏に向かって解決します。文明が到来するための模範を提供するのです。振動は進化を約束する、宇宙の数学的、音楽的な法則です。不協和な時間の中にいることを認めながらも、新たな様式の美と聡明さ、7度のメッセージを知ろうとするとき、私たちは自由になります。悟りに達した師匠たちさえも、彼または彼女の生きている音のインターバルの振動から完全に逃れることはできません。私たちは今この瞬間という音の流れの中にいるのです。

7度には力強い、相反する効果があります。緊張と

豊かさを同時に持っているのです。健康的な環境では、とてもポジティブで、エネルギーを与えてくれるものとなり、健康的でない環境では、ネガティブで「有益な破壊」をもたらします。これが細胞の実験を通じて7度が教えてくれたことであり、健康な細胞と病気の細胞はこのように反応しているのです。

しかし、柔軟性のないがん細胞を取り込むのではなく、今日の文明の影響と戦うことで、私たちは7度の振動を高めることができます。そのダイナミックで生き生きとした力は、私たちをさらなる広がり、内なる平穏がある、より高いオクターブへと前進させます。

7度を活用しよう！

ジョン・コルトレーン、マイルス・デイヴィス、キース・ジャレット、ファラオ・サンダースといった現代のアコースティックジャズの作曲家たちは、7度だけでなく、9度、11度、13度のインターバルの認識を高めることで、集合的無意識がこの領域に入る手助けをしました。こうしたインターバルは、クラシック音

楽の風情を損なってしまいますが、一方で拡張を促します。ジャズは通常、4人から5人のミュージシャンたちのささやかなアンサンブルで構成されています。小規模のジャズのアンサンブルでは、1つにまとめるのが難しい、不協和な音がより明確になり、聞き手が進化の発達に向かって開かれているかを測る良い基準となります。オーケストレーションされている場合は、こうした不協和な音をより簡単に受け取ることができます。

現代のブラジル音楽は不和を調和する方法を鮮やかに見つけ出しました。バーデン・パウエル、アントニオ・カルロス・ジョビン、ジョアン・ジルベルト、ミルトン・ナシメント、イヴァン・リンス、エグベルト・ジスモンチ、シヴーカ、エルメート・パスコアールなどはベートーヴェンの才能を受け継ぎ、自らの音楽の中に不協和音を織り込んでいます。彼らの曲を聞く私たちは脳と意識の中で新たな道を作り出す必要が生じます。音楽は意識のレベルに的確に合った7度の導きによって人間の魂に必要なメッセージを伝えます。

このメッセージに従って行動するかどうかは私たち次第です。7度は私たちを葛藤の中に閉じ込める傾向があります。7度の不協和音を人類の賢明な未来計画へと変化させることがなければ、このインターバルは暴力的になり、退廃と社会の終わりを最も破壊的な形で映し出すのです。

不協和音を受け入れることで、聞き手は葛藤を超えた高次元へ向かいます。このようにして人々の脳と意識は、過去、葛藤の壁、二元論、不和をすべて受け入れる、開かれた状態に進化するのです。私たちに柔軟性がなければ、意識の中で新たなオクターブの魂に抵抗し、最後の力を振り絞っている7度と戦うことができません。このためには、呼吸をして、自らを開放し、不協和音が、新たな時代の自然で調和した解決に対して抵抗することを受け入れなければいけません。音楽によって、この道を切り開いていくことができたなら、現代社会の〝がん〟は消滅するでしょう。

サウンド・プラクティス：どんな音とともに生活していますか？

自分の声の高さを特定したあとは、生活している空間の音を調べてみましょう。

家の中のエネルギーフィールドで、どのような和音が生まれているのか特定する方法を学びましょう。インターバルの性質によって、自分のいる空間が調和しているかそうでないかを知ることができます。

10分間かけて、あなたの生活空間の中で〝音のスキャン〟を実行しましょう。

自分がいる空間の中心に静かに座りましょう。目を閉じます。深く呼吸をします。そして耳を傾けましょう。

身の回りの音が少しずつ聞こえてくるでしょう。より深くリラックスすると、さらなる発見があるでしょう。

はじめは、外の交通音に気がつくかもしれません。

あるいはエアコンの音かもしれません。冷蔵庫のブーンという音は聞こえますか？　ヒーターの音は聞こえますか？　コンピューターはどうでしょうか？

あなたは誰かと一緒に暮らしていますか？彼らはどんな音を立てているでしょう？　そうした音は1日の中で変化するかもしれません。彼らはいびきをかきますか？　お風呂場で音を立てますか？　彼らの声の高さはどうでしょうか？

あなたは動物を飼っていますか？　どんな音を立てているでしょう？　飼い犬の鳴き声の高さはどのくらいですか？

音をリストアップしながら、それらを体内で感じるようにしてみましょう。このような音がどのようにあなたに影響していますか？　心穏やかにしてくれますか？　それとも苛立たせますか？　頭痛を起こすような音でしょうか？

自分自身の音の中に深く入っていきましょう。呼吸の音は聞こえますか？　心臓の鼓動はどうでしょうか？

それからピアノの元に行って、一度に、まるで和音のように、家で聞こえたあらゆる音を鳴らしてみましょう。

自分の好きな音をきちんと把握しましょう。そして自分の好きでない音を観察しましょう。どのインターバルがパワーを与えてくれますか？　どのインターバルがあなたにとって好ましくない音ですか？

自分が望んでいる生活の和音を作りましょう。それができたら、今度は外に出て、探しに行きましょう！

第5章

言霊／ピュア・サウンドが教えてくれた古代の音の科学

「ロゴス」や「タオ」の世界は50の音で構成されており、それぞれが独自に宇宙を創造しています。

人類の完全な発達とともに、私たちの能力も創造的な力で１つになります。これは、人間の魂が受け継いできたものです。今日、私たちは１人１人が個人の独立した潜在能力で世界を認知し、自覚しています。私たちの周り、そして私たちの中の世界には自然の秩序がありますが、どのようにこの秩序に従えばいいか忘れてしまっているのです。

音の原則は私たちの物質的な生活を宇宙の完全な秩序に組み込む方法を教えてくれます。話し言葉は、外の世界や内面と完全にシンクロし、魂と物質の隔たりを埋めます。

中園睦郎　１９７２年

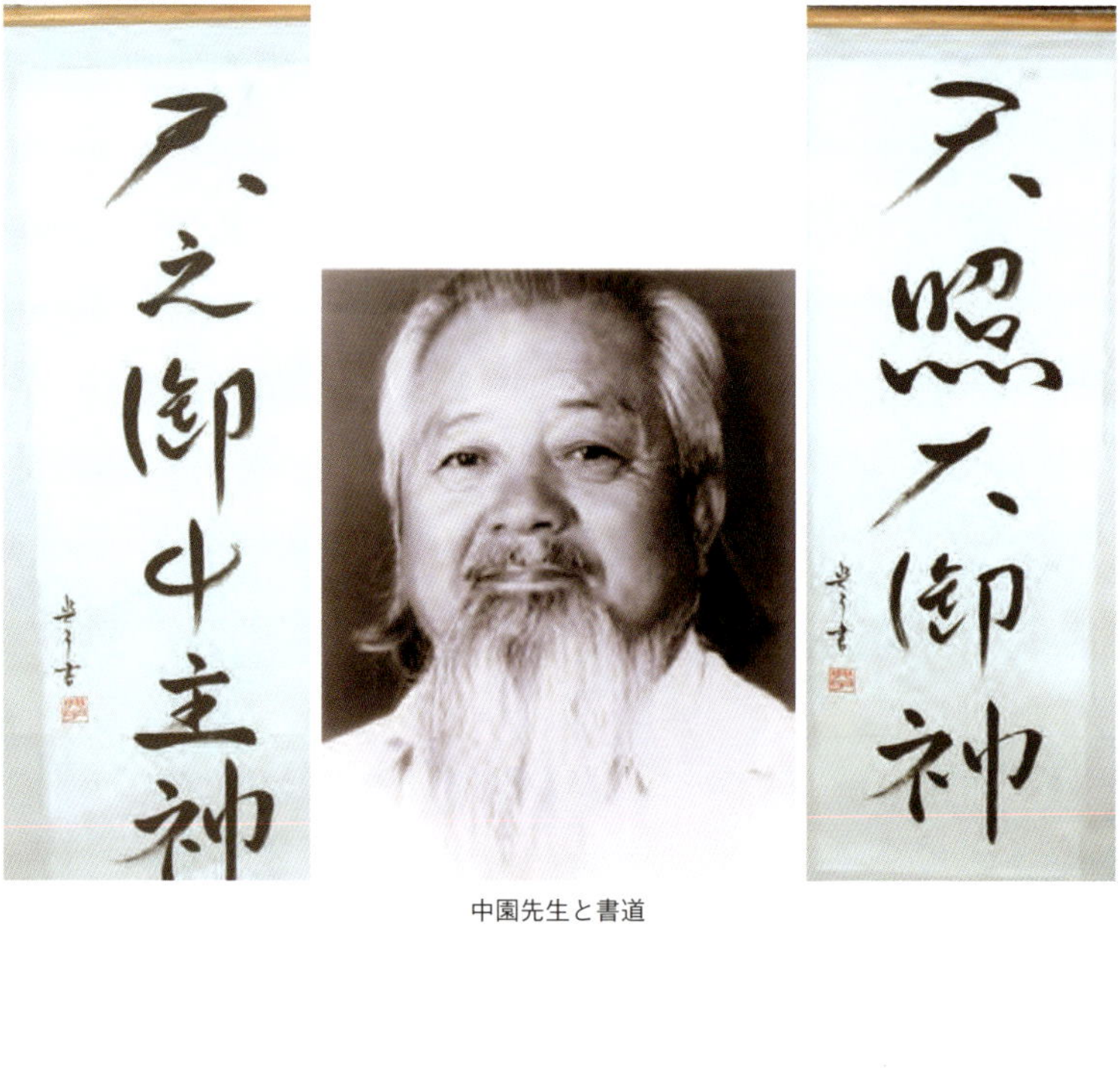

中園先生と書道

１９７５年、私は合気道と鍼治療の師である中園先生の教えを受けて、古代のピュア・サウンド、「言霊」についての研究を始めました。

言霊とは、「動詞」の振動、あるいはエネルギーのことです。動詞とは魂と表裏一体の行動のことであり、この振動が魂を動かすのです。元々は宗教という伝統的な手法の代わりに、音の振動で宇宙を定義しようと生み出されたものでした。

言霊の修練は音の瞑想と呼ばれます。これには宇宙の音構造の記憶や、過去、現在、未来の文明の振動による影響力も含まれます。同時に、音の科学は五行や鍼治療との共鳴によっても解明されてきました。

過去、現在、未来の宇宙の記憶と同じ概念が、他にも神聖な伝統の中に見受けられます。「サット、チット、アーナンダ」（存在、知識、至福）というインドの教え、カバラにおける「アツィルト」（流出界）、キリスト教の「トリニティ」（三位一体）などがそうです。

私たち自身も振動です。そのため、音とともに活動するほどに、私たちの本質的な周波数を含んだ磁気フィールド、すなわちオーラの響きとつながることができるようになります。ケルト人やドルイド教の伝統にまで遡ると、この秘教的な教えは密かに口頭で、２０００年間かけて日本の文化の中で伝えられてきました。言霊の使い手たちは、合気道の師範から訓練を受けました。植芝盛平先生（合気道の創始者）、そして小笠原清信先生（弓馬術家）から受け継がれた言霊を、中園先生はヨーロッパやアメリカに伝え、そして個人的に私に手ほどきしてくれました。

私は中園先生の元で7年間学びました。25年間かけて、私は先生の教えに従いながら、自らの研究と音の法則を作り上げていきました。恩師の１人である中園先生への敬意はこの先も決して忘れません。

１９８8年に音、色、運動の学校を創立したとき、私は中園先生を訪ね、日本語／言霊で「魂の道」という意味を持つ、タマドウという名前を使っていいか許可を求めました。私は細胞の実験のスライドを見せました。先生は自らの活動をさらに追求していた弟子がいたことを非常に喜んでいました。そして、私の元を訪れ、創立を祝福したいと言いました。先生の祝福の気持ちを感じていましたが（先生はいつも師の１人として、私とともにいました）、それ以降、先生とお会いすることはありませんでした。先生は１９９４年にニューメキシコで亡くなりました。

２００６年、私はサンタ・フェを訪れ、中園先生の志を受け継いだ弟子と会いました。彼は中園先生が「助けを必要としている」と言っていた１９７２年のときから、世界は何も変わっておらず、私がこの道を伝えていくべきだと後押しをしてくれました。

言霊は、道場で練習するように、集団で練習するのが最も適しています。１人では見つけることのできない神聖な深い場所に到達できるのです。次に述べる音の練習に一緒に取り組んでみましょう。

音と活動する：意識してみよう！

音を扱うときには、５つのエレメントのアコースティック楽器、倍音、声、母音と子音の秩序ある言霊など、何を使うにせよ、この響きが何で、どのようなメッセージを伝えているのか推測することはやめましょう。代わりに、内側と外側の世界にある振動の源に直接働きかけるようにしましょう。

練習を始める前には、気功や太極拳のような運動を行うのがよいでしょう。これによって、あなたのオーラはクリアになり、丹田とつながり、音のヒーリングパワーの入り口が作られます。

毎回の実践で大切なのは、音に対する自分の意識を高めることです。今をきちんと生きていなければ、エネルギーを感じることはできても、このエネルギーがあなたをどこに連れていくのか、何を開いてくれるのか自覚することができません。意識することと練習することによって、音がやってくるよりも先に、次の音を感じたり聞いたりすることができるようになります。この潜在能力は、より高次元の意識と結びつき、新たな情報へのアクセスを創出するシグナルとなります。

私たちは多次元の人間となることを自然と受け継いでいます。実を言うと、１人１人がそうなのです。こうした開かれた次元は、美的で科学的な魂の表現に関するさらに多くの選択肢を授けてくれます。科学者としての教育を受けて、哲学的な科学理論を理解する必要もありません。プロの音楽家として美しい音を奏でたり歌ったりする必要もありません。自分という存在が一体化し、自分に開かれた多くの表現の道に気がつく瞬間がこれからも数多くあるでしょう。

音を扱えば扱うほど、祖先の記憶や宇宙のメッセージが存在するサトルボディの中で、特定の周波数で共鳴する響きに触れる機会が増えていくはずです。この情報はあなたの人生のプログラムにとって本質的なものとなるでしょう。

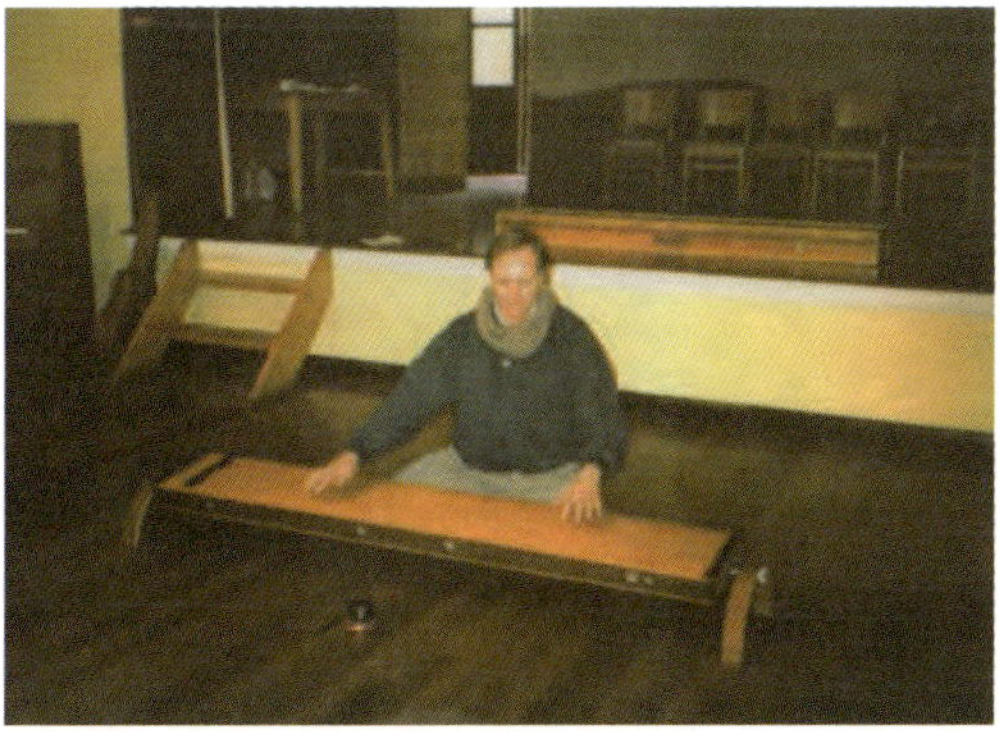

ファビアン・ママンは一弦琴による音の瞑想を取り入れた第一人者です。この一弦琴は、1984年に古代ギリシャ人の音楽家、ピタゴラスの夢を見た後に創作したものです。

音の起源／音は宇宙を創造するための構造

言霊の世界では、宇宙の創造の物語は音の起源から伝えられたと言われています。母音と子音はあらゆる言語のルーツであり、宇宙が創造的に出現するための音の構造を授けました。

１８５ページの図は、アプリオリ（目には見えない面）とアポステリオリ（物質的な面）の２つに分かれています。言霊は物質的（ワ、ヲ、ヱ、ヰ）な出現によって聖なるもの（ア、エ、オ、イ）を定義します。人間の生命は宇宙の眼と考えられています。宇宙は常に存在していますが、知恵がなければ、人間の眼には現れないのです。

宇宙の創造は母音の磁気的な力によって始まり、そこで空間が生まれます。そして、子音の電気的な力によって、リズムと時間が生まれます。

ウ

世界が始まる前、すなわちビッグバンの前に存在していた潜在的な宇宙のエネルギーが音として現れたものが「ウ」です。「ウ」は純粋な物理的エネルギーを表します。

「ウ」は「ア」と「ワ」という2つのエネルギーに分かれ、道を開きます。『易経』には「1が2になり、2が3になり、3がすべてを創る」とあります。

アははじまりを意味します。聖なるもののはじまりです。これは光なのです。

ワは、霊的な力の出現です。想像、本能、感情、そして宇宙のスピリットがこの世に現れたものです。

アはエ、オ、ヲ、ヱに分かれます。

エは、認識を表します。人間の生命は宇宙の眼です。私たちが見るから物事は存在するのです。認識とは私たちが見るものを選んでいるということです。

オは宇宙の記憶です。私たちははるか昔のことを覚えています。これは思考能力のことでもあります。

ヲはオが物理的に現れたものです。

ヱはエがこの世に現れたものです。

そして最終的に、イとヰの完全なエネルギーによって世界が明らかになります。

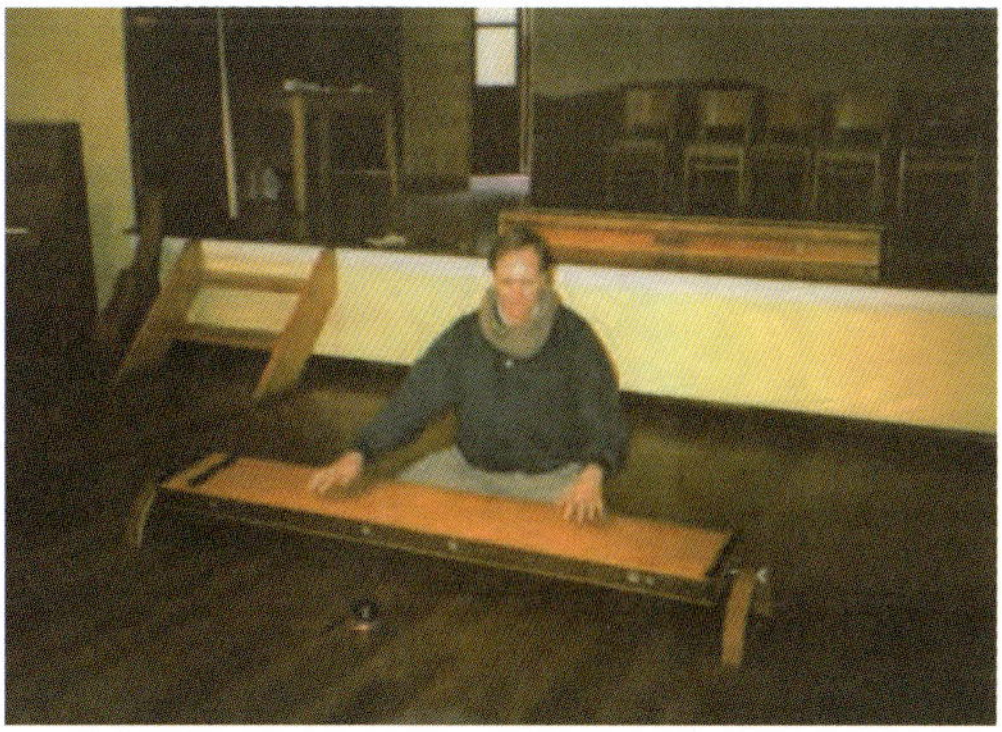

ファビアン・ママンは一弦琴による音の瞑想を取り入れた第一人者です。この一弦琴は、1984年に古代ギリシャ人の音楽家、ピタゴラスの夢を見た後に創作したものです。

感じたり聞いたりすることができるようになります。この潜在能力は、より高次元の意識と結びつき、新たな情報へのアクセスを創出するシグナルとなります。

私たちは多次元の人間となることを自然と受け継いでいます。実を言うと、1人1人がそうなのです。こうした開かれた次元は、美的で科学的な魂の表現に関するさらに多くの選択肢を授けてくれます。科学者としての教育を受けて、哲学的な科学理論を理解する必要もありません。プロの音楽家として美しい音を奏でたり歌ったりする必要もありません。自分という存在が一体化し、自分に開かれた多くの表現の道に気がつく瞬間がこれからも数多くあるでしょう。

音を扱えば扱うほど、祖先の記憶や宇宙のメッセージが存在するサトルボディの中で、特定の周波数で共鳴する響きに触れる機会が増えていくはずです。この情報はあなたの人生のプログラムにとって本質的なものとなるでしょう。

音の起源／音は宇宙を創造するための構造

言霊の世界では、宇宙の創造の物語は音の起源から伝えられたと言われています。母音と子音はあらゆる言語のルーツであり、宇宙が創造的に出現するための音の構造を授けました。

185ページの図は、アプリオリ（目には見えない面）とアポステリオリ（物質的な面）の2つに分かれています。言霊は物質的（ワ、ヲ、ヱ、ヰ）な出現によって聖なるもの（ア、エ、オ、イ）を定義します。人間の生命は宇宙の眼と考えられています。宇宙は常に存在していますが、知恵がなければ、人間の眼には現れないのです。

宇宙の創造は母音の磁気的な力によって始まり、そこで空間が生まれます。そして、子音の電気的な力によって、リズムと時間が生まれます。

ウ

世界が始まる前、すなわちビッグバンの前に存在していた潜在的な宇宙のエネルギーが音として現れたものが「ウ」です。「ウ」は純粋な物理的エネルギーを表します。

「ウ」は「ア」と「ワ」という2つのエネルギーに分かれ、道を開きます。『易経』には「1が2になり、2が3になり、3がすべてを創る」とあります。

アははじまりを意味します。聖なるもののはじまりです。これは光なのです。

ワは、霊的な力の出現です。想像、本能、感情、そして宇宙のスピリットがこの世に現れたものです。

アはエ、オ、ヲ、ヱに分かれます。

エは、認識を表します。人間の生命は宇宙の眼です。私たちが見るから物事は存在するのです。認識とは私たちが見るものを選んでいるということです。

オは宇宙の記憶です。私たちははるか昔のことを覚えています。これは思考能力のことでもあります。

ヲはオが物理的に現れたものです。

ヱはエがこの世に現れたものです。

そして最終的に、イとヰの完全なエネルギーによって世界が明らかになります。

の記憶から宇宙の目的に至るまで）できるようになるでしょう。この結びつきが強くなると、過去の自分や未来の自分と交流することができます。祖先の記憶を利用することで、未来の自分を理解し、より完全な意識の中で、あらゆる次元に存在する今の自分を生きることができるようになります。

音のインターバル（度数）とエネルギー

音のインターバルとは、２つの音によって作られる音楽的な空間の共鳴のことです。それぞれの度数には異なった振動の役割があります。ちょっとしたエクササイズとして、まずはインターバルをピアノで弾いてみて、それぞれのインターバルで、どのように感じたか思いを巡らせてみましょう。それからそれぞれのインターバルについて、以下の解説と比較してみましょう。

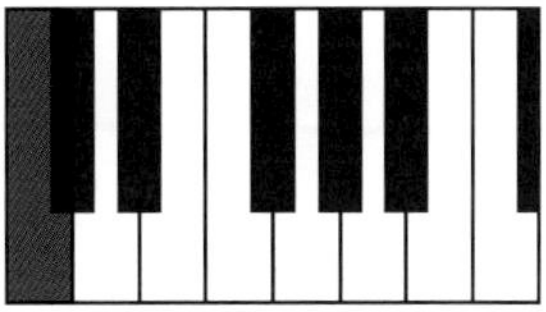

基本のインターバル
音：C
どこで聞くことができる？：マントラ
性質：自分を映し出す鏡、不動性、休息、古い記憶

基本のインターバルは１つの音が１回以上鳴らされたときの響きです。このインターバルはマントラで見られます。多くのマントラは、単調音、すなわち１つの音で詠唱されます。ある程度時間が経過すると、１つの音は、詠唱者の精神活動を停止させて、不動の感覚に誘います。同じ言葉や動きを15秒繰り返した後には通常、精神が穏やかになります。安らかな気持ちになると、古い記憶とつながることができるのです。

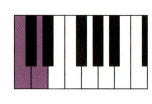

イは最後の母音で、完全なエネルギーです。極限の集中状態を表します。

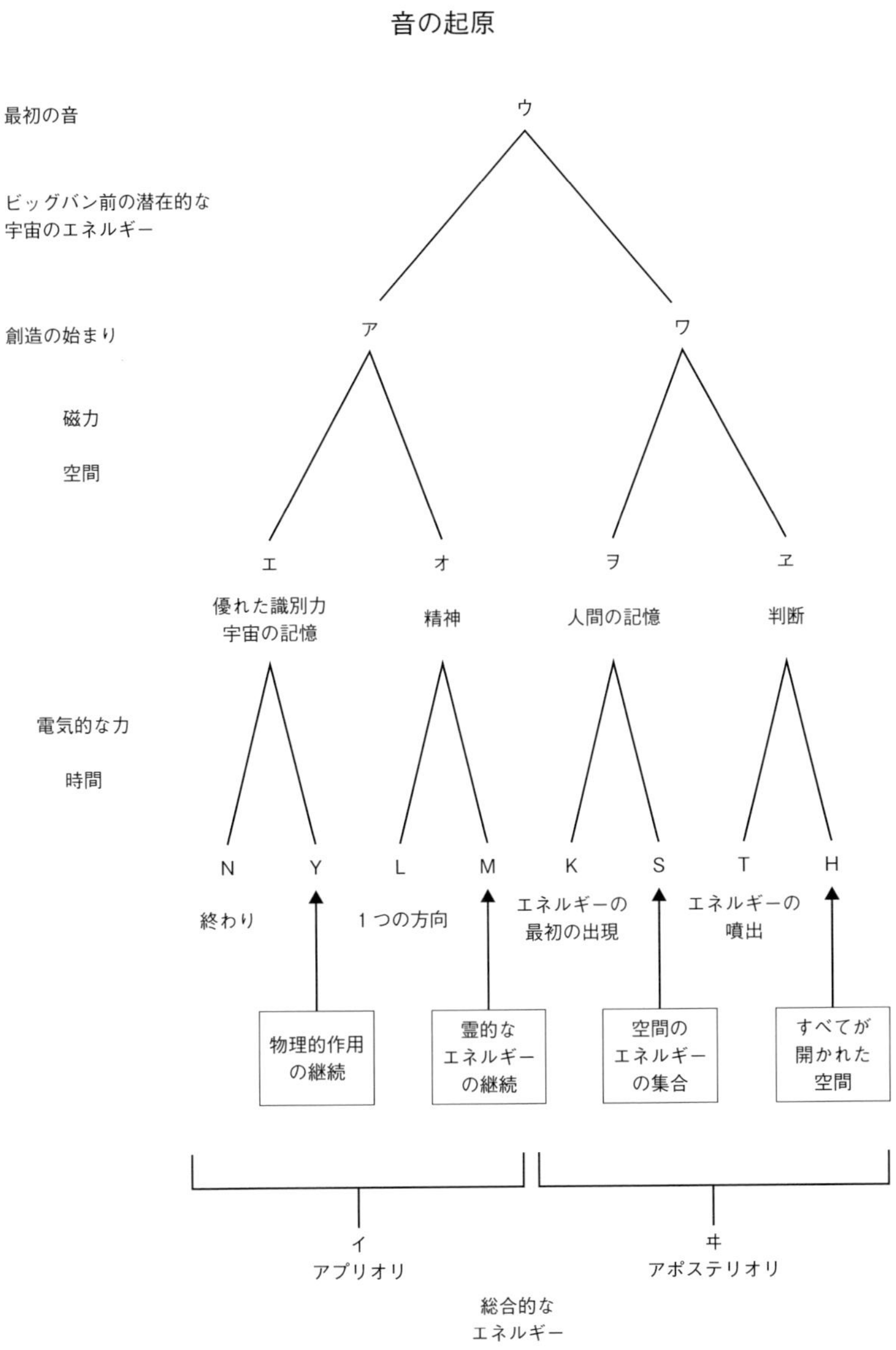

ヰはイに対する充足をもたらします。

母音と子音のエネルギーの意味

音を使った世界の成り立ちを哲学的に見ると、言霊は母音と子音のエネルギー的な意味によって作用していることがわかります。こうした言葉の音は、あらゆる言語のルーツから生まれた単位であり、宇宙の創造的な出現を理解するための音の構造を備えています。

母音：（空間を開く――磁気的な力）

A（ア）　開かれること。美。神聖な空間。

O（オ）　精神。宇宙の記憶。

U（ウ）　身体の感覚。

E（エ）　優れた判断。

I（イ）　エネルギー全体。極限の集中状態。

サウンド・プラクティス：母音で笑おう！

「ア」から始めて、それぞれの母音で1分間笑ってみましょう。そして、それぞれの母音のエネルギーの違いを感じてみましょう。

子音：（時間とリズム――電気的な力）

N　集結。行動を終わらせる力。

Y　身体的な認識。

L　1つの方向。Rも同じ。よりやわらかい。

M　霊的なエネルギーの継続。SH、V、F、J、Z、CH、THも同じ。よりやわらかい。

K　エネルギーの最初の出現。G、Bも同じ。よりやわらかい。

S　あらゆる方向からのエネルギーを集める。

Ｔ　エネルギーの噴出。Ｐ、Ｄも同じ。よりやわらかい。

Ｈ　宇宙の始まり。

サウンド・プラクティス：あなたの名前をマントラに

紙にあなたの名前の音を書き出してみましょう。これらを母音と子音の言霊に翻訳してみましょう。そして、あなたの名前のエネルギー的な意味を調べましょう。

１人で静かに座り、５分間自分の名前を唱えましょう。その音はどのように感じられますか？　あなた自身のように感じられましたか？

スピリチュアルネームのように大人になって授けられた名前があったとしても、生まれたときの名前に戻りましょう。人々が生涯呼ぶあなたの名前が、あなたが何者であるかをエネルギー的に定義してくれるのです！

それから、あなたの新たな名前を唱えましょう。今の自分にとって正しいと思えるものを感じてみましょう。

自分の名前に疑問を持つことはやめましょう！　名前はあなたの個性を人々が認識するための振動的なサインなのです。名前が作り出す空間の中で、他者から見たあなたという人間が歩みを進めることができるのです。だからこそ、名前はとても重要なのです！

バラという名前でないバラは、バラではありません。

時間のサイクルと音の秩序

言霊は音を通じて人間の歴史について教えてくれます。歴史には３つの異なる時代があり、これらは菅麻《すがそ》

（月の時代の秩序：過去）、金木《かなき》（星の時代の秩序：現在）、太祝詞《ふとのりと》（太陽の時代の秩序：未来）の音によって語られています。

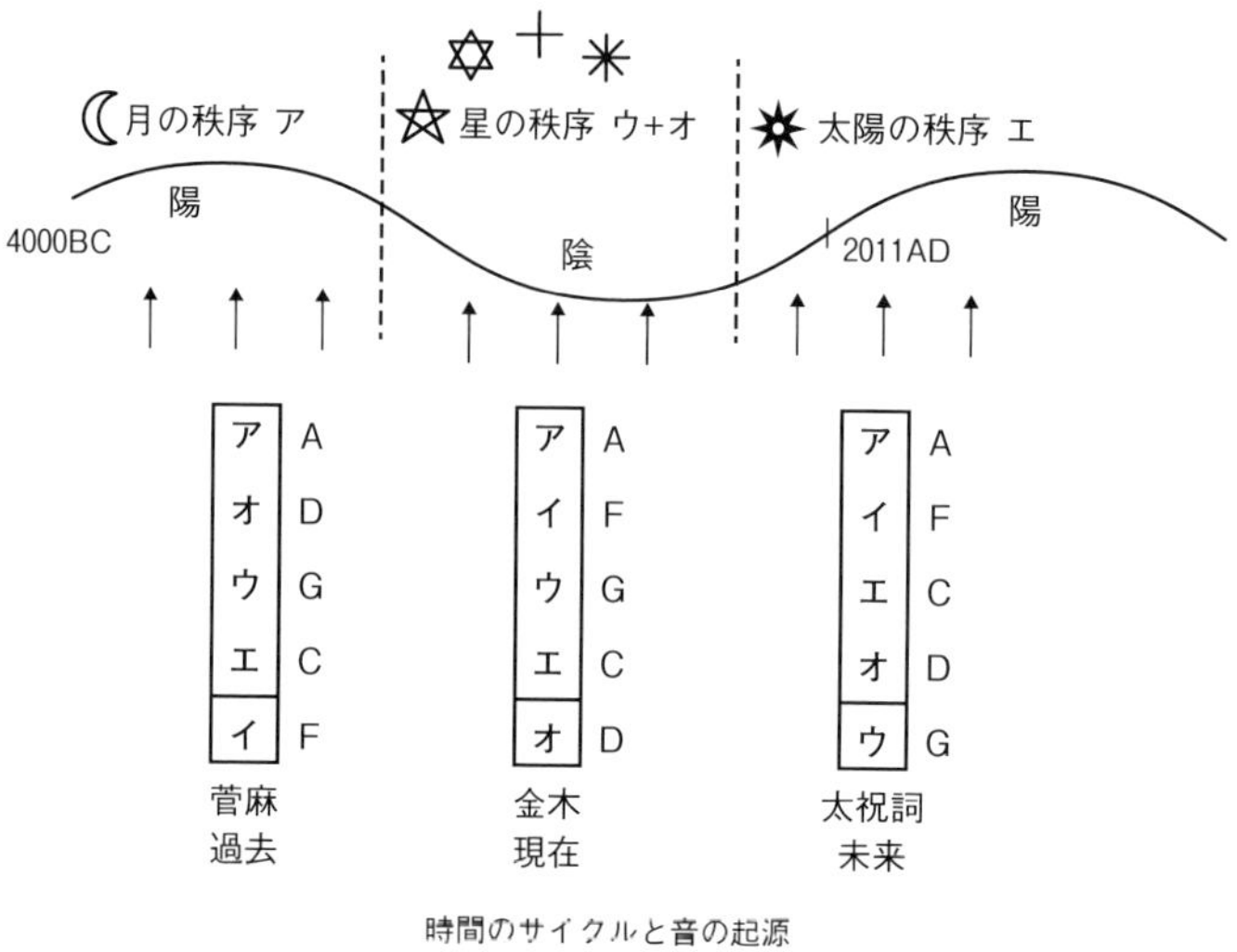

時間のサイクルと音の起源

5つの母なる次元

ア――創造性、霊性の開花

イ――エネルギー全体、生命の意志

エ――優れた判断

オ――純粋な精神、宇宙の記憶

ウ――身体的感覚

WA	NA	LA	MA	YA	HA	SA	KA	TA	A
WO									O
WU									U
WÉ									É
Wi	N	L	M	Y	H	S	K	T	i

中園先生が考案した菅麻の音の表
Chart copyright Sensei Nakazono 1972

菅麻　月の秩序（過去）

ア――これがはじまりだった
オ――心に従って
ウ――身体で
エ――判断する
イ――エネルギー全体を

菅麻の時代は紀元前4000年に始まり、ダビデの時代まで続きます。この時代に、あらゆる偉大な古代の文化が生まれました。ヨガ、太極拳、鍼、タオ、カバラ、そしてすばらしい秘教集団などがそうです。管麻は4次元の中だけで進化しました。我々がエネルギー全体を感じるには、もう1つの意識が必要でした。私たちはすでに楽園にいることを知る必要がありました。私たちはすべてを持っているということを知る必要がありました。

金木　星の秩序（現在）

ア――私たちは、まだわずかにしか目覚めていない
イ――それゆえ、エネルギーを欠いている
ウ――私たちは身体を所有し
エ――そして判断する（優れた判断力によって！）
オ――そして精神的な力を得る

金木は中世、人々が異端者を火あぶりにしていた時代に始まりました。古くからの伝統的なヒーリング技術は消滅し、テクノロジーや産業に取って代わられました。人類の問題は魂の眼ではなく、顕微鏡で観察されるようになりました。金木は3次元の中だけでしか進化しませんでした。

私たちはエネルギー全体を出現させなくてはいけません。これは意識が目覚めることによってのみ達成できるのです。門が開くのは西暦2011年の予定でした。

太祝詞　太陽の秩序（未来）

ア――私たちは目覚める

イ――そうすることで、エネルギー全体が生み出される
エ――私たちは自分たちが何者であるかを知る
オ――そして宇宙の起源を思い出す
ウ――そして身体で表す

太祝詞は5次元で進化します。しかし、これには西暦2011年から、さらに500年もの時間を要するでしょう！

管麻、金木、太祝詞を唱えてみよう

音をマントラのように唱えることで、それぞれの時代のエネルギーを感じることができます。

それぞれの祝詞を少なくとも5分間は唱えましょう。それぞれの母音が丹田から発せられていることを確認しましょう。それから瞑想しましょう。無の中で、音の響きを感じましょう。どんなメッセージが聞こえてきましたか？

管麻　月の秩序（過去）
アオウエイ
金木　星の秩序（現在）
アイウエオ
太祝詞　太陽の秩序（未来）
アイエオウ

最後に自分は月の時代、星の時代、太陽の時代のどこから来たのか考えてみましょう。

太陽と月の秩序を歌ってみよう

●太陽の秩序

太陽の秩序を以下に示す音で歌ってみましょう。次に紹介する音は、私が自然界の5つのエレメントの研究を行う中で発見した音で、母音に対応しています。

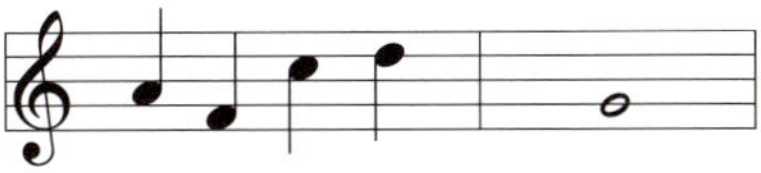

CDトラック５
太陽と月の秩序

太陽の秩序から得られるイメージとメッセージはあなたの生態に根付いています。このつながりは単に精神的な概念ではなく、未来を織り成すあなたの細胞の記憶をプログラミングしていることがわかるでしょう。

●月の秩序

目覚めた月の時代の記憶を繰り返し響かせましょう。昔の知恵は今でもあなたの中の振動的な空間を満たし、次に示す月の秩序の母音の響きと結びついています。

繰り返しになりますが、これらの音は私が研究した言霊の響きです。

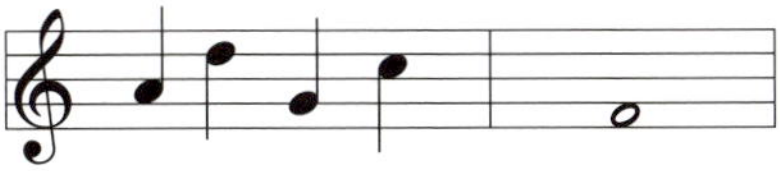

このエクササイズは、複数人で行うのがよいでしょう。半数の人が月の秩序を歌い、それに答える形で半数の人が太陽の秩序を歌うのです。

太陽と月の秩序の子音を唱えてみよう

これらの音は、複数人で少なくとも20分間歌うことで、空間内に内部と外部の構造が作り出されます。そうすることで過去、未来からのメッセージや記憶にアクセスしやすくなるのです。

ある順序で母音を発声すれば、月と太陽の秩序を表すことができますが、ある順序で子音を発声すれば、それぞれの時代を表すことができます。月の秩序の子音は、母音を使うことで、その時代の記憶と結びついた、より力強い電磁気的な共鳴を作動させることができます。同じ手順で、太陽の秩序の母音と子音も発声しましょう。

まずはゆっくりと、月の秩序を左に向かって1つずつ（ア、オ、ウ、エ、イ）唱えましょう。それから、それぞれの行を5回ずつ（ア行を5回、オ行を5回、ウ行を5回、エ行を5回、イ行を5回）連続して唱えましょう。それから、それぞれの行を連続して3回唱えましょう。そしてもう一度、それぞれの行を5回繰り返して唱えます。終わりに向かうにつれて、できるだけ速く唱えるようにしましょう。

月の秩序（菅麻）

ア　タ　ヤ　カ　マ　サ　ラ　ハ　ナ
オ　ト　ヨ　コ　モ　ソ　ロ　ホ　ノ
ウ　ツ　ユ　ク　ム　ス　ル　フ　ヌ
エ　テ　ヱ　ケ　メ　セ　レ　ヘ　ネ
イ　チ　イ　キ　ミ　シ　リ　ヒ　ニ

太陽の秩序

ア　タ　ラ　カ　ナ　マ　ヤ　ハ　サ
イ　チ　リ　キ　ニ　ミ　イ　ヒ　シ
エ　テ　レ　ケ　ネ　メ　エ　ヘ　セ
オ　ト　ロ　コ　ノ　モ　ヨ　ホ　ソ

ウツルクヌムユフス

何度も繰り返し、速く唱えれば唱えるほど、自分のリズムが見つかります。暗記してしまった後は、目を閉じて、静かに座り、10分ほど詠唱し、脳の電気活性を感じましょう。月と太陽の秩序の違いに気がつきましょう。あなたの脳は異なったシグナルを受信しているのです。なぜなら、それぞれの秩序で刺激する神経経路が異なるからです。

太陽の秩序を例に解説しましょう。

タ、ラ、カ、ナ、マ、ヤ、ハ、サと唱えるとき、肉体とサトルボディではアの次元からやってきたすべてが固定されます。言霊で、アの次元の振動は、創造、優れた洞察、スピリチュアル的なインスピレーションの世界を表します。

大聖堂に入ったときや、美しい星を見たときに、私たちはごく自然に「ああ」とこの音を漏らしています。

チ、リ、キ、ニ、ミ、イ、ヒ、シ……、イはあらゆる次元、エネルギー全体を表す共鳴です。この並びの音は全エネルギーを統合し、最初の「ア」を感じられるようにします。エネルギーとリズムは最初のエネルギーのときよりも固く結びつき、密集するようになります。

テ、レ、ケ、ネ、メ、エ、ヘ、セ……、エは判断力という次元を与えてくれます。その結果、あらゆる中から何が必要で、何を捨てるべきか認識することができるのです。肉体とサトルボディはこのエネルギーで振動しています。あなたは内側と外側の両方から、このエネルギーに触れています。

これらの音は、この秩序の中において「ア」と「イ」のエネルギーを強化します。

ト、ロ、コ、ノ、モ、ヨ、ホ、ソ……、オは過去からの宇宙の記憶、現在の精神的な活動を活性化し、脳をクリアにして、精神活動を強化します。

ここでは「ア」「イ」「エ」を目覚めさせ、次の「ウ」に向けての準備を行っています。

ツ、ル、ク、ヌ、ム、ユ、フ、ス……、このマントラは細胞のヨガです。ウは身体的なエネルギーを表し、5つの次元を身体の中に統合します。

音で脳内をスッキリさせる

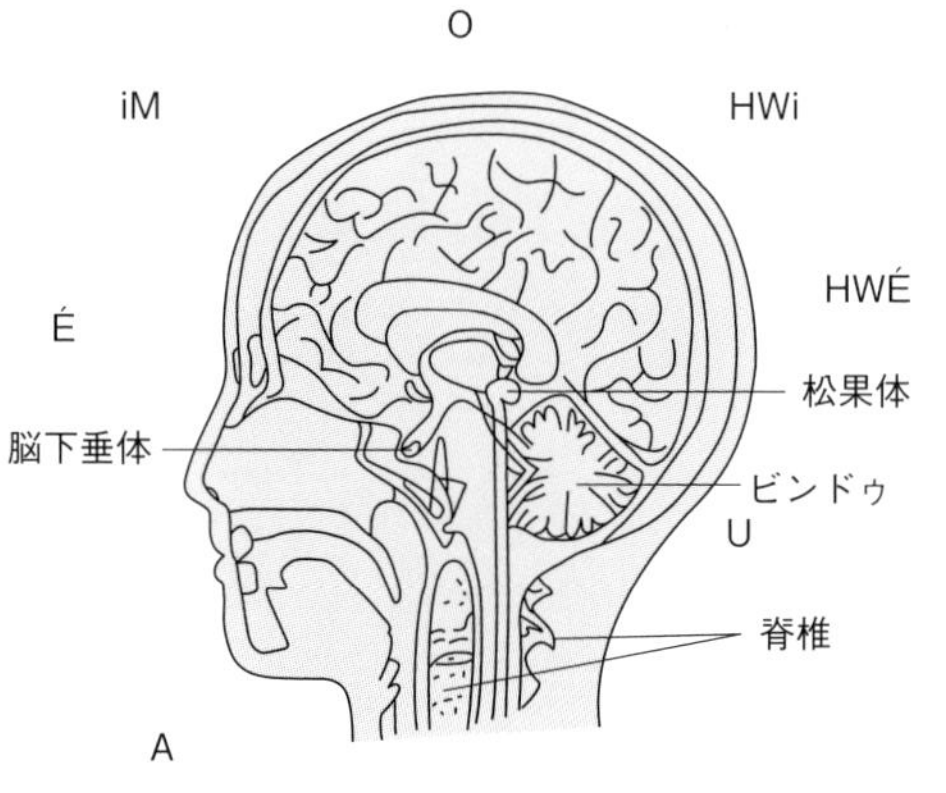

Copyright Fabien Maman 1981

CDトラック6
声で頭をスッキリとさせる

このテクニックは、言霊由来のものではありません。これを編み出したのは私です。私は研究中に時々頭痛を起こしていました。だから言霊を使って、自分のインターバルの音階を作り出して、頭をスッキリさせていたのです。

正しい音を見つけるためには、まず自分のはじまりとなる音を確定しましょう。これは人によって異なります。例では、Cをはじまりの音として使っています。この音の場合は「A（ア）」を母音として歌うことになるでしょう。次に、半音2個分上がり（全音1つ分）、Dに上がります。これは「É（エ）」で歌います。「iM（イン）」を出すときは、さらに半音3個分上がって（短三度）Fを出します。最も高い音（頭頂で用いる音）には、半音2個分（全音1音）上がったGを使います。「O（オ）」の音を出しましょう。ここに到達したあとは、今歌った音をそのまま逆に戻りましょう。Cの場合はこのようになります。

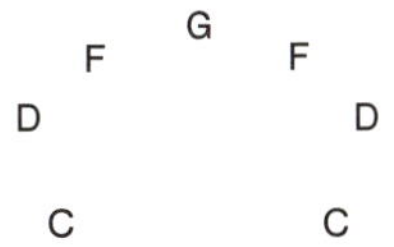

1、2、4、5, 4、2、1、あるいはC、D、F、G、F、D、C、という順番でそれぞれの音を鳴らします。音で表すとこのようになりますが、鍵盤で表すと次の図のようになります。

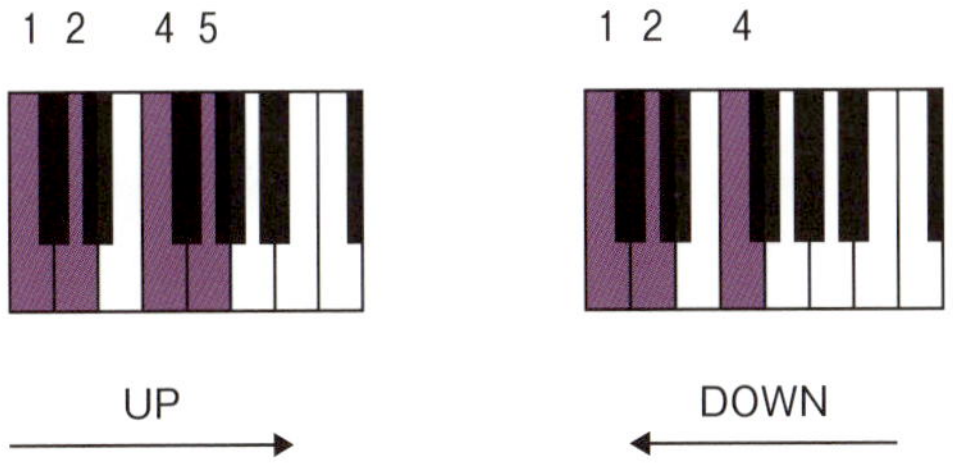

三焦の歌で臓器を活性化しよう！

それぞれの臓器に対応する言霊は、音と組み合わせることで、すばらしいヒーリングソングになります。これを私は「三焦の歌」と呼んでいます。

三焦には身体のあらゆる機能を作動させる3つのヒーターがあります。それが上部のヒーター（呼吸と意識）、中間のヒーター（消化と吸収）、下部のヒーター（排出）です。

それぞれのヒーターの下に臓器があります。まずは5つのエレメントの音によってヒーターを調整し、その後、臓器を調整します。時間が取れなくても、この曲を歌えばあなたの中で調整が起こります。歌うのは三焦の時間で第2の火のエレメントの時間でもある、夜の9時から11時がベストです。私たちが開催している季節のコンサートは、この時間帯に終了するため、この曲はコンサート終わりに歌うのに適していました。私たちはいつもこの曲でコンサートを終えます（季節

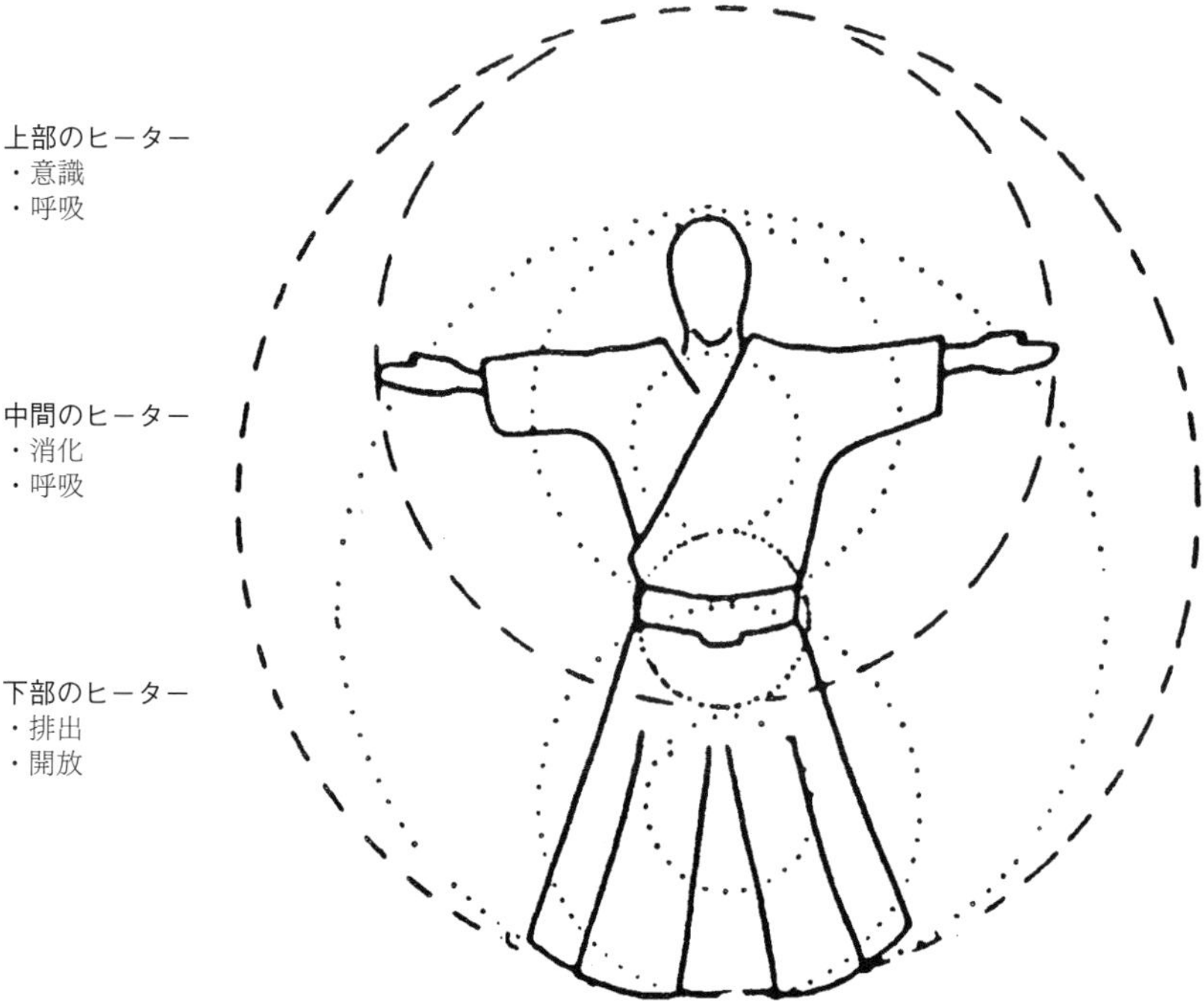

のハーモニーコンサートについては第16章をご覧ください）。

当時の私は、この曲を自分が作曲したとは思っていませんでした。というのも、これは私が大好きなボサノヴァの創成者、ジョアン・ジルベルトが作曲した「ウンディュ」というブラジルの曲のメロディーと同じだからです！　彼も言霊を使って歌を歌っています。

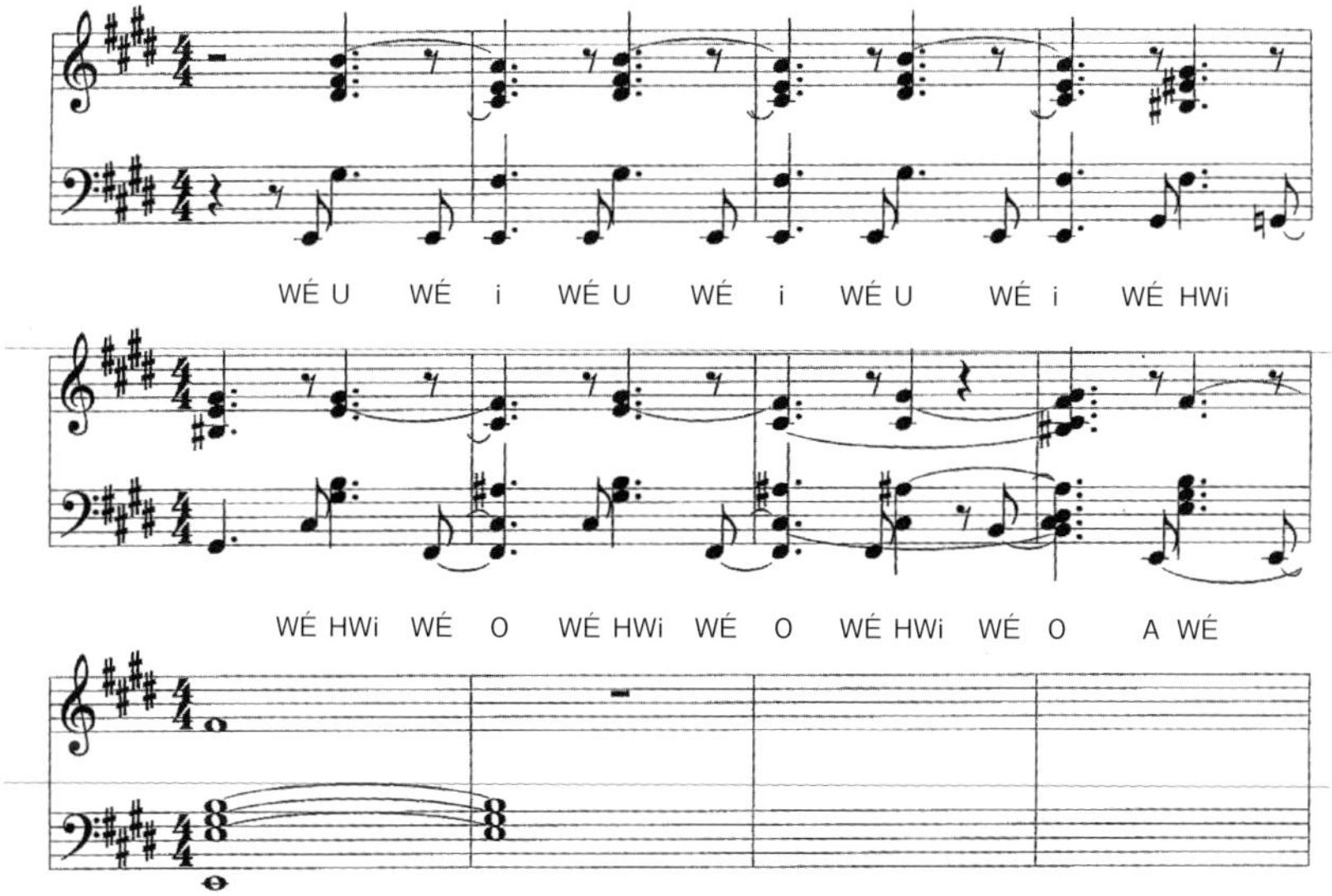

ファビアン・ママンのギターで弾く三焦の曲
E（三焦の基本音）を基調に作曲したギターのための曲

Chart copyright Tama-Do Academy 1981

三焦の歌
臓器に対応する音

C (小腸) WÉ	G (肺) U	C (小腸) WÉ	F (脾臓) i
C (小腸) WÉ	G (肺) U	C (小腸) WÉ	F (脾臓) i
C (小腸) WÉ	G (肺) U	C (小腸) WÉ	F (脾臓) i
C (小腸) WÉ	E (三焦) HWi		
C (小腸) WÉ	E (三焦) HWi	C (小腸) WÉ	D (腎臓) O
C (小腸) WÉ	E (三焦) HWi	C (小腸) WÉ	D (腎臓) O
C (小腸) WÉ	E (三焦) HWi	C (小腸) WÉ	D (腎臓) O
A (肝臓) A	C (小腸) WÉ		

サウンド・プラクティス：三焦の曲

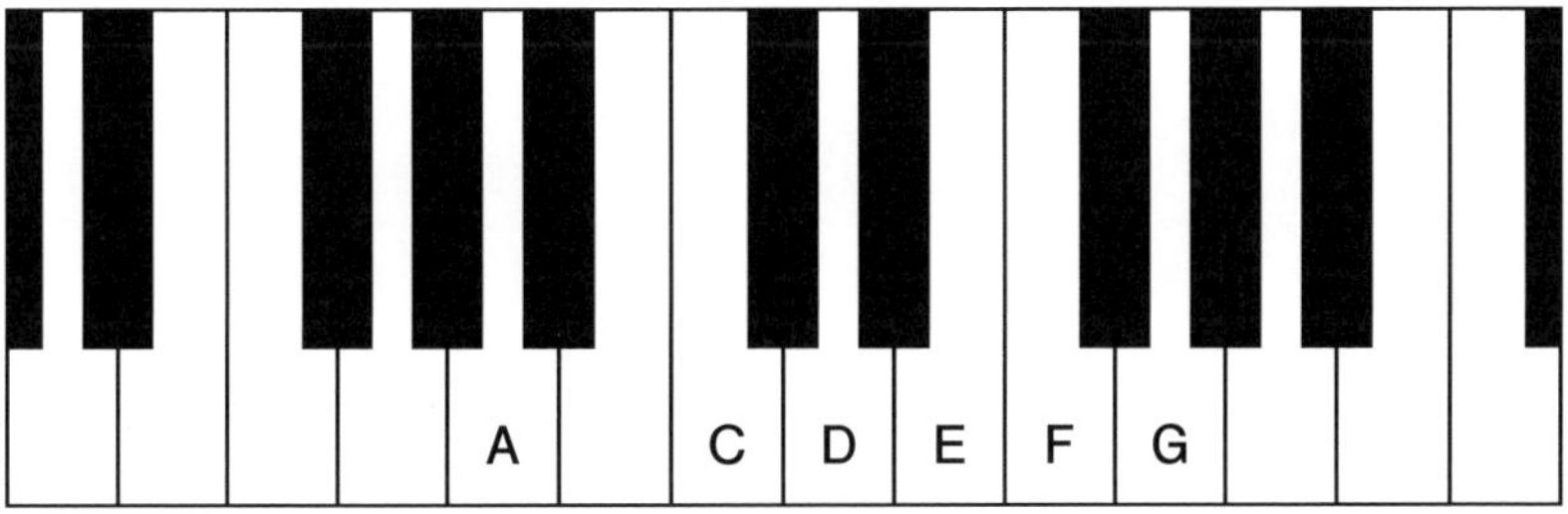

A	C	E	G
	WÉ		U
	WÉ		i
	WÉ		U
	WÉ		i
	WÉ		U
	WÉ		i
	WÉ		HWi（ポーズ）
	WÉ	HWi	
	WÉ	O	
	WÉ	HWi	
	WÉ	O	
	WÉ	HWi	
	WÉ	O	
A	WÉ		

３回繰り返しましょう

CDトラック７
ファビアン・ママンによる
三焦の歌

第6章

音と5つのエレメント

人間と自然を構成する5つのエレメント

自然、人間、そして宇宙に流れるエネルギーの深く徹底した研究は中国からの賜物です。中国ではこのエネルギーを「気」と呼んでいて、その性質を研究し、そこから東洋医学、タオイズム、武道、鍼治療、5つのエレメントの法則などが生まれました。

中医学のバイブルである『黄帝内経素問』によると、自然や人間は5つのエレメントやエネルギーのエッセンスで構成されているそうです。こうした5つの要素が、木、火、土、金、水です。

それぞれのエレメントには独自の性質、色、季節がありますす。また、それぞれのエレメントには、肉体における陰と陽の主に2つの臓器があります（火のエレメントは2つの臓器を育む第1の火〔心臓と小腸〕と2つの機能を育む第2の火〔心包と三焦〕に分けることができます）。

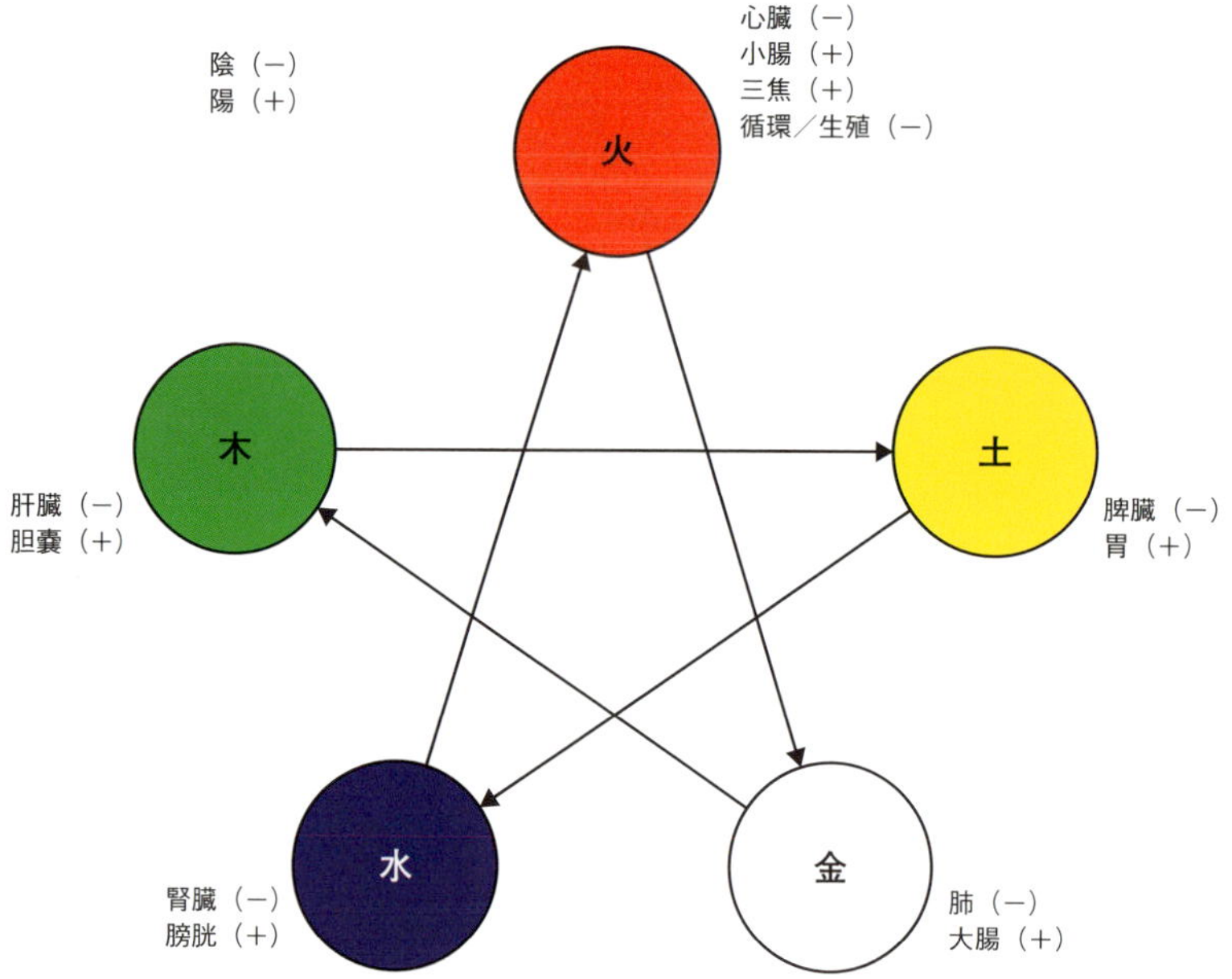

木	創造性	緑	春	肝臓／胆嚢
第1の火	喜び	赤	夏	心臓／小腸
第2の火	喜び	赤	夏	心包／三焦
土	安定	黄	雨季	脾臓／胃
金	明晰さ	白	秋	肺／大腸
水	知恵	青	冬	腎臓／膀胱

木：春になると、やわらかな芽が土から顔を出し、長い冬を終えて太陽を探し求めるようになります。私たちは新たな生命と希望を感じます。世界は再び緑色になります。創造性が空に満ちあふれます。

火：夏は喜びと笑顔を運んできます。私たちは豊かな自然を祝福します。赤い果実がたわわに実っていますす。生命力が私たちの肉体の中で高まっていきます。情熱は熟して、熱を持ちます。

土：最後の収穫期とともに、雨季が訪れ、黄色い大地に静けさをもたらします。瞑想の時間です。

金：秋には木が葉を落とし、収穫は終わり、雨はやみます。空気が澄んで、白くなります。生命は輝き、自由になります。

水：水を与えられた私たちは、種が冷たい大地の深いところで春の日の光を待つように、内側へと入っていきます。真っ青な海のような深い知恵を授かるときです。休息のときです。

5つのエレメントは、それぞれの季節の本質を表しているだけではなく、大地から生命が現れる段階を表しています。

5つのエレメントの法則を観察することで、自然と宇宙のコンタクトを再び築くことができます。このコンタクトは生きたコミュニケーションです。私たちが健康的なとき、私たちのエネルギーは、それぞれのエレメントと対応する季節に合わせて、チューニングを行っています。私たちが健康的でないときには、自然との調和がとれていないのです。

この創造（相生）のサイクルは、時計回りに流れるエネルギーを表しています。

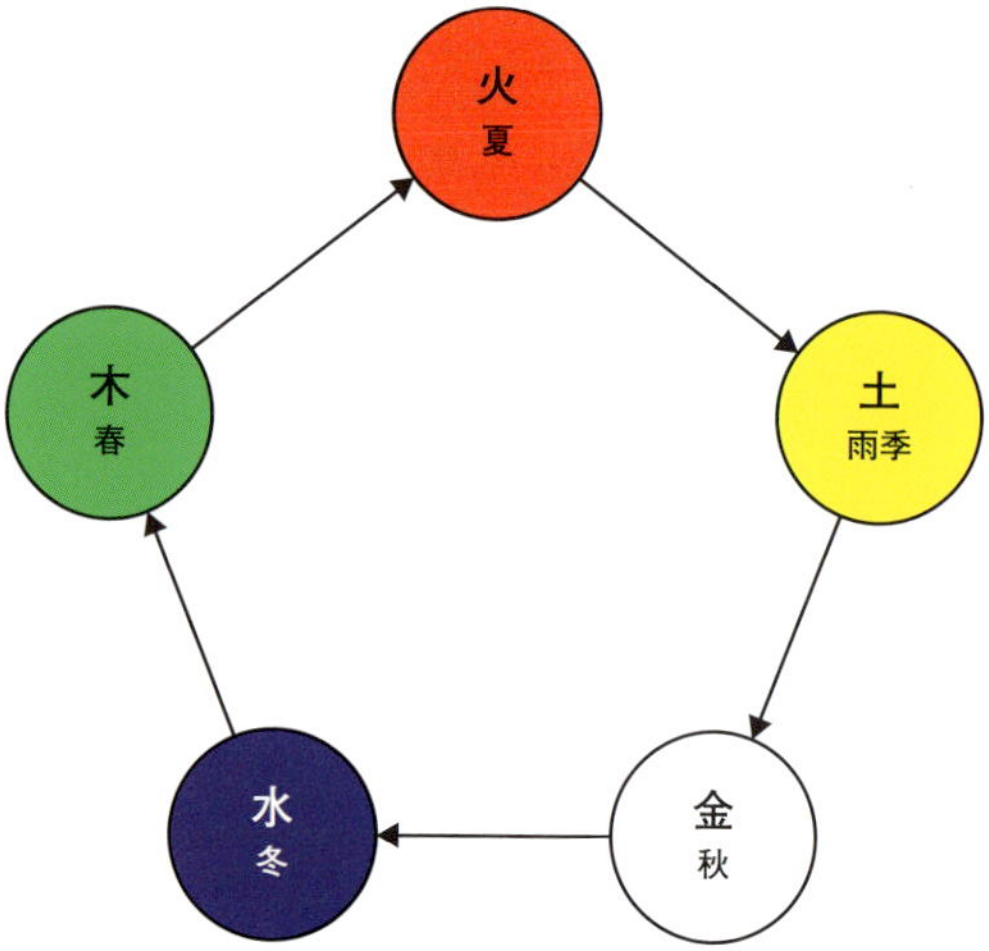

火は土にエネルギーを与えます。
土は金にエネルギーを与えます。
金は水にエネルギーを与えます。
水は木にエネルギーを与えます。
木は火にエネルギーを与えます。

下の星形の図も線で結ばれています。これは宇宙に組み込まれたコントロール（相剋）のサイクルを表しています。

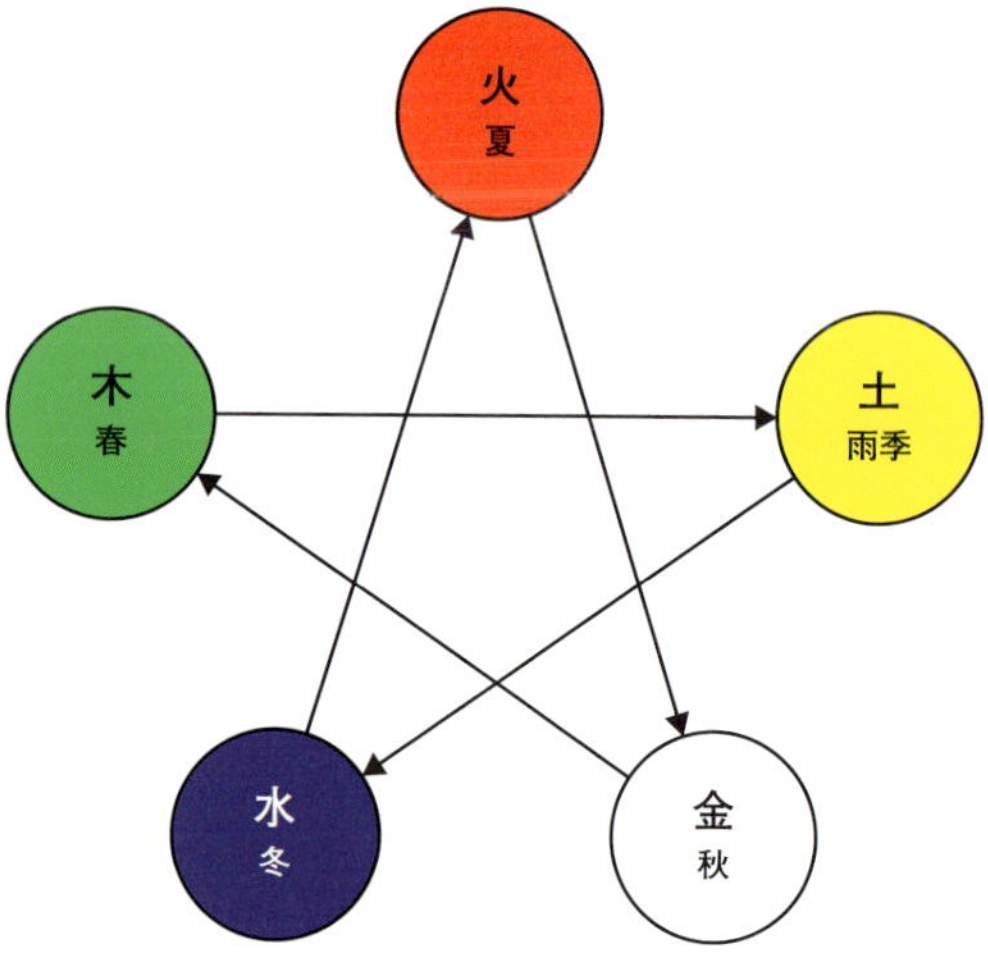

木は大地を制します。
土は水を閉じ込めます。
水は火を消します。
火は金を溶かします。
金は木を刻みます。

5つのエレメントに対応する5つの音

細胞の研究を通じて私は、人間の細胞に基本音があるなら、5つのエレメントにも基本音があるのではないかと思うようになりました。『黄帝内経素問』でも、5つのエレメントに対応する5つの音についての言及があります。

木：A　火：C　土：F　金：G　水：D

私は1990年と1996年に中国を訪れ、実際にこれらの音をヒーリングに使っている人々を捜しました。しかし見つけることはできませんでした。インドでは時刻に合わせて調律を行う「ラーガ」という音階がありますが、季節に合わせているわけではありません。宇宙の音色と結びついた文化もありますが、何の音を鳴らしているのか特定できる人はいませんでした。フランスのジョエル・ステルンナイメールは、Fの音が土のエレメントに対応していることを突き止め、同様にF／F♯が地球の振動数に対応していると理解していました。

私は以下の図を「エネルギーの宇宙循環」と呼んでいますが、これは地球上のあらゆる生命のエネルギーを表しています。土のエレメントは中心にあり、北にある水、南にある火、西にある金、東にある木のエレメントによって循環しています。

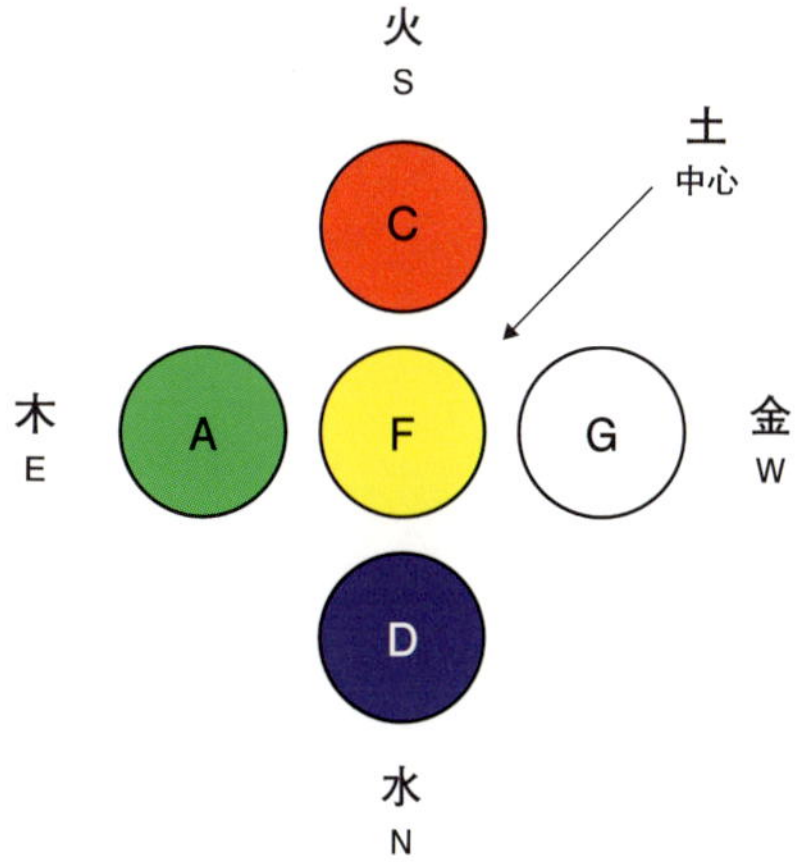

古代中国の5つのエレメントは、今では有名となった星形の図ではなく、土のエレメントを中心として輪のように配置されていました。星形は後になって誕生したものです。薬草の研究家たちがエネルギーを得たり、鎮静したりするための5つのエレメントの活用法として相生・相剋のサイクルを編み出したのです。相生・相剋は現代の中医学にも用いられています。

疑問に思う方がいるかもしれないので、お答えしておくと、私の図では南がいつも上です。これは、私が毎年夏にタマドウのトレーニングを行っていた南フランスの土地の風水と関係しています。広大な土地の真ん中に立って気功を行うとき、私は大地を体現しています。目の前は南で、地中海があります。後ろは北で、クルメットの丘の頂上が見えます。東にはドルイドの森、そして西では夕焼けを見渡せます。これこそ完璧な位置関係なのです！

宇宙の循環のサイクル

『素問』には5つの音についての記述がすでにあったので、私はその他の古典的なアプローチからも自分の研究ロジックを証明したいと思いました。中医学の理論では、土は中心に位置し、「宇宙の循環」のサイクルのはじまりとなります。この循環は土、第1の火、金、水、木という順番で進行します。

宇宙の循環の配列を音楽で表すと、F、C、G、D、Aと進行する五度圏になります。5度はあらゆるインターバルの中でも最も力強いインターバルで、土（F）が第1の火（C）を活性化し、それによって金（G）が活性化し、水（D）、そして木（A）が活性化していくというのは理にかなっています。

Aの後に、私はE、B、と五度圏を続けました。これによって私の研究は、中医学の5つのエレメントに対応する5つの音という枠組みを超えて、「8つのエレメント」へとたどり着きました。これについては第12章「音と天空の鍼治療：8つのエレメントの法則」で解説しています。

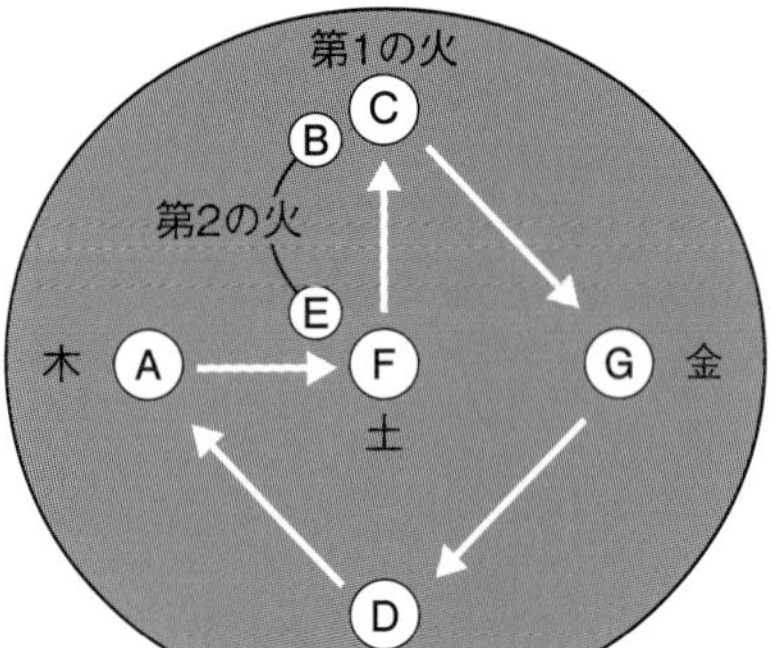

注：ギリシャの音階、イオニア旋法には2つの半音があります。EからF、そしてBからCです。これら2つのインターバルにはエネルギー的な力の他にも特殊な役割があると私は思っています。

EからFは火のエネルギーの誕生を象徴しており（Eは私が三焦に使用した音です）、顕在化のエネルギーを持つ土のエレメント（F）へと戻っていきます。EはFへと戻り、半音のインターバルを作り出します。

BからCは火の高次元の状態（Bは私が心臓に使用した音です）を象徴しています。魂のエネルギーの火は、変化のエネルギーを持つ心臓の火へ戻っていき、BはCへと戻ります。

声と気で臓器を活性化する

言霊の音構造は自然の5つのエレメントに統合されます。言霊は自然と調和しながら、臓器を刺激する強力なツールです。母音は陰の臓器を刺激するために使われます。私は『素問』に基づいて、5つのエレメントの音に改良を加えました。

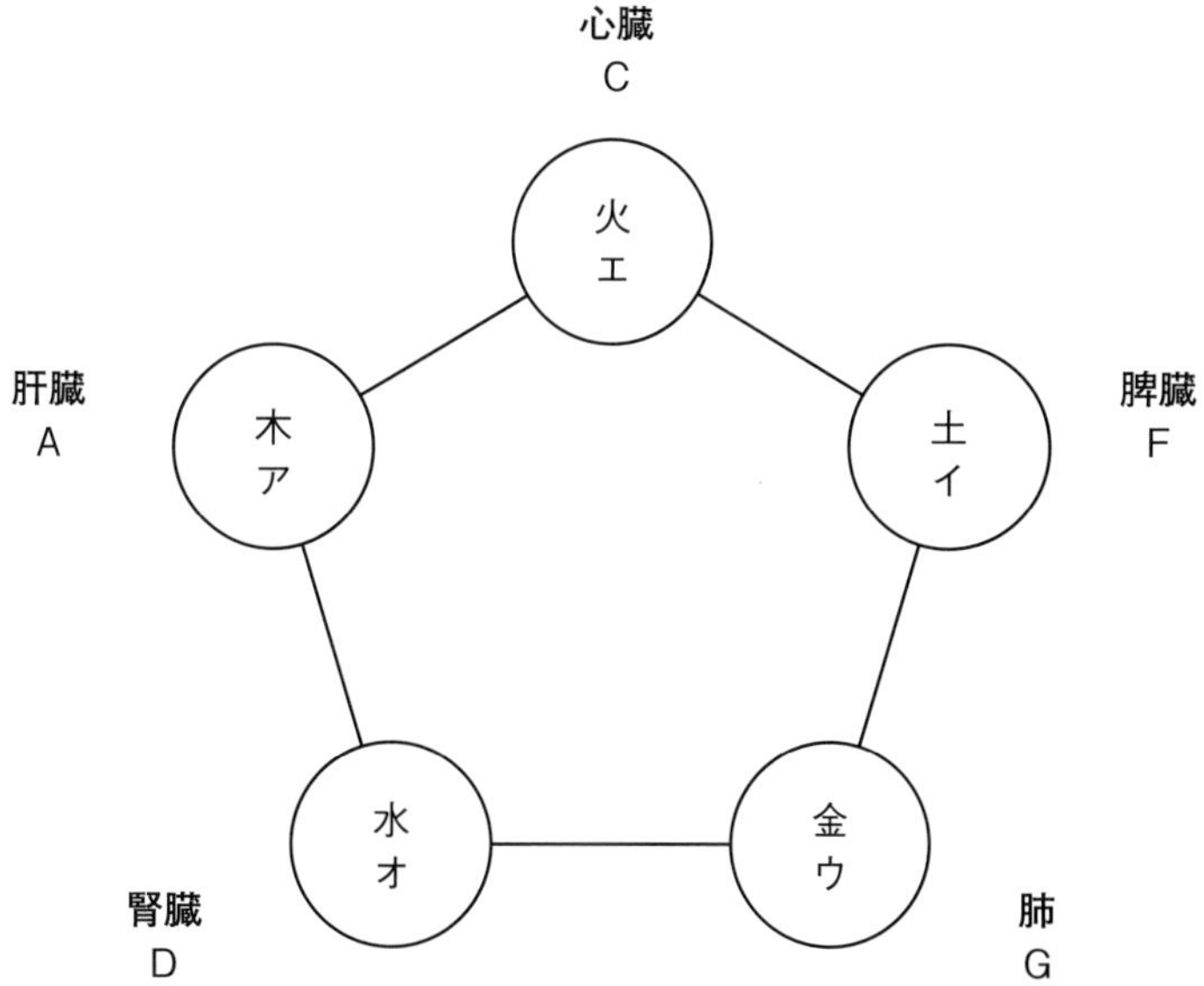

まずは、そのときに自分が「これだ」と思ったエレメントから始めてください。もしかしたら、そのときの季節のエレメントになるかもしれません。前ページの図の中でそのエレメントに対応する臓器を探しましょう。両手をそっと、その臓器の上に置いてください。ピアノやピッチパイプの助けを借りて、その音を出してみましょう。対応する音は、臓器の下に記載されています。

例えば、火のエレメントに対応する陰の臓器は心臓です。心臓の上に手を置きましょう。このエレメントの音であり、心臓を刺激することができる音はCです。Cの高さで「エ」の言霊を響かせましょう。

声は反射し、手から臓器へ力を与えます。この手は、エネルギーがサトルフィールドに出ていったことがわかるまで体に当てたままでいましょう。やがて音は倍音になります。臓器が弱っているようであれば、音を響かせながら、そのエレメントの色を思い描きましょう。これによって、さらなる強さが音に加わります。色と運動を音に組み合わせると、すばらしい効果が期待できます。それぞれのエレメントに合った基本的な動きを考えてみましょう！

注：5つのエレメントに対応するこれらの音は、肉体の外側を調整することで臓器を活性化します。それぞれの臓器に対応するこれらの音は、特殊な楽器を使用して響かせる必要はありません。私が開発した、経絡や臓器に合わせて調律した音叉を使うと、いくつかの音は変化し、より特殊な効果が期待できます。これについては次の章をご覧ください。

CDトラック8
声と気で臓器を活性化する

第７章

音と鍼治療

身体をハープのように扱う鍼師

ミュージシャンだった１９７０年代に、私は初めて鍼治療を知りました。日本での音楽ツアーのとき、私は一緒に同行していた5人のミュージシャンたちとともに、ヘトヘトに疲れきってホテルニューオータニに到着しました。私たちはパリから24時間以上かけて移動していたのです。最初のコンサートは数時間後に控えていました。コンサート前に元気を取り戻すため、私はホテルのフロントで、マッサージ師を呼んでもらえないかと頼みました。しかし突然の申し出に対応できるようなマッサージ師はいませんでした。その代わり、ホテルのスタッフは年配の鍼師を呼んでくれました。

その鍼師の男性は、ホテルの部屋で私たち全員に寝転がるよう指示し、私たちの体中に小さな鍼を刺し始めました。20分もすると、私はエネルギーを取り戻したように感じられました。私は彼に一体何をしたのか、なぜ他のどこでもない〝この場所〟に鍼を刺すのか、どうしてこんなにすぐに効果が出るのかということを尋ねました。彼は初歩的な英語で、体には、川のようなエネルギーラインがたくさんあり、そこから特に重要な流れを選んで鍼を刺すのだということを説明してくれました。

彼が話しているとき、私は自分の体がハープのように思えました。ハープの弦は体でいうエネルギーラインだったのです。そして、ハープの演奏家がハープの弦を鳴らすように、鍼師は体のエネルギーの経絡を操るのです。私はその鍼師を見ながら、「この部屋にいる彼こそが本物のミュージシャンだ」と感じたことを覚えています。

ツアーを終えてフランスに帰った私は、鍼の学校に入学しました。巡業を続けながらミュージシャンとして健康的でいるための知識を学ぶには、半年もあれば十分だと思っていました。しかし、実際は7年もかかりました！

音叉で喉の痛みが消えた！

７年間学んだのちに、鍼治療の師であるボリス・ド・バルドーは、「君はもう十分学んだ」と、ドアを示しました。そして、外に出て、この技術を多くの人に伝えていくべきだと言いました。

そして私はギターと鍼治療の本を持ってパリの路上に立ちましたが、どのように実践すればいいのか、まして や教えるにはどうすればいいのか、何も思いつかずにいました。見知らぬ人たちの治療をするなんて、怖くてできそうにありませんでした。

音楽界の仲間たちとは連絡を取り続けていたのですが、ミュージシャンの仲間たちは皆、とうの昔に音楽をやめてしまっていて、プロとして音楽界に戻ることもできそうにありませんでした。私は自分のよく知る世界に専念することを決めました。そうです、私はドラマーやベーシストたちと長い時間を過ごし、彼らの体や精神の健康について長いこと考えてきました。

私は生活費をかけずに暮らしながら施術を行える場所をパリのチャイナタウンで見つけ、ドアにこのような看板をかけました。

「ミュージシャン専門の鍼師」

私の初めての患者は７歳の少年でした。彼は音楽仲間の息子で、喉の痛みを訴えて来院しました。

私はよい気分ではありませんでした。これまでの研究から言うと、喉の痛みを癒すには、親指と人さし指の先端にある肺と大腸の経穴に鍼を刺さなくてはいけません。これは大人でも痛みがあります。「この子がどういう反応をするだろう？」ということで私の頭はいっぱいでした。何かいいアイデアがないかと部屋を見回しましたが、何も思いつきません。しかし、部屋の隅には、孤独の化身のように立つギターがありました。そして、その隣には、ミュージシャンだった時代を思い起こさせてくれるＡ＝４４０Ｈｚの小さな音叉がありました。

私は音叉を手に取り、鳴らし、少年の親指と人さし指の経穴にそれぞれ3回ずつ置きました。すると、少年の喉の痛みは消えたのです。

少年と母親は帰りました。私はとても驚き、彼らの治療費は無料にしました。しかし、私には大きな疑問が残りました。一体どうしてそのようなことが起きたのでしょうか？

そこからクロマティック・スケールの12の音と12の主な経穴を結びつけた最初の図を完成させるまでには、7年の月日がかかりました。

経絡に対応する12の音を見つけるまでの歩み

細胞の実験のように、この研究は時間をかけた念入りなものでした。まずはA＝440Hzの音叉を使い、体のそれぞれの経穴に体系的に当てていきました。実験の結果は脈診で確認しました。A＝440Hzではそれぞれの臓器によって異なった反応がありました。胃はこの音に最も好ましい反応を見せましたが、他の臓器が他の音に対して好ましい反応をするまで、この結果を確信することはできませんでした。

私は、なぜAの音が胃を元気にするのか理解できませんでした。『素問』によるとAは木のエレメントであり、土のエレメントではありません（これについては、のちほど詳しく解説します）。私はピアノで古代ギリシャの音階：イオニア、ドリア、ミクソリディア旋法などを演奏し、5つのエレメントに対応する5つの音があるというロジックを見つけようとしました。そして、その結果、12の臓器に対応する12の音があるとわかったのです。

中医学の経絡時計は、24時間サイクルで体内の自然なエネルギーの満ち引きを説明しています。体のエネルギーは、昼が夜にだんだんと変化していくのと同じくらい自然な流れで臓器に流れています。私たちはエネルギーが胃に流れてくる朝の7時から9時まで朝食を取ります。三焦にエネルギーが流れてくる夜の9時から11時は性欲が最も高まる時間帯です。私たちの行

音とエネルギー・クロック

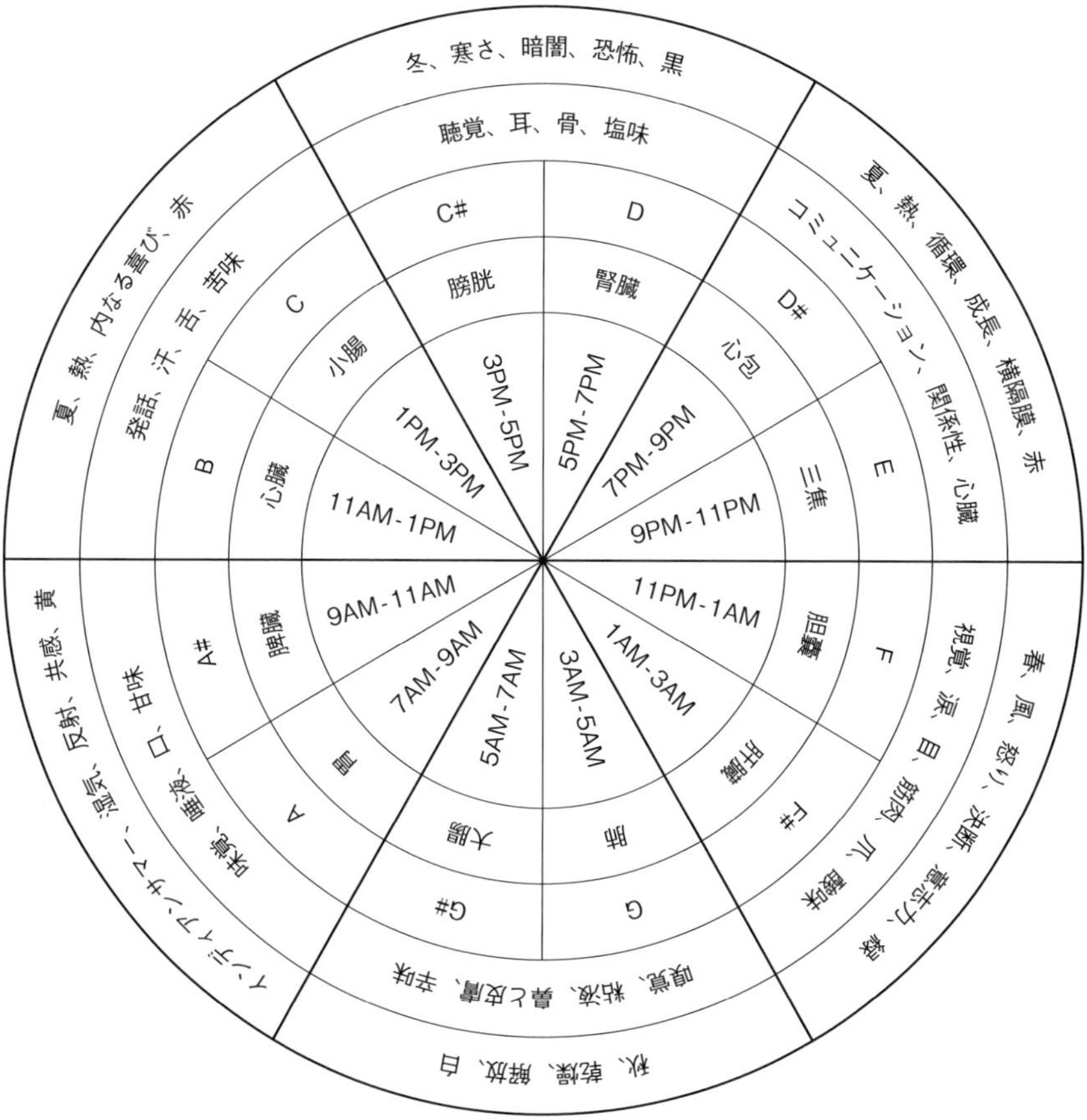

Chart copyright Tama-Do Academy 1987

動は臓器によって命じられていて、時間のサイクルの性質に従っています。では、同じようなやり方で音を応用するとどうなるのでしょうか？

私はクロマティック・スケールの12の半音を経絡時計の12の経絡に重ね合わせました。これら2つのシステムが数学的に一致したことには、心をそそられました。クロマティック・スケールは完璧に経絡時計とフィットしたのです！

その後、12の鋼の音叉（クロマティック・スケールの音と一致している）をデザインしてくれる製造業者を見つけました。私は自分の所有していた小さなA＝４４０Ｈｚの音叉を好ましく思っていませんでした。小さすぎるように思えたし、どういうわけか、人間の身体に必要な音の高さより高く響くように感じられたのです。だから、その製造業者はより大きな音叉を、A＝４４０Ｈｚより1オクターブ低い音（A＝２２０Ｈｚ）にして特別に製作してくれたのです。

これによって、さらに効率的で効果的な治療が行えるようになりました！　これらの音叉はより深く長く、肉体で反響します。少しずつ、除外を繰り返しながら、私は12の経絡とその臓器に対応する基本音を突き止めました。

私はこうした音が12の主な臓器のそれぞれに効果的であるという臨床的な証拠を得ました。しかし、それでも十分ではありませんでした。私は自分が選択したロジックを伝統的な中医学、音楽、そして数学の領域の中で証明したかったのです。

古典的な伝統への深い尊敬は、先駆者たちへの深い尊敬からきています。合気道の黒帯の所有者として私は、師である中園先生の教えと流儀に従いました。中園先生は何世代にもわたって伝えられてきたその流儀を小笠原先生に教わりました。師匠たちに敬意を示すためにも、私は長い時間をかけて証明されてきた伝統的な知恵とともに活動したいと思っています。また、これらの知恵は、より洗練された高次元の宇宙の意識と私たちを結びつけてくれます。

中医学に関しては、臨床実験の中で脈が好意的な反応を見せたことから、音の一致が証明できました。この結果に満足するまで、7年間、私は音叉を使った鍼治療のクリニックを運営していました。

数学的なことに関して言うと、クロマティック・スケールは一度に半音ずつ広がっていき、経絡時計は一度に2時間ずつ広がっていきます。これら2つの形式は一致しています。音楽的に言えば、音／細胞の実験において、すでにクロマティック・スケールの力は実証済みです。

さらに物理学的にも理にかなっています。「分子に対応した音楽」を生み出したジョエル・ステルンナイメールの理論は、私たちが皆、同じ指令音（彼の場合は一連の音とも言えるかもしれません）に反応しているという理解に基づいたものです。牛は人間と同じＤＮＡの構造を持っています。女性や雌牛の体内で乳汁を作るプロラクチン分子を刺激するのは同じ音です。ステルンナイメールの言う、臓器の分子が持つ「基本の調」というのは、私が述べている体の主な12の臓器に対応する基本音と一致しているのです。例えば、肺胞壁の破壊を防ぐアンチトリプシンのメロディーは、Ｇ調を基本としています。同じく、私が研究から導き出した肺に対応する基本音はＧです。

AとFの役割とは？

『素問』でＦは土のエレメント、Ａは木のエレメントと結びつけられていますが、私がＦを木のエレメント（ＧＢ：胆経）と結びつけ、Ａを土のエレメント（ＳＴ：胃経）と結びつけた理由について、もう少し詳しく解説しましょう。

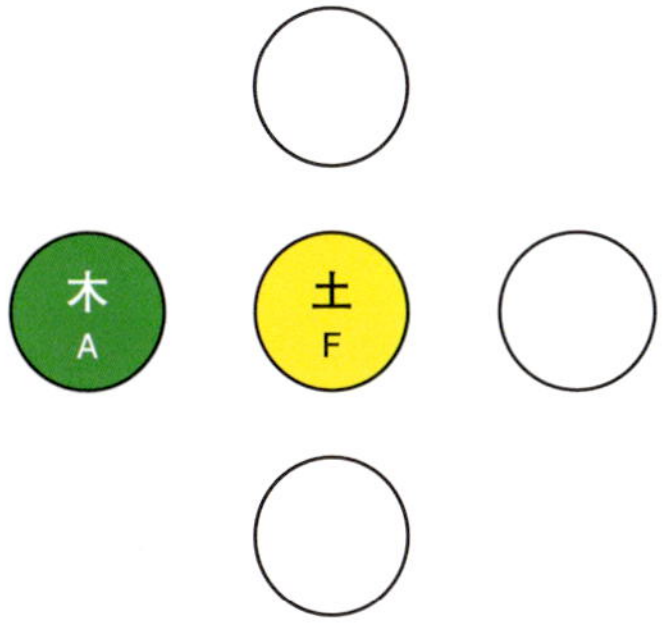

宇宙の循環の中で、土のエレメント（Fの音）は宇宙の中心にあり、他のすべてのエレメントをコントロールしています。

中医学の経絡時計では、胆囊《たんのう》が〝意思決定者〟で、その他の11の臓器をコントロールしていると言われています。

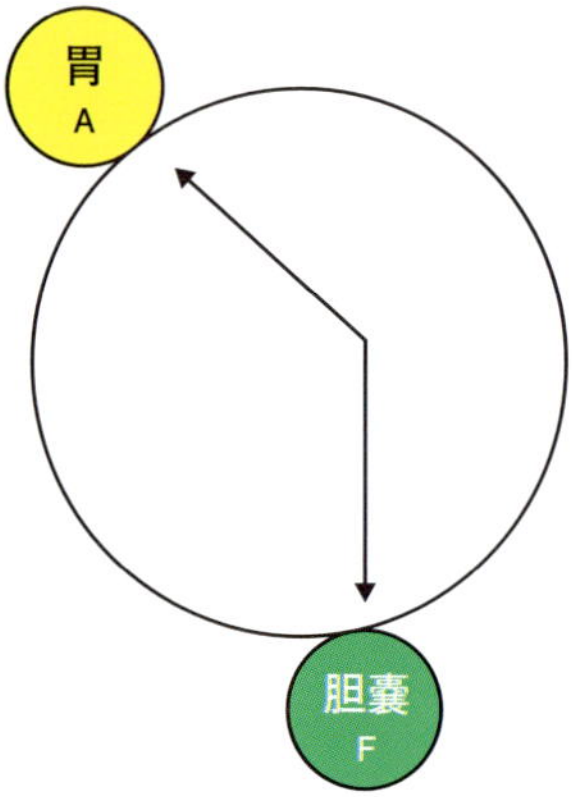

ここから私はFを木のエレメントの胆囊と結びつけ、Aを土のエレメントの胃と結びつけたのです。これら2つのエレメントの反転は、木と土のスピリチュアル的な関係性も表しています。土は空間を与え、そこに木が位置するのです。木が枯れてしまうと、その養分は土へと還ります。つまり、生命の循環が成立しているのです。また、木が太陽の光を受けたとき、土はこの光を変化の力として感じます。

12の経絡に対応する音

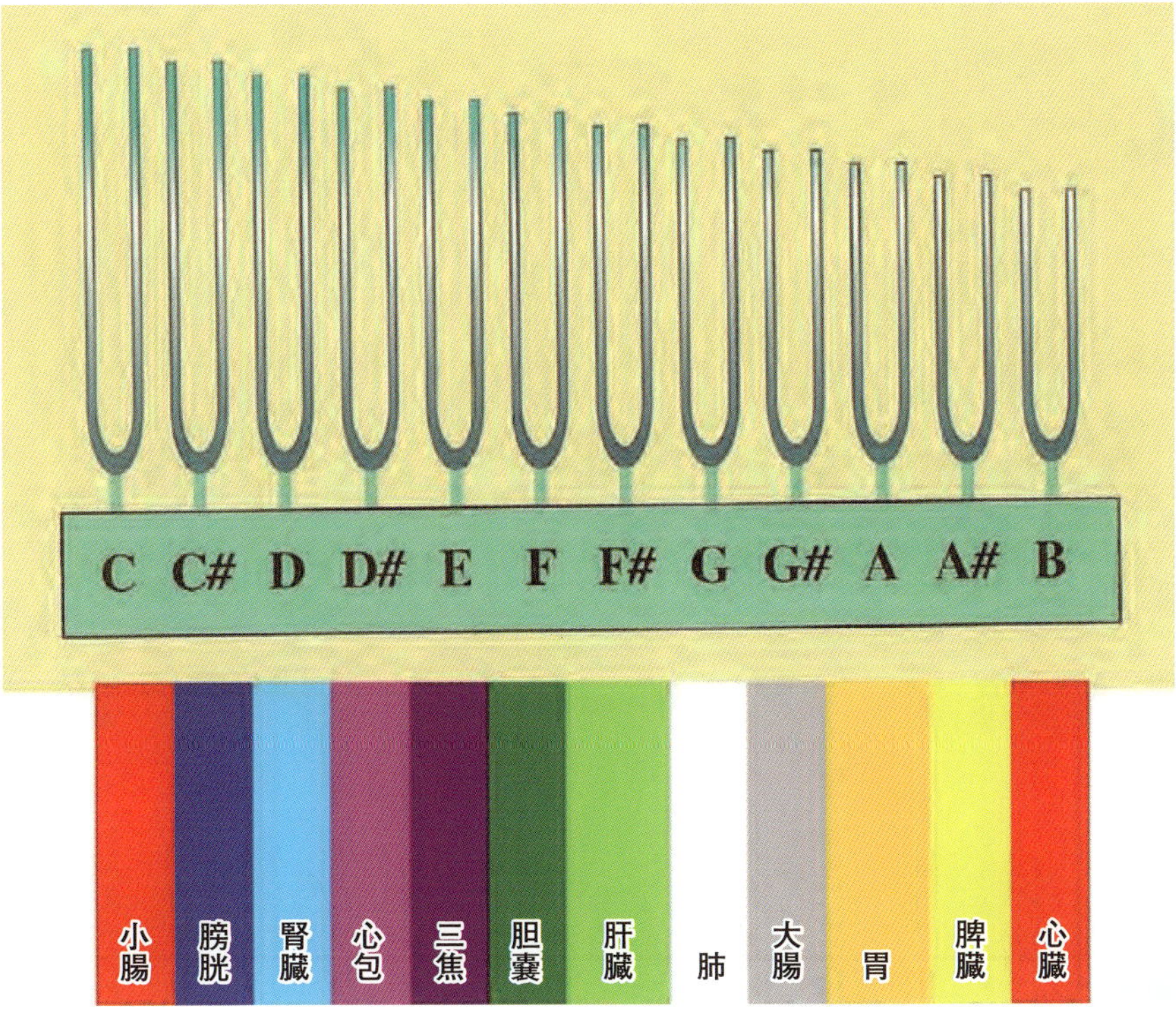

Chart copyright Tama-Do Academy 1987

タマドウアカデミーのサウンド・ヒーリングの音階

本章では倍音の音階が持つヒーリングの力について解説しますが、タマドウアカデミーで私がサウンド・ヒーリングに用いているいくつかの音階についてもお伝えしたいと思います。これはレベル別によって変わります。

研究の中で私は、それぞれのエネルギーのレベルに合った音の構造があることがわかりました。例を挙げると物質的なものと物質的ではないもの、目に見えるものと目に見えないもの、高密度のものと無抵抗のものなどです。

タマドウアカデミーで、私たちは倍音の進行（倍音の音階）を用いて、肉体の外にあるサトルエネルギーフィールド（オーラ）を調整しています。倍音の進行はオーラとともに宇宙と結びつき、それによって振動の親和性が生まれ、ヒーリングが起こるのです（さらなる情報は第9章「サトルエネルギーフィールド（オーラ）に対応する音」、第16章「季節のハーモニーコンサート」を参照ください）。

肉体に対し、私たちは経絡を通じて、〝クロマティック・スケール〟で臓器、細胞、ＤＮＡに活力を与えています。この音階（ピアノの白鍵と黒鍵の音）は身体と一体化するための密度を生み出します。もしあなたが真の音楽家なら、この音階で曲を作ることができます。私たちの身体は何世紀もの間、この音階に調和してきたのです（詳しくは第7章をご覧ください）。

オーラと身体、倍音の進行と平均律音階の間には、中間の空間があります。私は五度圏を使って、チャクラを調整しています。こうすることで、物質的なものとそうでないもの、目に見えるものと目には見えないものの間に架け橋が生まれるのです（第8章のチャクラについての項をご覧ください）。チャクラに用いる五度圏のインターバルは、ピタゴラス音律の完全五度ではなく、平均律で調律されています。無限に広がっていく倍音の進行を奏でることで、エネルギーは身体から離れることなく定着するのです。

優れたサウンドヒーラーになるためには、効果的な音の法則を適切に用いらなければいけません。これには慎重さと研究が必要です。

第3部では、どのようにして私がサウンド・ヒーリングの法則を作り上げたかを解説しましょう。それぞれのテクニックが誕生するまでには、少なくとも7年の研究が必要でした。

なぜ鋼の音叉は鍼よりも効果的なのか？

サウンドセラピーは鍼治療の理論に応用することができます。『黄帝内経』（紀元前１７３年の最古の医学書）のような古典的な鍼治療のテキストや『難経』（西暦１８０年）には人間の身体の健康をコントロールする経絡や経穴の関係性が詳細に書かれています。その後の臨床診療（現代の研究も含む）は、この驚くべきシステムの根本となる真実を証明しています。おそらく古代の中国人は音が経絡のネットワークに及ぼす効果に気がついていたのでしょう。しかし、この素材を臨床的な応用メソッドで活かすことはできませんでした。

ファビアン・ママンは独自の試みを行っていて、おそらくこれは、現代社会でまだ知られていない有益な手法となるでしょう。彼は音楽を臨床的に応用するためのシステムと人間の体、心、魂の健康と幸福に効果をもたらす音楽と音を作り出しています。

ジェイク・フラットキン
東洋医学の医師、有資格の鍼師
コロラド州、ボルダー

気は生命に必要不可欠です。気は振動とともにすべてを動かしています。気がない場所に生命はありません。気は「経絡」と呼ばれる体の中にあるルートを流れています。こうしたルートは水のない川のようなもので、そこに気が流れています。もし川床が大きくなれば、気も自由に流れることができます。しかし、経絡が張り詰めていると、気は流れることができません。

意識と気が1つになったとき、ヒーリングが起こります。鍼治療の熟練者たちは最初に刺す鍼が精神を治療すると言います。二番目の鍼は体を養う知識を与えます。

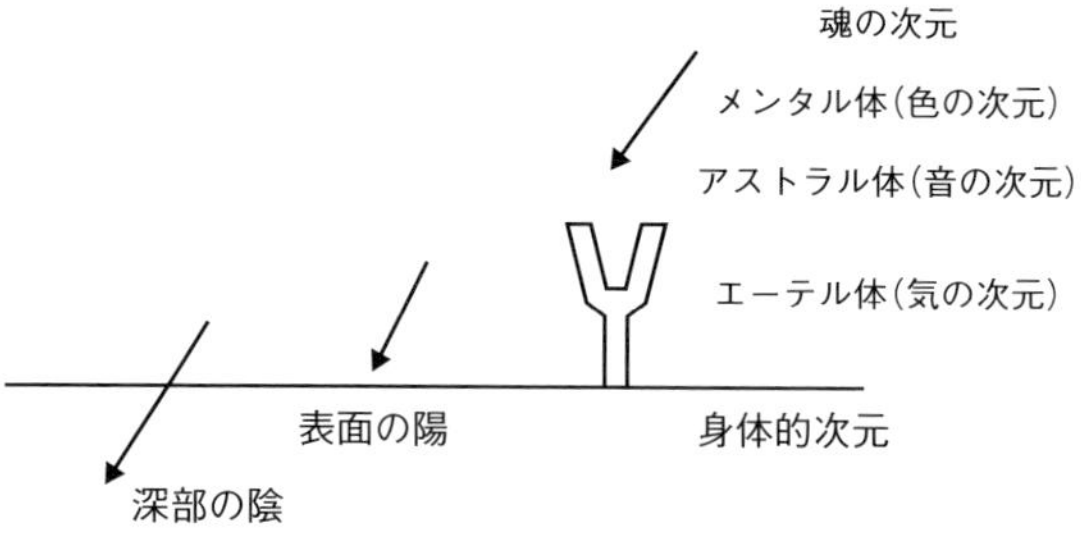

鍼治療には伝統的に2つの型があります。日本式と中国式です。

伝統的な中国の鍼治療では、鍼は肌の奥深くに差し込まれ、経絡の陰のエネルギーにアプローチします。このやり方は日本式よりも少し痛みが強く、患者は陰の気が生じるまでの間、ぼんやりとします。

日本式では、鍼は皮膚の表面をこする程度にしか使われず、刺すのは1ミリから最大でも2ミリで、陽のエネルギーを鍼で引き上げます。その結果、患者はすぐに元気になります（しかし、のちにこの2つの型は合わさるようになりました）。

私の「伝統的な音叉テクニック」は日本で修得したものをベースにしています。音叉の柄の部分を皮膚の表面に当てたまま、肉体、それから臓器の経絡を刺激するのです。一方で音叉の振動はサトルエネルギーに「意識をオープンにして受け取れる状態になること」、そして「ネガティブなエネルギーの結晶を溶かすこと」をメッセージとして伝えます。

特に、音叉はエーテル体を「気」によって、アストラル（感情）体を「音」によって浄化します。その後はペンライトを使って音を定着させるために、それぞれのエレメントの基本色を照らします。

古代の鍼師は、宇宙のエネルギーが作られるルートに直接、鍼を刺していました。今は大気を汚染している電磁波に邪魔されて、宇宙とつながる純粋なルートが途絶えてしまいました。カラーライトはエネルギー空間を作り出し、音叉の気が流れるようにします。音叉から生じる倍音は宇宙のエネルギーが移動するためのバイブレーションの川を作っています。

完全な共鳴は体の内部と外部の両方で作り出されます。この音叉のテクニックは鍼を使うよりも10倍速く効果を感じられます。なぜなら音の振動のほうが、鍼が伝える振動よりも速いからです（ただし、効果の程度は個人の気質によって変わります）。

通常、気が経絡を流れるスピードは1秒につき0・5ミクロンです（本山博）。伝統的な中医学では通常、鍼を1か所に30分は刺したままにしておきます。しかし、音叉であれば3分も必要ありません。また、若い世代の意識のほうが音に同調しやすい傾向があります。

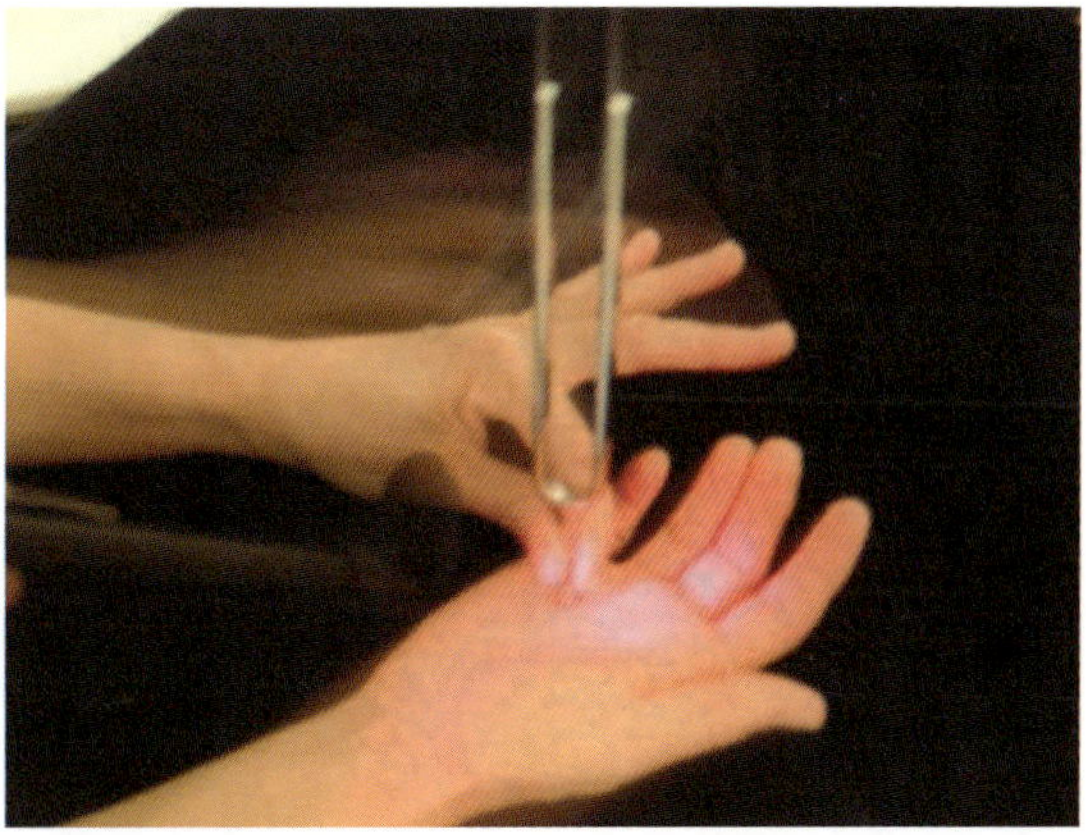

HT 8（少府）にファビアン・ママンの「クラシカル・チューニング・フォーク」と「カラー・ペンライト」を当てている様子
Photo copyright Tama-Do, 2007

経穴に音叉を使うと、自己判断による調整が行われます。どういうことかというと、その経穴がその振動を必要としていないなら、押し返してくるということです。もし、その振動が必要なら、経穴は音を吸い込みます。これは、鍼の場合には当てはまりません。鍼はどちらかというと電子音のようなものです。長く残ると、臓器のエネルギーが消耗してしまいます。音叉ではこのようなことはありません。

さらに最も重要な点を忘れてはいけません。音叉は肉体を傷つけることがないのです！

ファビアン・ママンは、まさに音響療法の先駆者です

鍼師の私は、音叉と鍼治療の理論を組み合わせれば、鍼を使うことなく、驚くような強力な効果を生み出せることを知りました。彼のすばらしい理論は、音叉の柄から、経絡、細胞、DNAに振動が送られ、一方で音叉そのもの（反対側）から生まれる共鳴が、対応する経絡、エネルギーフィールドに同様のメッセージを送り、ネガティブなパターンを生み出す根源を除去するというものでした。時間が経つと、肉体からこのネガティブな根源が消えてしまうのです。

なんとすばらしいアイデアでしょうか！

ファビアンが1996年、中国秦皇島市《しんのうとうし》のパンミン教授が創立した気功と鍼治療のトレーニングセンターに、気功と音叉を組み合わせたテクニックを紹介しに行ったとき、1人の講師は涙を流してこう言いました。「どうして私たち中国人はこのことに気がつかなかったのでしょう。あなたは私たちよりも中医学のことを理解しています！」

フランスパリで鍼治療、フィトセラピーを行う

ドミニク・エラウド医師

クラシカル・チューニング・フォークについて

「私はずっと音楽家として活動しており、その後は、

鍼師としての訓練を受け、音の研究家となった。私にとっての身体は、経絡という弦で弾かれるのを待っている楽器だ」

ファビアン・ママン

私が鍼治療と音叉を結びつけるようになったのは1977年のことでした（カラーライトについては、のちにお話しします）。40年以上も前のことですが、私が音叉を基にして作り上げた原則は今日も応用可能です。

・音叉は体に当てたときに最も効果を発揮します。こうすることで、音叉の柄の下からの振動が経絡、筋肉、細胞、体の中のDNAに送られ、一方で音叉の共鳴（反対側）がエネルギーフィールドを調整します。音叉を体に当てることなく使っても、細胞の記憶にはとどまらず、どんな音の影響力も続きません。

・音叉はきちんと一貫性のある古典的な音階に調律しなければいけません。つまり、それぞれの音と音の間に数学的な関係性があるということです。この関係性の中（いわゆる音と音の間）でヒーリングが起きます。音の間に存在する一貫性がハーモニーを生み出すのです。一貫性がないと不協和や混乱が生じます。

・平均律のクロマティック・スケールは、12の経絡に対応する12の音として私が唯一使っている音階です。その完全に安定した音階（数学的にも、エネルギー的にも）は、それぞれの部位を正常な状態にし、落ち着かせてくれる正確な音のインターバル（5度と3度）を生み出します。また、この音階を使うことで、音楽家たちはサウンド・ヒーリングのセッションの中で自由に真の音楽を演奏することができるのです！

・クロマティック・スケールのような音階が中国の伝統の中に存在しているのは興味深い点です。これは12律と呼ばれています。量子物理学的に言えば、クロマティック・スケールは音階を完全に安定させ（数学的にもエネルギー的にも）、それぞれの部位を正常な状態にし、落ち着かせてくれる、正確で一貫した音のインターバルを生み出します。

ベートーヴェンに対して、彼の力強い交響曲をピタゴラス音階で演奏してほしいと頼んでみたらどのような反応が返ってくるでしょうか？　おそらく彼は鼻で笑うでしょう。彼がそのような選択をしなくてよかったと思うし、だから私たちは今もベートーヴェンやモーツァルトやバッハのすばらしい音楽を楽しむことができるのです。

クラシック音楽の楽器のように、音叉は美しく持続する共鳴を作り出す〝気高い〟金属から作られたものでなければいけません。鋼は私が使う唯一の金属です。非常に硬い素材なので正確な調律ができるのです（ピタゴラスが鋼の剣で演奏していたことを思い出してください！）。また、耐久性もあり、時間の経過とともに音の高さを維持できなくなるようなこともありません。それに、鋼の共鳴は音叉を体に当てた後もずっと長く振動を続けるのです。アルミニウムの音叉を人間の体に使ったことはありません。体に悪いだけではなく、体に当てたときに振動を続けることができないのです。アルミニウムの音叉に重さが加わると、大きな音を出すことができますが、倍音を高めるものではありません。

マイルス・デイヴィスや、ウィントン・マルサリスにアルミのトランペットで演奏してほしいと頼んだら、彼らは何と言うでしょうか？

・音叉はカラーライトと組み合わせて使うとより効果的です。私の研究は、サトルエネルギーの中にある妨害物が結晶化すると肉体的な病になり、「音、色、運動」はこうしたネガティブなエネルギーを消す最も効果的な手法だという理論に基づいています。

・私は体に当てた音叉を色によって完璧に補完できることを発見しました。音叉の柄から振動が経絡、細胞、DNAに送られ、光の輪が音叉周囲のエネルギーフィールドを包み込むことで振動の力を高めます。同様に、音叉の反対側はサトルエネルギーフィールドに共鳴を生み出し、カラーライトが音の振動を高め、オーラの中にあるネガティブな阻害物を浄化します。「タマドウ・カラー・ライト・ホイール」はダリウス・ディンシャーの「色の振動数」の理論に基づいて開発されました。ディンシャーは、オングストローム単位で色彩の振動を計測し、世界に共通の「色言語」を作り出した天才です。

タマドウ・クラシカル・チューニング・フォークは、A＝220Hzを基準に調律したクロマティック・スケールの音叉です。

C	130・81
C#	138・59
D	146・83
D#	155・56
F	174・61
F#	185
G	196
G#	207・65
A	220
A#	233・08
B	246・94

タマドウで使用する音叉は、ピアノの調律に使われるスタンダードなA＝440Hzより1オクターブ低く調律されています。これによって音叉は深い共鳴を作り出し、振動が体に長く残るのです。

クラシカル・チューニング・フォークをA＝220Hzにしたのは、フランスの物理学者であり音楽家であるジョエル・ステルンナイメールとともに、80年代に7年かけて行った科学的な実験の結果から導き出したものです。私が音と細胞の実験を行う一方で、ステルンナイメールは、体の素粒子に対応する振動の周波数を体系化しようとしていました（分子の音楽）。彼は特に、臓器を作る体内の分子の鎖と一致する音にフォーカスしていました。偶然ですが、ステルンナイメールが「分子の音楽」に使った周波数は、私が臓器の働きを高めるために使った音階と同じだったのです！例えば、ステルンナイメールは肺に働きかける分子鎖（アンチトリプシン）がGに対応していることを発見しました。これは私が肺の力を高めるために、LU7（列欠）に用いた音と同じ音なのです！

ステルンナイメールは、たくさんの実験を行いまし

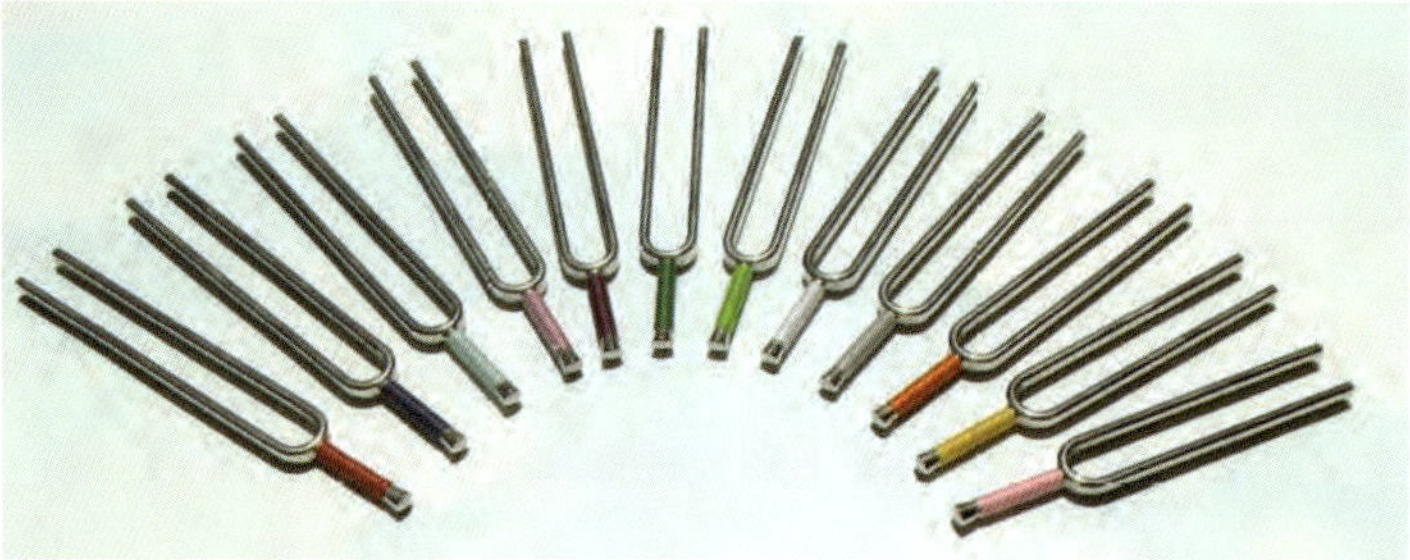

ファビアン・ママンのクラシカル・チューニング・フォーク
（柄の部分が、それぞれの経絡の5つのエレメントに対応する色になっています）

た。彼はA＝440Hzが電子と一致することを発見しました。光子が光を細胞にもたらす一方で、電子は臓器を作るたんぱく質に養分を供給する〝音〟をサポートする働きをします。音の共鳴の鎖が生命力と気を作り出すのです。私が見つけた臓器に対応する音階は、基準となるA＝440Hzの1オクターブ下のA＝220Hzで調律され、この不変の音階は、常に一定の調和のとれたセラピー効果を生み出すのです。

すべての音叉が同じではない

1977年の私の発見から、サウンド・ヒーリングが〝ビジネス〟として一気に広まる90年代までに20年の月日が経ちました。しかし不運なことに、永久に続くほどの発展はありませんでした。現在「音叉」とネットで検索しても、出てくるのは粗悪な品ばかりです。また、惑星や前立腺や世界平和に合わせて調律をしていると謳う音叉があります。これらは鋼、アルミニウム、ミョウバン（アルミニウムのお洒落な言い方）、水晶などから作られています。すべてが虹色で塗られているものさえあります。

音楽家でもない、ヒーラーでもない理論家は、反発し合う音の高さ、周波数、音階の中で迷子になってしまっています。

今こそ、サウンドを売るのではなく、サウンド・ヒーリングという気高い職業の時代に戻るべきなのです。

サウンド・ヒーリングの楽器を買ったり、授業を受けたりする前には以下の質問を問いかけてみましょう。

「製品や技術を裏付ける研究は行われていますか？」

もしも答えが

「天から下りてきたのです……」
「誰かの本で読んだのです」
「ずっと昔に失われてしまった古代の技なのです」

というものであれば、その製品や〝先駆者〟はきちんとした研究に基づいて活動していないのでしょう。

次に紹介する、タマドウのサウンドリサーチの倫理を活用してみてください。

タマドウのサウンドリサーチの倫理

崇高なサウンド・ヒーリングの先駆者、開発者、指導者、研究者になるためには……

・少なくとも7年は研究所や臨床の場で研究を行わなくてはいけません。特定の音の細胞レベルでのヒーリング効果を証明するために、音の法則や、顕微鏡で観察する細胞のサンプルに使用するツールは何度も繰り返しテストしなければいけません。

私たちは効果的で効率的なサウンド・ヒーリングを行いたいと思っています。研究はそのための基盤を与えてくれます。

・私たちは音楽家であり、専門家でなくてはいけません。私たちは音の周波数を自分の耳で認識し、第三の目と第三の手によって、エネルギーフィールドで音にどんな変化が起きるか、自ら見て、感じなければいけません。

・私たちは自然の法則を尊重し、すばらしい共鳴によって倍音を作り出すアコースティック楽器だけを使用しなくてはいけません。

・私たちは伝統的な音楽理論、数学、中医学、合気道、言霊の仕組みに則ったヒーリングを行わなくてはいけません。

・私たちは常に先人を称え、時を超えて証明されてきた伝統的な知恵を持って活動しなければいけません。

第8章

チャクラを使った
サウンド・ヒーリング

チャクラに対応する音

チャクラとは肉体、内分泌腺、経絡、血管、神経系、そしてサトルフィールドと宇宙のエレメントの内側と外側の間にあるドアのことです。そこではいくつもの経絡が集まり、重なった点からチャクラと呼ばれるエネルギー、あるいは渦の集合体が生まれるのです。肉体から生じたこの強力なエネルギーは、幽体レベルで対応するエネルギーと結びつき、こうして収束したエネルギーは肌やそれを超えた次元で気の「花」となります。

チャクラとの対応図

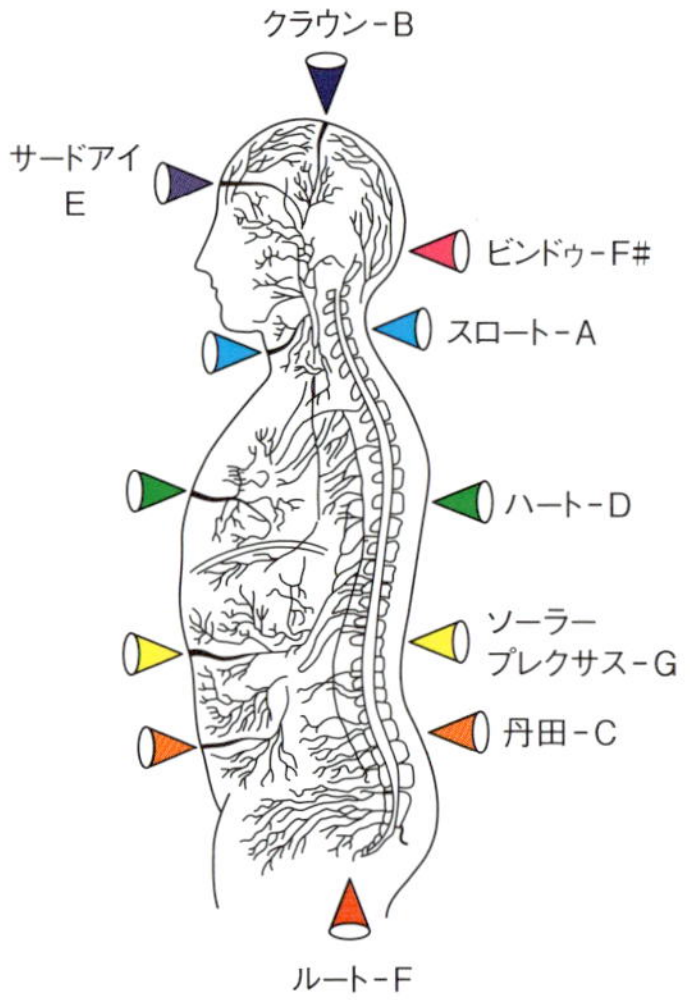

Chart copyright Tama-Do Academy 1987

イオニア旋法はやめてください！

長い間、様々なやり方でチャクラと音を一致させる試みが行われてきました。私はこうしたやり方をいくつか実験してみましたが、満足のいく結果は得られませんでした。

特に驚いたのはイオニア旋法（ピアノのC、D、E、F、G、A、B、Cの1オクターブの音）が多く使われているということです。こんな単純な一致が基礎になるわけがありません。実際にピアノの前に座って試してみた人はいないのです。ピアノでCの音を出しても、ルートチャクラのエネルギーを感じることはまったくありません。

CからDは2度で、最も不協和なインターバルなのです！　なぜなら音と細胞の研究で、私は2度のインターバルを用いてがん細胞を消したからです。そのような音の連なりを使ってチャクラを開けるわけがありません！

私はピアノを弾いているうちに、F[2]（ピアノの左から2番目のファ）が土のエレメントと結びつくルートチャクラとうまく響き合っていることに気がつきました。これを裏付けてくれたのがフランス人の物理学者、ジョエル・ステルンナイメールです。量子物理学者はF／F＃が地球の振動周波数と同じだと考えています。中医学にも重要な「Koung」という音があります。これはFでもあり土のエレメントと結びついています。このとき私はすべてが理にかなっていると思いました。ではCがルートチャクラに対応するという発想はどこから生まれたのでしょうか？　どうして多くの人がそのような勘違いをしているのでしょうか？

私にわかることは、20世紀初頭にインドでシタールの演奏家を観察していた西洋人の誤った解釈から間違ったチャクラの音が伝えられたということです。インドの音階ラーガは通常CあるいはC＃の調で調律されています。シタールの演奏家は地べたに座って膝にシタールを置きます。演奏家は大地とつながる尾骨に腰かけるように座っているので、これを見た人がどういうわけかCはルートチャクラの音だと間違って決めつけてしまったのかもしれません。

実際、シタールの演奏家が演奏をするとき、シタールの胴は膝に置かれ、丹田に押し付けられます。この場所は第2チャクラです。Cの振動は第1チャクラではなく、第2チャクラと呼応しているのです。

このような単純な考えで、研究もせず、Cがルートチャクラの音だと決めつけてしまった人がいるため、Cから始まるイオニア旋法にもこの考えが安易に適用されてしまったのです。Cの次の音はDですが、この音は第2チャクラの音として一般的に認識されています。

この間違いから、誤った音階が繰り返し使われ、今日に至るわけです。また多くの音の治療家たちはチャクラに対して、五度圏ではなく、あらゆる音の中でも最も不協和な音、2度のサイクルを使っています！

90年代のはじめ、初めてアメリカに移住したとき、私は優秀なサウンド・ヒーリングの先駆者たちのグループと出会い、音の研究とチャクラの一致についての研究結果を共有しました。彼らは五度圏がイオニア旋法よりはるかに優れていると、心から共感してくれました。しかし、彼らはCDや本をすでに出していたので、表向きのスタンスを変えることはできないと言いました。しかし、彼らはまだ私の友人でいてくれています！

チャクラと五度圏

5つのエレメントや耳ツボや脊柱に五度圏を組み合わせ、効果を実感した私は、今度は五度圏をチャクラに応用しました。5度は神聖幾何学でも最も重要な拡張要素です。五芒星は人間にとって基本となる図形です。

この音階の響きは、チャクラのエネルギーを刺激し、意識を天に向かって拡張していくときに見事に効果を発揮します。

F　ルート
C　丹田
G　ソーラープレクサス
D　ハート
A　スロート
E　サードアイ
B　クラウン
F#　ビンドゥ

チャクラを調整する五度圏は、5度のインターバルを用いて、ピアノで第2オクターブから第6オクターブまでを以下のように進行します。

F　87・31　第2オクターブ
C　130・81
G　196　第3オクターブ
D　293・66
A　440　第4オクターブ
E　659・26
B　987・77　第5オクターブ

F＃　１４７９・97　第6オクターブ

この音階を正しい順序で演奏するには5オクターブが必要です。クリスタルボウルやシンギングボウルは私の研究には向いていません。こうした精確な音にピッタリと合うボウルを見つけるのは非常に難しく、ましてや5オクターブの音域のものを見つけることが困難なのは言うまでもありません！　イオニア旋法はビジネスでも扱いやすいのです。

チャクラを再調整する音階

チャクラに対応する五度圏はチャクラを活性化しますが、チャクラをしっかりと肉体に結びつけるための違った音の組み合わせも必要だと私は考えていました。そこで、五度圏の順序を変えることで、チャクラを調整する音階を生み出しました。この特殊な音の配列は、すばらしいやり方でエネルギーを中心軸に取り戻します。チャクラを再調整するこの音階を演奏するには、ピアノで2オクターブが必要です。

D　ハート
G　ソーラープレクサス
A　スロート
C　丹田
E　サードアイ
F　ルート
B　クラウン

サウンド・プラクティス：チャクラに対応する五度圏

左から2番目のFから始め、ピアノの左から右に向かって五度圏を弾いてみましょう。より反響させたいなら、右のペダルを踏みましょう。ピアノを弾きながらチャクラが開くのを感じられるはずです。

CDトラック9
チャクラに対応する五度圏

サウンド・プラクティス：チャクラを再調整する音階

以下の音を数字の順番にピアノで続けて弾いてみましょう。チャクラに対応する五度圏との違いを感じてみましょう。

CDトラック10
チャクラを再調整する音階

サウンド・プラクティス：チャクラと音の瞑想

ピアノ、シンギングボウル、クリスタルボウル、シロフォンの5オクターブの音域を使い、チャクラを開く瞑想をしましょう。

注：他の流儀では、ここで紹介したものとは違う音をそれぞれのチャクラに使用するかもしれません。しかし大切なのは、正しい音の高さで五度圏を演奏することです。

心を落ち着けて、深呼吸をして、自分の中に深く入っていきましょう。

そして、ルートチャクラのFを鳴らしましょう。

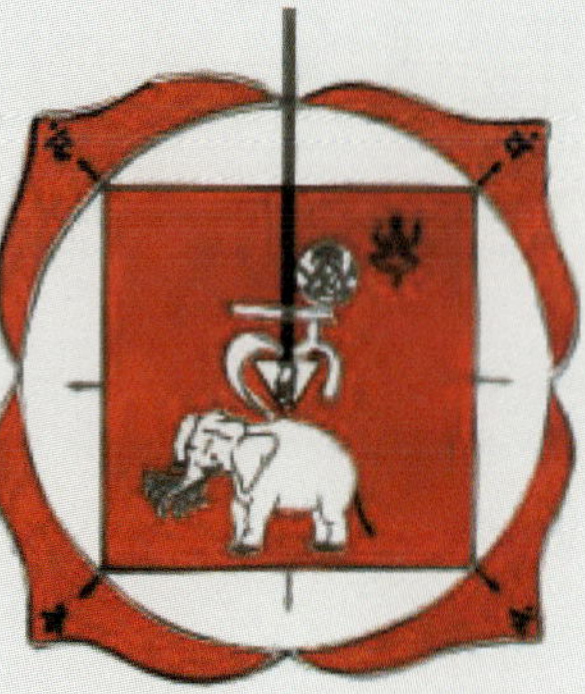

音をルートチャクラに取り込んでください。

赤を大地に深く送り込み、ムーラダーラの花を咲かせましょう。

「私はここにいます」

ルートチャクラを少しずつ閉じながら、息を大きく吐きましょう。

丹田チャクラに対応するCを鳴らしましょう。

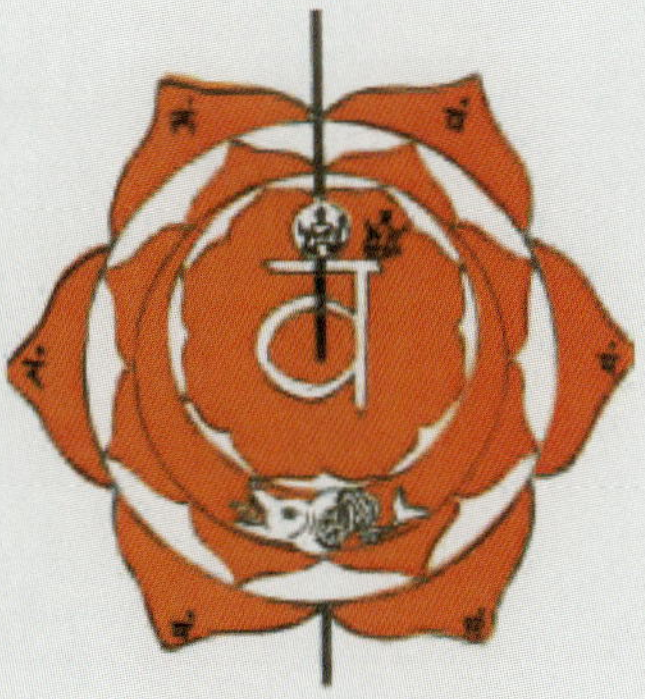

音を丹田チャクラに取り込みましょう。

丹田チャクラからオレンジを吐き出しながら、スワディスタナの花を咲かせましょう。

「私が現れてきます」

丹田チャクラを少しずつ閉じながら、息を大きく吐きましょう。

ソーラープレクサスチャクラに対応するGを鳴らしましょう。

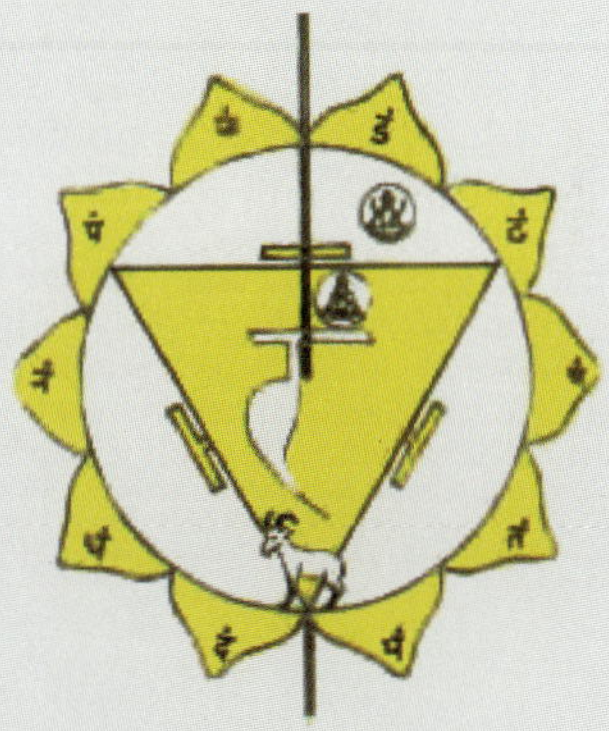

音をソーラープレクサスチャクラに取り込みましょう。
ソーラープレクサスチャクラから黄を吐き出しながら、マニプーラの花を咲かせましょう。
「私は受け入れます」
ソーラープレクサスチャクラを少しずつ閉じながら、息を大きく吐きましょう。

ハートチャクラに対応するDを鳴らしましょう。

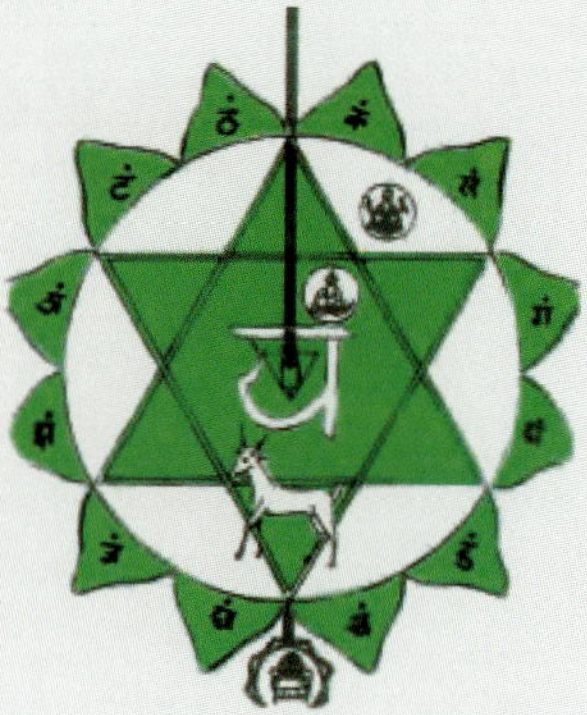

音のエネルギーをハートチャクラに取り込みましょう。
ハートチャクラから緑を吐き出しながら、アナーハタの花を咲かせましょう。
「私は愛します」
ハートチャクラを少しずつ閉じながら、息を大きく吐きましょう。

スロートチャクラに対応するAを鳴らしましょう。

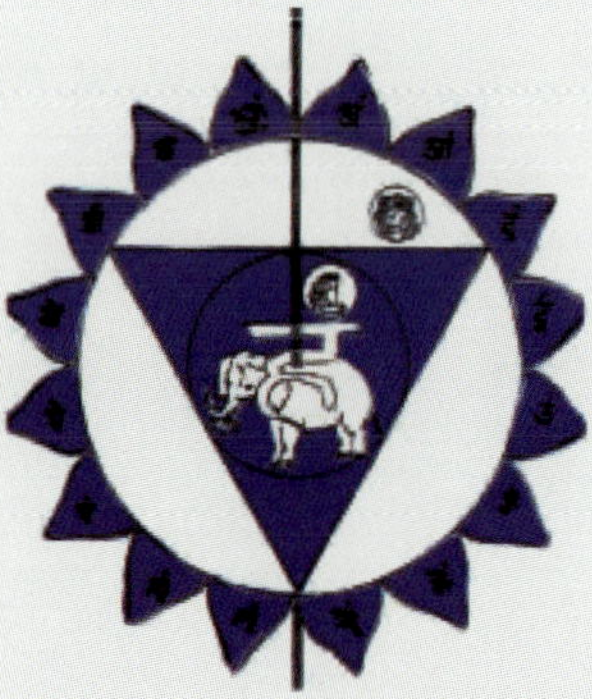

音のエネルギーをスロートチャクラに取り込みましょう。
スロートチャクラから青を吐き出しながら、ヴィシュッダの花を咲かせましょう。
「私は表現します」
スロートチャクラを少しずつ閉じながら、息を吐きましょう。

サードアイチャクラに対応するEを鳴らしましょう。

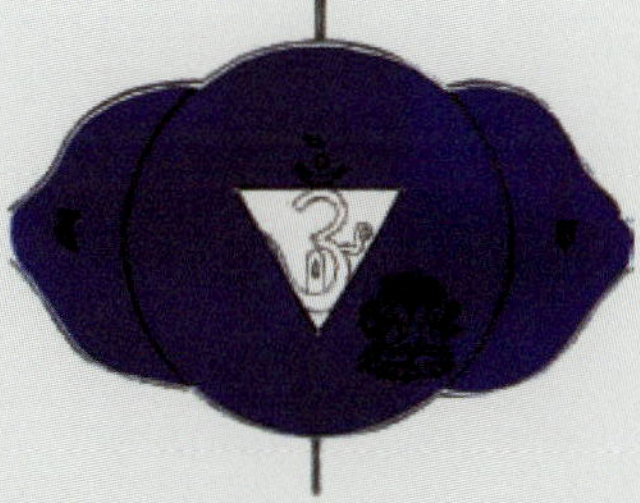

音のエネルギーをサードアイチャクラに取り込みましょう。
サードアイチャクラからインディゴを吐き出しながら、アジナの花を咲かせましょう。
「私は識別します」
サードアイチャクラを少しずつ閉じながら、息を吐きましょう。

クラウンチャクラに対応するBを鳴らしましょう。

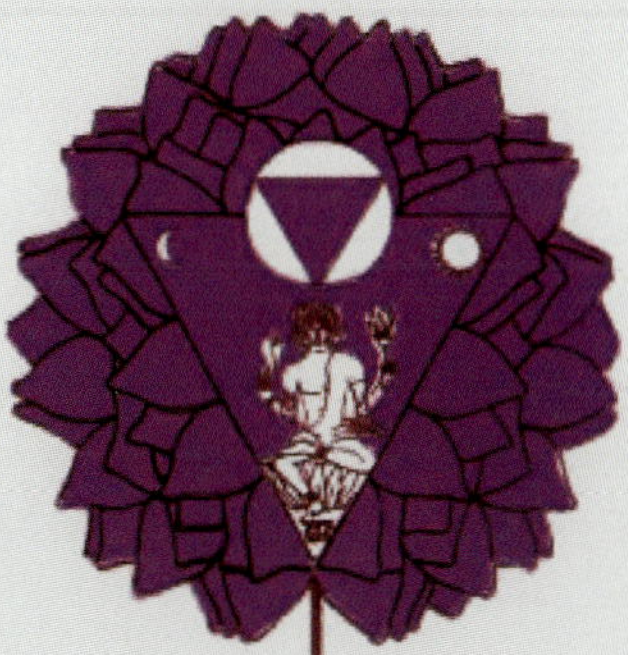

音のエネルギーをクラウンチャクラに取り込みましょう。
クラウンチャクラから紫を吐き出しながら、サハスラーラの花を咲かせましょう。
「私は神とともにいます」
クラウンチャクラを少しずつ閉じながら、息を吐きましょう。

ビンドゥチャクラに対応するF#を鳴らしましょう。

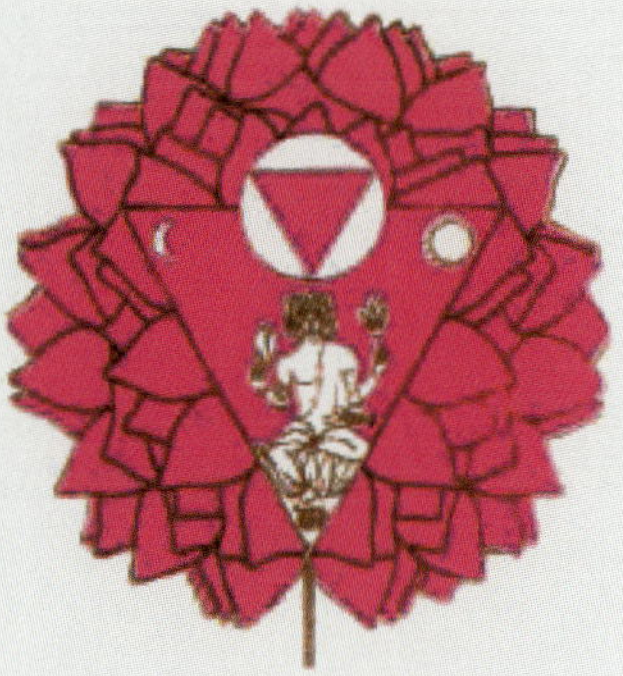

音のエネルギーをビンドゥチャクラに取り込みましょう。

意識の座からマゼンタを吐き出しながら、スリの花を咲かせましょう。

「私は神です」

ビンドゥチャクラを少しずつ閉じながら、息を吐きましょう。

ここでの音、エネルギー、意識はすべてあなたなのです。


すべては宇宙で、あなたと1つなのです。

第9章

サトルエネルギーフィールド（オーラ）に対応する音

サトルフィールドと共鳴するアコースティック・サウンド

「アコースティック・サウンドを使ってサトルボディのヒーリングを行うことは、〝沈黙を開き〟、この沈黙に耳を傾けるようなものです。このタイプのヒーリングは、患者だけではなく、あなた自身の沈黙の次元の調整も含まれます」

ファビアン・ママン

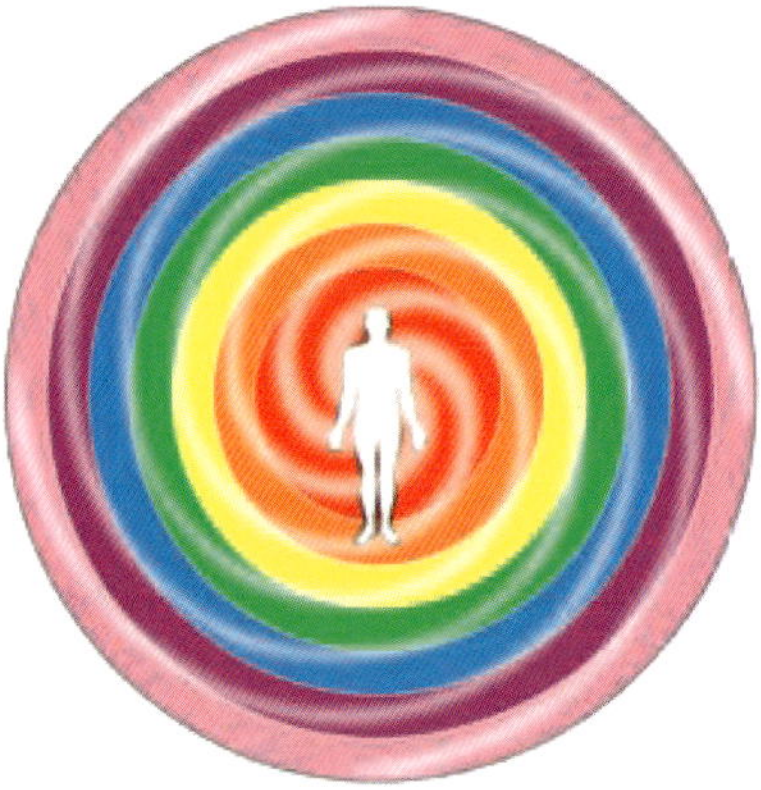

Chart copyright Tama-Do Academy 1987
サトルフィールドの図

丹田で音と運動が結びつくことで、微細なエネルギーの領域を認知することができます。このためには、大地のエネルギーが体内に流れ、宇宙のエネルギーとの結びつきがサトルフィールドに築かれるようにしなくはいけません。このルートを通じて、私たちは自身の持つ振動の共鳴を変えることができるのです。

アコースティック・サウンドと倍音は密集した感情と過剰なまでの精神活動を液化し、オーラを明るくします。音は、より広範な意識の次元のフィールドを開きます。

このように次元を変化させたいときには、基本的にチャクラに対応した五度圏から始めます。それぞれのチャクラの基本音から始まる倍音を響かせましょう。この倍音は上に向かって広がり、サトルフィールドを開きます。

チャクラとオーラを調整する音

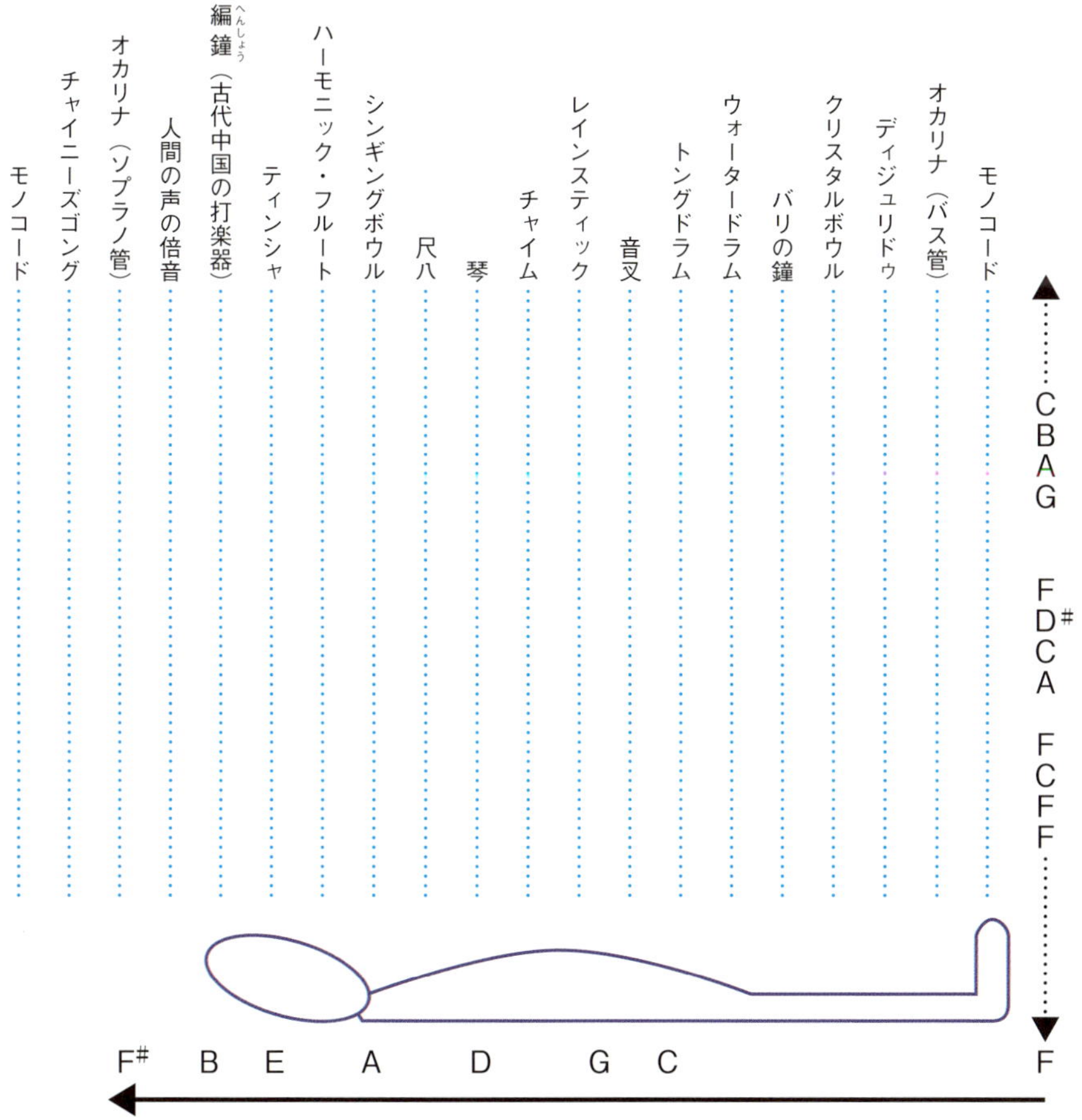

Chart copyright Tama-Do Academy 1987

1996年に私は、21のアコースティック楽器を使った、チャクラとオーラフィールドを調和させるCD『The Resonance of Ancestral Memories』を収録しました。このCDは肉体に直接的に影響を及ぼします。精密に作られた楽曲が音のオーラを作り出し、チャクラやエネルギーが広がり、真の再生が始まる空間となります。

私は足先から頭にかけてそれぞれ、チャクラと共鳴する自然の楽器を選んでいます。それぞれの楽器を演奏すると、基本音（五度圏に合わせた）によってチャクラが活性化し、一方で、楽器が生み出す倍音は外側に無限に広がっていき、オーラを活気づけます。

使う楽器は絶対にアコースティック楽器です。アコースティック楽器は、それぞれの美しい音色を守ってくれますし、その幅広い倍音は音楽と音によるヒーリングの本質なのです。

自然のエレメントに対応する、アコースティック楽器の混じりけのない音はオーラを浄化します。これによって意識に新たな空間が生まれ、中心軸に合わせて自分が再調整されます。このプロセスによって『The Resonance of Ancestral Memories』は現在の時間の中で、癒しの力を発揮します。

ヒーリングのための空間

古代の人がエネルギーを扱っていた頃は、時間の中に多くの空間がありました。私たちは今でも自然や宇宙の法則に敬意を払っています。そうすることで、バランスのとれたオーラフィールドやチャクラのための空間が作り出されるのです。

『素問』には、古代のヒーリングの法則が記述されています。それはこのような内容です。「あなたが鍼師に見てもらいたいのなら、あなたは歩いて（あるいはロバに乗って）数週間かけて、その人の場所に行かなくてはいけない。旅をしているうちに、あなたの体は植物や道半ばの自然の力で回復するでしょう」。

「病気の床から、ヒーラーのいる新たなエネルギーフィールドに行くためには（エネルギーフィールドといった言葉はもちろん、私が付け加えています）、新たな土地で2週間待たねばならず、そうして、ようやくヒーラーに脈を測ってもらえるのです。あなたが彼の庭で働くなら、代わりに食事と寝床を提供してもらえるかもしれません。このようにして、あなたのエネルギーはその土地のエネルギーと調和し、あなたのサトルボディ、チャクラ、臓器（これは私が付け加えたものです）を調整する準備が整うのです」

（現代の私たちも待合室に長い時間、座っていなければいけません。しかし、医者はその本来の理由を忘れてしまっています。そして患者がエネルギーを整える準備をする代わりに、おぞましい雑誌を読ませたり、ひどい内容のテレビ番組を見せたりして、ストレスをさらに増大させています！）

現代の私たちは自然のリズムとのつながりをなくしてしまっています。今ではすべてがあまりに速すぎて、シンプルなものなど何もないのです。私たちは外の世界から切り離された孤立した建物の中で暮らしています。電子や電磁波はサトルフィールドがバランスを保つ働きを破壊します。また、私たちは車や飛行機で移動します。人間の体は飛ぶようには作られていません！　本来、私たちは飛行機で移動する存在ではないのです。

サウンドヒーラーであり、指導者でありながら、教え子や患者のために世界中を移動し、見知らぬ地でヒーリングのための環境を即時に整えることは非常に大変なことです。実際、チャクラやオーラのヒーリングと再生を始めるためには、頭から足先にかけて次々と演奏するための最低21個のアコースティック楽器をバッグに入れ、それらの広範な倍音で部屋を浄化し、適切な空間を作り出す必要がありました。

しかし、このような試みは不可能であり、だから私は『The Resonance of Ancestral Memories』を録音したのです。このCDを聞けば、私が言っていることがわかるはずです。

音へのシャーマン的アプローチ

〝シャーマン的な方法〟で、オーラに楽器を使いたいのであれば、長い準備が必要となります。

アコースティック・サウンドの影響は頭で理解するよりもはるかに力強いものです。最初のコンタクトで、ゆっくりと深く、サトルフィールドに入っていくためには、まずは自分と宇宙の関係性を深めなければいけません。そのためには音、色、気功、瞑想をマスターすることが必要です。

芽が出るには最低1年かかります。外的な変化を感じ始めたら、音と結びついた経験が次なるステップとなるシャーマン的アプローチに向かうときです。音はDNAやサトルフィールドで物事を再構成して、生命のプログラムや祖先の記憶に届きます。

だから私はタマドウアカデミーのコースを3年のカリキュラムにしたのです。本当にこの道における〝現代の手本〟になりたいのなら、7年の訓練は必要でしょう。

チャクラとオーラを楽器で調和する

このアプローチは、本書の中でも非常に魅力的なワークでしょう。なぜなら、これは音と色を使い、科学的、そしてシャーマン的なやり方の両方で同時にエネルギーフィールドにアプローチするからです。

注：タマドウアカデミーの言霊のコース、そして「タオ・イン・ファ」という気功術を少なくとも2年間学んでいないうちは、自分だけでこのワークに取り組むことはお勧めしません。オーラフィールドの微細な振動を感じるようになるためには長い時間がかかります。誤って使用すると、サトルボディに激しい支障をきたす音が生じる可能性があるからです。

私は、深くリラックスした状態のときに感じられるアコースティック楽器の影響が、どれほど深くサトルエネルギーに影響するのか教え子たちに経験させたいと思い、このテクニックをアカデミーで開発しました。教え子たちには、音と細胞の実験で細胞が見せた反応のような、力強いエネルギーを感じてほしいと思っていました。私が楽器を少し強く鳴らしただけでも、彼らはそれを地震のように感じるでしょう。一方で、フルートやモノコードのようなごくシンプルな音は、彼らを祖先の記憶の深い共鳴の中へと送り出すでしょう。

楽器は体の周りに、チャクラに対応する五度圏の順序で並べ、ルートチャクラの低いFから始めます。

それぞれのチャクラに使用する楽器は、自然の5つのエレメントの性質によって決まります。例えば、ルートチャクラは土のエレメントと結びついています。そのため、F音に合わせてチューニングした自然の皮素材で作られた太鼓をルートチャクラに使用するのがよいでしょう。

エーテル体からアートマ体に至るまで、サトルボディを開くためには、それぞれのチャクラから発せられるオーラに対して、それぞれのチャクラの基本音をベースとした倍音の音階を使います（ルートチャクラであれば、F C F A C D# F G A B C……）。これによって意識に新たな空間が生まれ、そうすることで先祖の記憶との共鳴が、中心軸を通じて現在に起きるのです。

このサトルエネルギーを扱うワークでは、チャクラとともに、足先から頭まで、まずは3つのレベル（エーテル体、アストラル体、メンタル体）で、サトルエネルギーフィールドを解析することから始めましょう。ホログラフィックなエネルギーのこのような分析は、あなたが従うべきマップとなってくれます。

解析に基づいて、それぞれの色のシルクを、調整する必要があるチャクラの上に置き、音の効果が定着するようにしましょう。そして、これらのチャクラを一度に、足先から頭まで調整しましょう。

それぞれのチャクラの間に生まれる沈黙をきちんと区別し、チャクラとサトルボディが呼吸し、ハーモニーと倍音を受け入れる空間を作りましょう。ヒーリングが起こるのは音と音の間の沈黙の空間で、音そのものでないことを覚えておいてください！

サトルボディのヒーリングでは、患者のエネルギーフィールドや空間を阻害しないようなやり方で楽器を置くことが大切です。楽器の元に行く必要があるときは、できるだけ効率的に、最小限の動きで済ませるようにしましょう。セッションは瞑想的なやり方で行われ、そのようにすることで空間と時間の記憶が展開していくのです。

体のいくつかの部位は、他の部位よりも音を吸い込みます。音が完全に吸い込まれたり、拒絶されたりするときには、調和したオーラが満ちて振動しているのです。

このシャーマン的なセッションは患者がタマドウアカデミーで音、色の訓練を受けているとさらに効果的です。

「星々から細胞に至るまで、多くの次元のエネルギーを私たちは活用することができます。ただし、これは私たちの意識レベルによっても変わってきます……」

ファビアン・ママン

チャクラに対応する五度圏

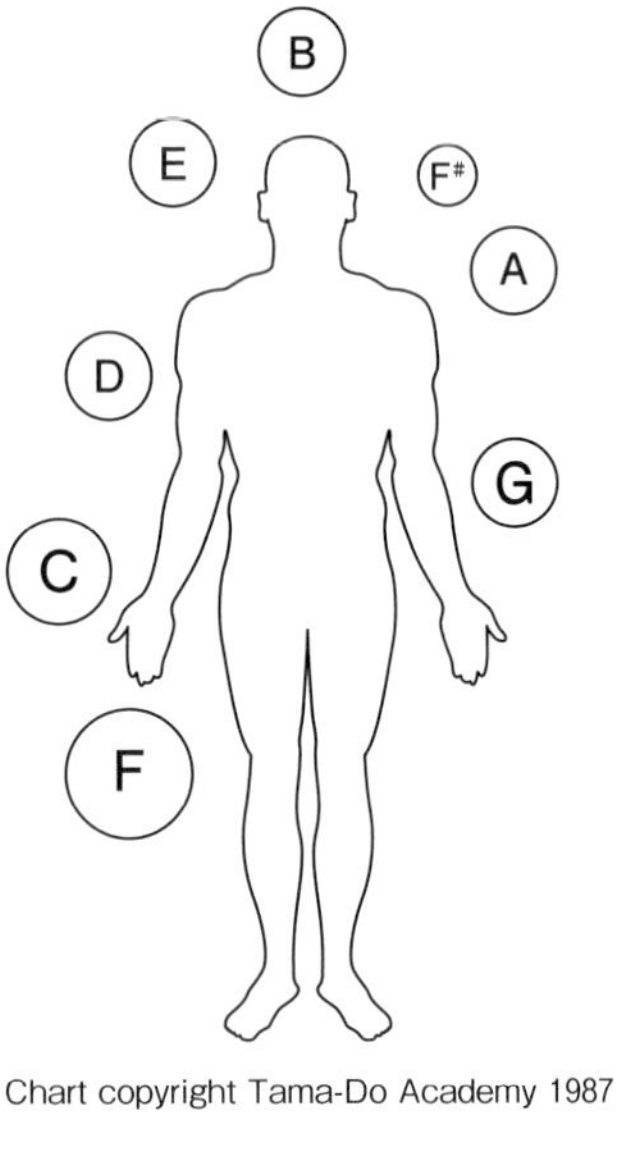

Chart copyright Tama-Do Academy 1987

自然の楽器

それぞれのチャクラを整えるときには、チャクラと結びつくエレメントと共鳴する特別なアコースティック楽器を使用します。「ミュージカル・スパイン」では、それぞれのチャクラに対応する体の部位と、季節と5つのエレメントの結びつきについて記載しました

チャクラと楽器の自然なシンフォニー

チャクラ	エレメント	場所	楽器	チャクラの音	チャクラの色
ルートチャクラ	土	足から尾骨	ベンディル 皮の太鼓 ジャンベ クリスタルボウル ディジュリドゥ オカリナ 声	F	赤
丹田チャクラ	水	おなか 腎臓	ウォータードラム レインスティック カリンバ 声	C	オレンジ
ソーラープレクサスチャクラ	木	太陽神経叢 肝臓	ラトルやシェイカー トングドラム 木製フルート 声 ウッドブロック	G	黄
ハートチャクラ	火	心臓	弦楽器 モノコード 声	D	緑
スロートチャクラ	金／空	肺 胸腺 喉	フルート オカリナ 声	A	青
頭部の3つのチャクラ	エーテル	頭、頭上	あらゆる小さな音 フェアリーベル レインスティック 鐘	E-B-F#	インディゴ 紫 マゼンタ 白

（第3部）。こうした関係性を楽器が生み出す自然のシンフォニーに応用すれば、チャクラを調整することができます。

真のアコースティック楽器は自然の中にある元素と同じ素材で作られています。木製のフルート、金属のベル、土で作られたオカリナ、弦が張られたギター、ウォータードラムは私たち個々の中にある火、金、水、木のエレメントを目覚めさせ、自然や宇宙との本来の調和的な結びつきを思い出させてくれます。

私たちは地球が自分たちの中にあることを感じるはずです。そして私たち自身がこの地球であることに気がつくでしょう。そこに違いはないのです。

自然のエレメントと調和するとき、私たちは双方向のヒーリング効果を生み出しています。自らのエネルギーを研ぎ澄まし、その中で自身のエレメントを癒すときには、私たちが自然の共鳴を受け取るように、自然も私たちの共鳴を受け取っているのです。それぞれの楽器はチャクラに対応した音に合わせて調律しましょう。

ヒーリングを行うときには、母なる自然をいつも思い出してください。私たちはそこから生まれました。そして私たちは、自分たちが受け取った以上のものを自然に返さなくてはいけません。

シャーマンが歩む光の道とは？

タマドウとは「魂の道」という意味で、純粋な光や愛や好奇心や喜びに向かっていく道のりのことです。この道を進む手助けをするために、フェアリー／シャーマン・テレス・アンソエルドや私は、身体、精神、そして宇宙の探索を通じて私たちの意識を拡大していくためのシャーマン的な歩みの行程を作りました。私たちは、この目には見えない振動の領域へのアプローチを「光のシャーマニズム」と呼んでいます。私たちはその光から生まれ、魂の存在として、その場所に向かっています。

ジェニファー・ミラーが描いたこの絵は、タマドウアカデミーの新しい本『The Story of the 5 Elements（5つのエレメントの物語）』（テレス・アンソエルド著、未邦訳）の表紙です。この絵は私たちの中に存在する子供たちにインスピレーションを与え、妖精や自然の精霊たちが暮らす世界の喜びや驚きを感じさせてくれます。

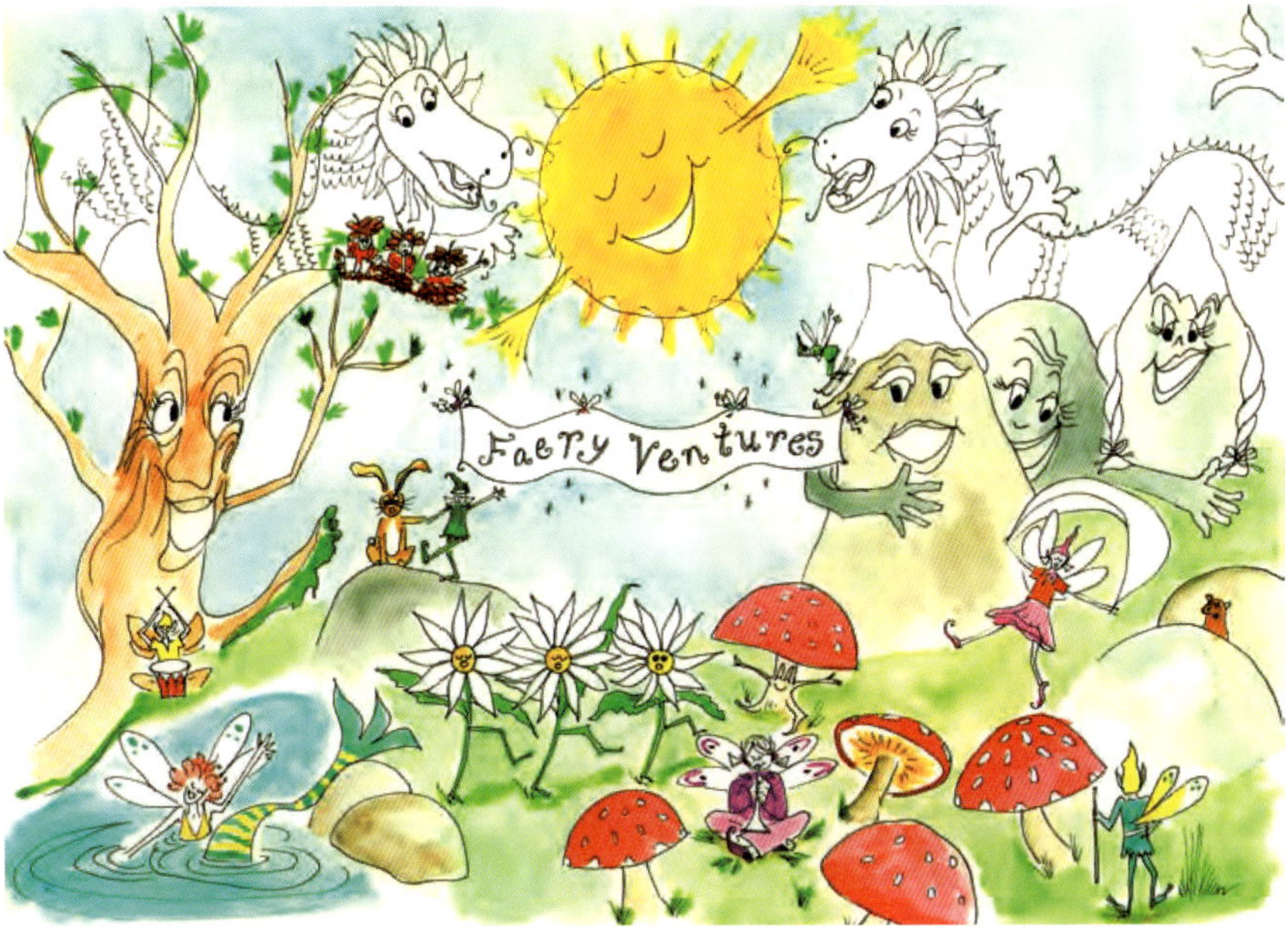

第10章

光のシャーマニズム（そして音楽！）

自然のエレメントの音を使った調和的なアプローチ

研究を進める中で、私はフェアリー／シャーマン・テレス・アンソエルドとともに探求をするようになりました。彼女はフランスのドルイド教の女司祭であるニコール・バルトルッチに教えを受けていました。幸運なことに、テレスは幼少期をアラスカ、そして子供時代の大部分をネパールで過ごしました。森の中や山の頂上、海の真ん中に浮かぶヨットなど、彼女は自然の中で多くの時間を過ごしました。

自然の振動を深く理解している彼女は、ギターや太鼓を使う私とは異なり、岩と葉と水という自然のエレメントの音でヒーリング空間を作り上げてしまいました。彼女のお気に入りの楽器は水の入ったステンレススチールのボウルと2個のスポンジでした。彼女はスポンジから1つずつ水を垂らして雨垂れの音を作り出しました。リズムをやや欠いた水のしたたる音によって人々は水のメッセージの中に深く入っていきます。

水には、シンプルでミステリアスな美しさがあると言われていますが……人々はそれを無視し、破壊的で副次的影響を持つ化学薬品によって自分たちを毒することを好んでいるようです。

フランスのバンヴェニスト教授に影響を受けた江本勝博士は、水を観察し、愛と調和の有益な思考を記録しました。

テレス・アンソエルドは水滴だけでなく、水に関するあらゆる音が私たちを再編成していると述べます。噴水の水や川の流れる音、雨のしたたる音、海の波の音……肝心なのは、どれくらいの量と期間、こうした音を取り込むかということです。

純粋な自然音はオーラフィールドと共鳴しやすく、生命エネルギーそのものを供給してくれます。それが「気」です。

気はエネルギーです。気は自然の鼓動、宇宙の生命力であり、星々、惑星、自然からサトルボディを通じて肉体という乗り物に送られてきます。

自然の5つのエレメント以上に、生命エネルギーを供給してくれるものはありません。

滝や木々の傍に立ったり、山に登ったり、太陽に顔を向けたり、日の出の時刻の純粋なプラーナを吸い込んでみましょう。水、木、土、火、空から気を集めるのです。

星々や惑星から発せられるこのエネルギーは宇宙を流れています。そして地球に到着すると、自然の王国にパワーを送ります。そこから、このエネルギーは私たちのサトルボディ、それから身体を流れ、やがては細胞、DNAへとたどり着き、天と地の結びつきを築くのです。

このエネルギーは純粋な愛、子に対する母の偉大な愛なのです。このエネルギーこそが何より最高のヒーリングをもたらしてくれるのです。

音の摩訶不思議な世界は、自然の生命力を受容する力を育む貴重な後押しをしてくれます。そして宇宙の法則が与えてくれるものを感受する力を再び高め、私たちの意識がより適切な夢に確実に向かえるようにしてくれます。その結果、自分の人生を子供のときから望んでいたように愛することができるのです！　タマドウアカデミーのすべてのワークのゴールはここにあり、「光のシャーマニズム」があなたをそこに連れて行ってくれるでしょう。

チャクラと5つのエレメントに対応する音

土	足から尾骨	石 ノームのチャント
水	丹田	水とスポンジ セイレーンのチャント
木	太陽神経叢	枝と葉 木と種 エルフのチャント
火	心臓	ドラゴンのチャント
空／金	喉	呼吸
エーテル	頭と頭上	フェアリーベル

エレメントの音のコンサート

1人の患者だけを治療するのではなく、テレスは横になった多くの人々をまるで1人の人物のようにチューニングするようになりました。

また、彼女は子供を対象にしたカリキュラムを開発し、エレメントを使いこなす音楽家になるための方法を教え、子供たちが自然との結びつきを再び思い出せるようにしました。このワークは大人にとっても同様に有効です。

私たちは「季節のハーモニーコンサート」をサンタフェで開催し、650人の聴衆に対してエレメントを使ったチューニングを行いました。聴衆は椅子に座っているか、多くはフロアに横になっています。深い知識に基づいたこのワークでは、エレメントの音を身につけた15人のタマドウのプラクティショナーが、ゆっくりと静かに聴衆たちの間を移動し、1人1人のチューニングを同時に行います。プライバシーがないにもかかわらず、この場にいるたくさんの聴衆たちは深い内的経験に入っていきます。皆が会場から遠く離れたところを旅しています！　この経験はすばらしいお土産となるでしょう！

純粋なエレメントの音は意識の新たな空間を開き、私たちの中心から5つのエレメントや星々や宇宙を通じて、らせんを描きながら広がっていきます。祖先たちの記憶との共鳴が広がっていきます。私たちの中心軸は宇宙と協調しています。さらに言うなら、そこに区別はありません。私たちは、すべて1つの存在なのです。

これこそが、ウパニシャッドの「梵我一如（それが、あなたである）」です。古代のギリシャでは、ソクラテスやプラトンの格言がデルフィの神殿の前で書かれました。「汝自身を知れ」。そうすることで、あなたは宇宙や神のことを知ることができるのです。

真の知恵は、一体になること、再統一をすることを説いています。

神はこの瞬間も私たちの中、自然の中、宇宙にいます。

自分自身の中で、生命力の中心にある「一体感」という深い感覚を育むことで、私たちは再び生まれ変わることができます。本書の音と音楽を使ったワークがきっとあなたを導いてくれるでしょう。

サウンド・プラクティス：エレメントコンサートを開催しよう！

午後に休暇をとりましょう。友人たちを集めて、自然の中に出かけていきましょう。土やその他のエレメントに石を拾ってもいいか許可を取りましょう。そして音が響く石を選び、できるだけまっすぐで、なめらかな枝を拾いましょう。慌てる必要はありません。

それぞれのエレメントを感じられるまで、ゆっくりと時間をかけてください

騒音や余計な干渉から離れた、楽器を使える安全な（内的にも外的にも）場所を見つけましょう。優しくゆっくりと、その岩や石をこすります。枝をカサカサと鳴らし、水をポタポタと垂らしましょう。こうした自然音にあなたの声も乗せましょう。精霊たち（エレメント）の歌を知らないのであれば、呼吸を活用しましょう。

発声しましょう。ただし、その音は人間的すぎたり、感情的すぎたりしないようにしましょう。そうでないと、効果がありません。軽い調子で声を響かせ続けましょう！　あなたの声が感情的であれば、聴衆も感情的になってしまいます。

目指すはエレメントの音を軽快に使いこなすことです！

それぞれの楽器の音や声の間に生まれる沈黙の瞬間があなたを手助けしてくれるでしょう。

沈黙に耳を傾けてください。自然があなたにどのように答えてくれるか、耳をすますのです。鳥のさえずり、虫の羽音、葉がカサカサとそよぐ音、コオロギの鳴き声、穏やかに流れる遠くの川……それらを自由に響かせてください……自然と調和したこの心地よいアコースティックの共演にたっぷりと浸ってください。

宇宙と調和することは、人間らしさを大切にしながらも他の存在との一体感を感じることであり、その結果、私たちは友好的に行動することができるのです。

第11章

タマドウの宇宙と共鳴する楽器

宇宙と共鳴する楽器とは？

地球と太陽系のすべての惑星との距離は、マイルやキロという単位の代わりにハーモニー（倍音）で測ることができます。純粋な音から生まれるこうしたハーモニー（倍音）に気がつくと、自分たちのいる宇宙と完全に共鳴することを再び可能にしてくれるアコースティック楽器を作る必要があることが理解できると思います。私は「タマドウの楽器」を作り、神聖幾何学の法則に従って自らの活動の原点に返ろうと思いました。

すばらしい楽器と調和したとき、私たちは自然な健康体、そして自然や宇宙のエネルギーと結びつき、我々に受け継がれたものを取り戻すことができます。こうした楽器を通じて私たちは魂の道の本来の根源に立ち戻ることができるのです（注：ただし本章で紹介する楽器は、タマドウアカデミーの教育ツールとして作ったものです。プラクティショナーのための道具ではありません。バッグに入れて運ぶには大きすぎるからです）。

■モノコード・テーブル

モノコードを初めて作ったのは、古代ギリシャの数学者で音楽家で哲学者のピタゴラスでした。モノコードの弦は1本で、ハーモニーの理論を説明するために使われました。

夢でインスピレーションを授かり、私は現代版のモノコードを作りました。このモノコードは木製で、52本の弦は1本ずつそれぞれの音に合わせて調律されています。音を鳴らすと、大地から空に向かう対数的な振動に続き、倍音が生まれます。

脊柱は体の中でも最も重要な反射区なので、私は脊柱を倍音で直接振動させるようなアコースティック音を響かせるのが良いと考えました。この方法は体の構造に影響を与えるだけでなく、周囲のサトルフィールドにも影響を与えます。

モノコードの弦の相互作用は、見事なまでに調和した倍音を作り出します。近づいて聞いてみてください。傍で耳を傾けてください。天使の聖歌隊のような音が聞こえてくるでしょう。

CDトラック11
モノコード・テーブル

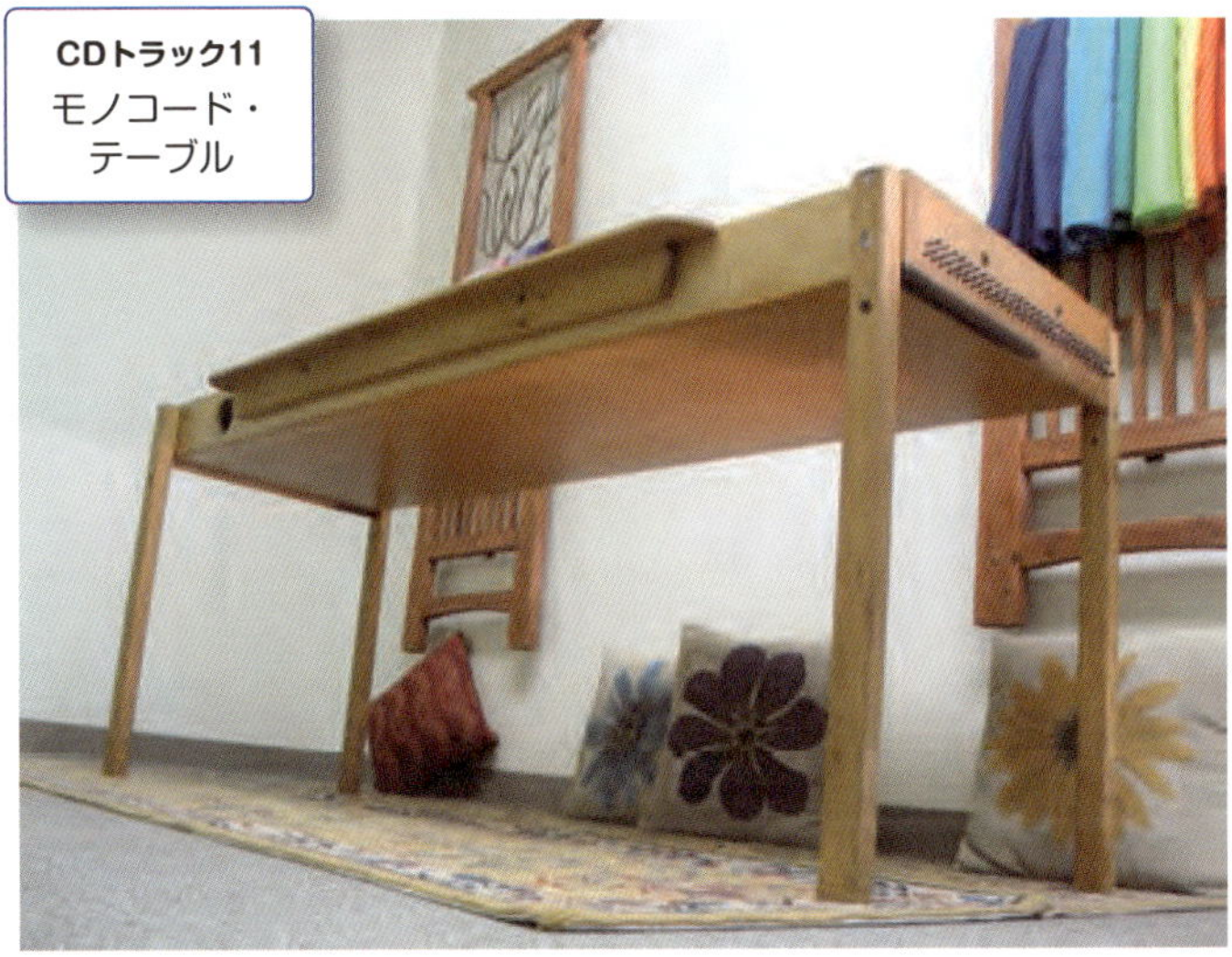

モノコード・テーブル
Photo courtesy Pat Aoki, Tama-Do Certified Practitioner

■タマドウのチャクラ・サウンド・チューブ（タマドウ・エクストラ・ポイント）

私はT・E・P（タマドウ・エクストラ・ポイント）というすばらしいテクニックを開発しました。これは、エーテル体（肉体）の気、アストラル体（感情体）の音、メンタル体の色を使ってチャクラとサトルエネルギーフィールドを整えるというテクニックです。それぞれのセッションでエネルギーの渦が生まれ、深いトランスフォーメーション（意識変容）が起こります。

タマドウのチャクラ・サウンド・チューブには3つの異なる音階があります。

チャクラに対応する五度圏

TEPに特化して製作した8つのサウンドチューブを使って、ルートチャクラからクラウンチャクラに対応する音を順に出します。

F　C　G　D　A　E　B　F#

CDトラック12
タマドウの
チャクラ・サウンド・チューブ
チャクラに対応する五度圏

チャクラに対応するFの倍音の音階

この音階はルートチャクラから足まで伸びて広がり、活性化した後、患者を大地に根付かせます。私は15の音を使っていますが、倍音の音階は永遠に続いていきます！

F　C　F　A　C　D#　F
G　A　B　C　D　D#　E　F

チャクラに対応するEの倍音の音階

この音階は頭部に働きかけ、すばらしいやり方で頭部の3つのチャクラを再び調和させます。私は11の音を使いましたが、空に向かって永遠に続けることも可能です。

E　B　E　G#　B　D　E
F#　G#　A#　B

CDトラック13
タマドウのチャクラ・サウンド・チューブ
チャクラに対応する
Fの倍音の音階

CDトラック14
タマドウのチャクラ・サウンド・チューブ
チャクラに対応する
Eの倍音の音階

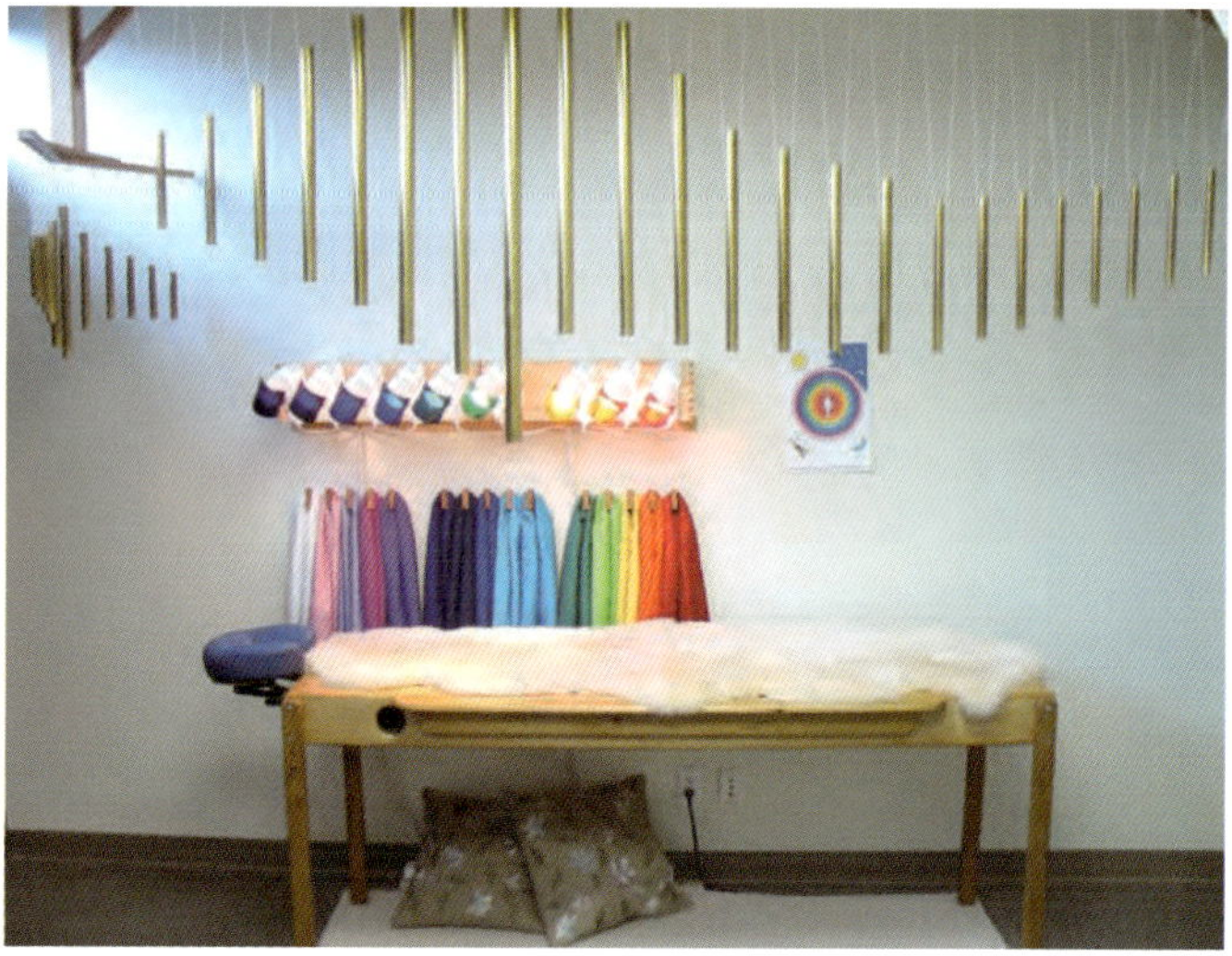

チャクラ・サウンド・チューブ
Photo courtesy Pat Aoki, Tama-Do Cer tified Practitioner

■タマドウのチャクラ再調整チューブ

私が開発した「チャクラ再調整チューブ」はチャク

ラのエネルギーを再調整し、集結させます。部屋にいる人々を一度に穏やかにしたり、身体的あるいは感情的ショック状態を経験した人が再びセンタリングしたりするのに高い効果を発揮します。

D　G　A　C　E　F　B

CDトラック15
タマドウのチャクラ再調整チューブ

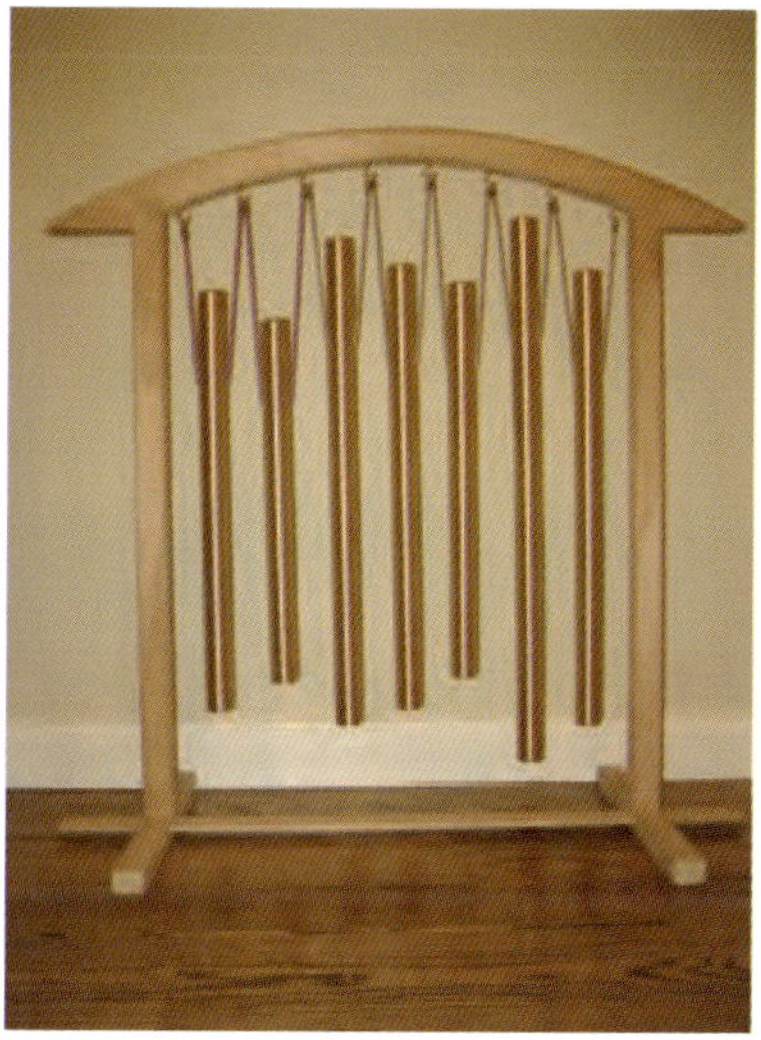

チャクラ再調整チューブ
Photo courtesy Jeanne Denaro, Tama-Do Certified Practitioner

■タマドウのペンタトニック・ピラミッド

「ピラミッドの中に立ち、2分もすると、心の中のおしゃべりがやみました。音の中に、今まで経験したことのない沈黙が生まれました。私の心はとても静かに穏やかになりました」

この楽器は、エジプトのクフ王のピラミッドの100分の1のスケールで作られています。私はこのピラミッドを頭部の最初の3つのオーラ、具体的に言うなら、エーテル体、アストラル体、メンタル体の3つのサトルフィールドを浄化するために使っています。タマドウのペンタトニック・ピラミッドは4つの方向と四季のエネルギーと調和し

CDトラック16
タマドウのペンタトニック・ピラミッド

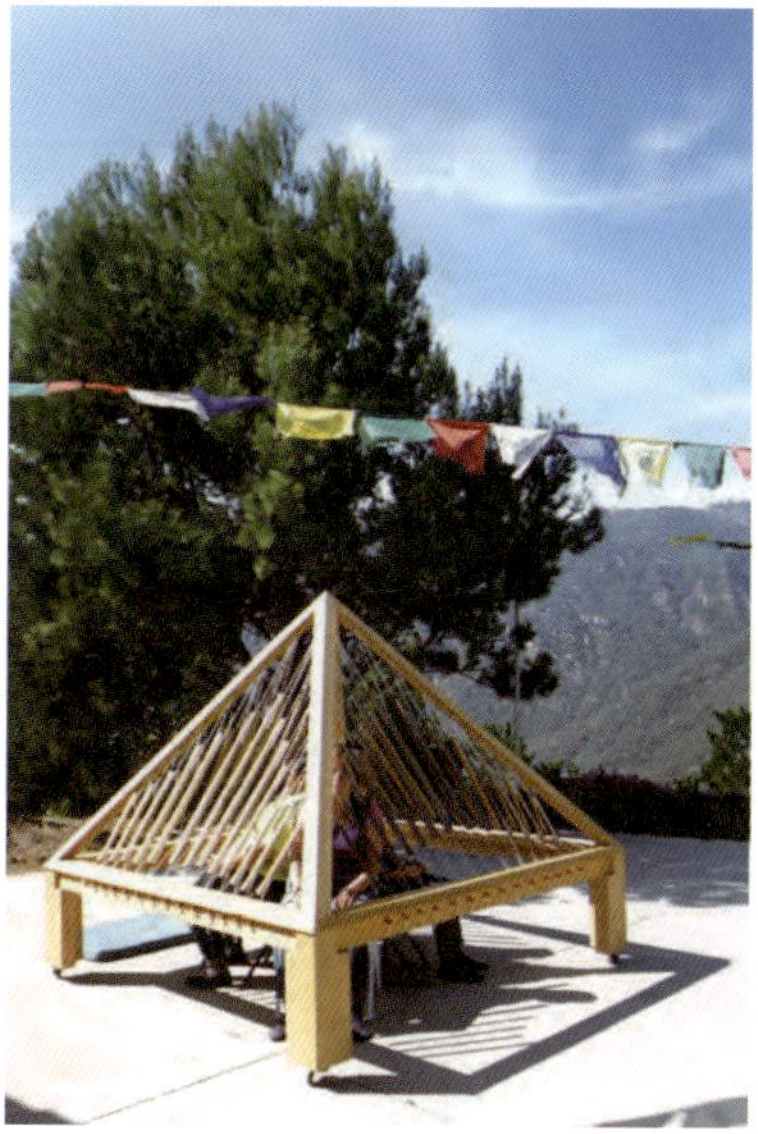

ペンタトニック・ピラミッド
Photo copyright Tama-Do Academy 2001

ています。私はペンタトニック・モードをアレンジして、それぞれの四季の調と共鳴するようにしました。季節のハーモニーコンサートでも私は同じ音階を使用しています（329ページをご覧ください）。

■タマドウの音のアーチ

「このエネルギーはとても強く、私は浮かび上がっているように感じましたが、それでいながら、地球の子宮の奥深くに引っ張られているようにも感じました。そして、私の人生は変わりました」

私は音のアーチを作ってエネルギーフィールドを浄化し、人々が中心軸を再調整できるようにしました。タマドウで訓練を積んだ人であれば、アーチの中に立つだけで、大地と空のエネルギーが意識に広がってくるのを感じ、私たちが歩んできたシャーマンとしての歩み、そして私たちがこれからどこに向かうのかを思い出させてくれます。

このすばらしい楽器は、約4メートルの高さで、15のサウンドチューブが付いている（それぞれの長さは約3メートル）、〝音の子宮〟です。チューブは10ヘルツ以下の（高いA音は除く）とても低い周波数を出します。一度鳴らされると、音は15分以上続きます。

これらの低い周波数は非常に高音の倍音を生み出すこともできます。アカデミーのレベル2のトレーニングでは、カバラに基づいた水晶のセフィロトの樹を使い、私たちの魂の目的に沿ってサトルフィールドを細かく調整しています。

アーチの使用法は数多くあります。それぞれのレベルに合った道があり、自分が向かうと決めた意識のレベルにアクセスするという強い決意が必要です。

ここでは音そのものが唯一の権威者であり、私たちはどんな干渉も許されません。

経穴と組み合わせた私の音叉のテクニックからもおわかりのように、音はあるレベルに引きつけられ、吸収されることもあれば、エネルギーフィールドから拒絶されることもあります。また、振動のメッセージがとどまり、オーラの中に〝魂の目的〟として残り続けることもあります。こうしたメッセージは、意識がエネルギー的な変化を起こすために最終的に統合されるまで残り続けます。いくつかの音はサトルフィールドの次元で再生されます。その他の音は密集して再生し、大地に下りてきます。この違いは音の高さや倍音の質によって変わります。

　他にも、エネルギーがこのようなシャーマン的な方法、あるいは秘伝的な方法で動くとき、（カルロス・カスタネダの言う）「集合点」が開かれるのです。

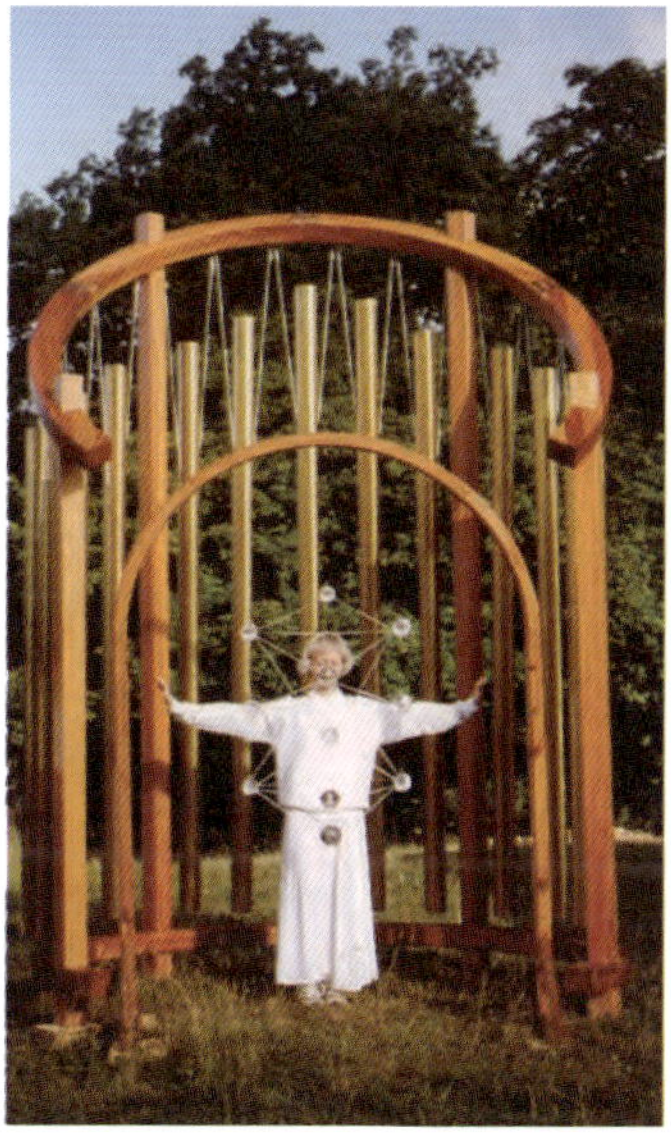

音のアーチ
Photo courtesy Sharon Little

CDトラック17
タマドウ、音のアーチ

　これらは実践によって初めて理解できるものです。すべてはタイミングで、あなたにとって適切なときに現れるのです……。

■タマドウの音のバグア

「まるで山のてっぺんに立っているかのようで、エネルギーとパワーを足下に感じます。同時に、自分の周りに心地よい純粋なゴールドの光の喜びと驚きを感じました」

　音のバグア、あるいは八卦（8つの面という意味があります）は、私がタマドウで最も新しく開発したツールです。八角形の真ん中に立つと、8方向からエネルギーを受け取ることができます。それぞれのエネルギーは異なった性質の宇宙の気を帯びています。

　私はこの楽器を8方向の8つのマスター・スターとリンクさせました。また、8つのエレメントのエネルギーの性質についても研究しました（次の章をご覧ください）。

第12章

音と天空の鍼治療：
8つのエレメントの法則

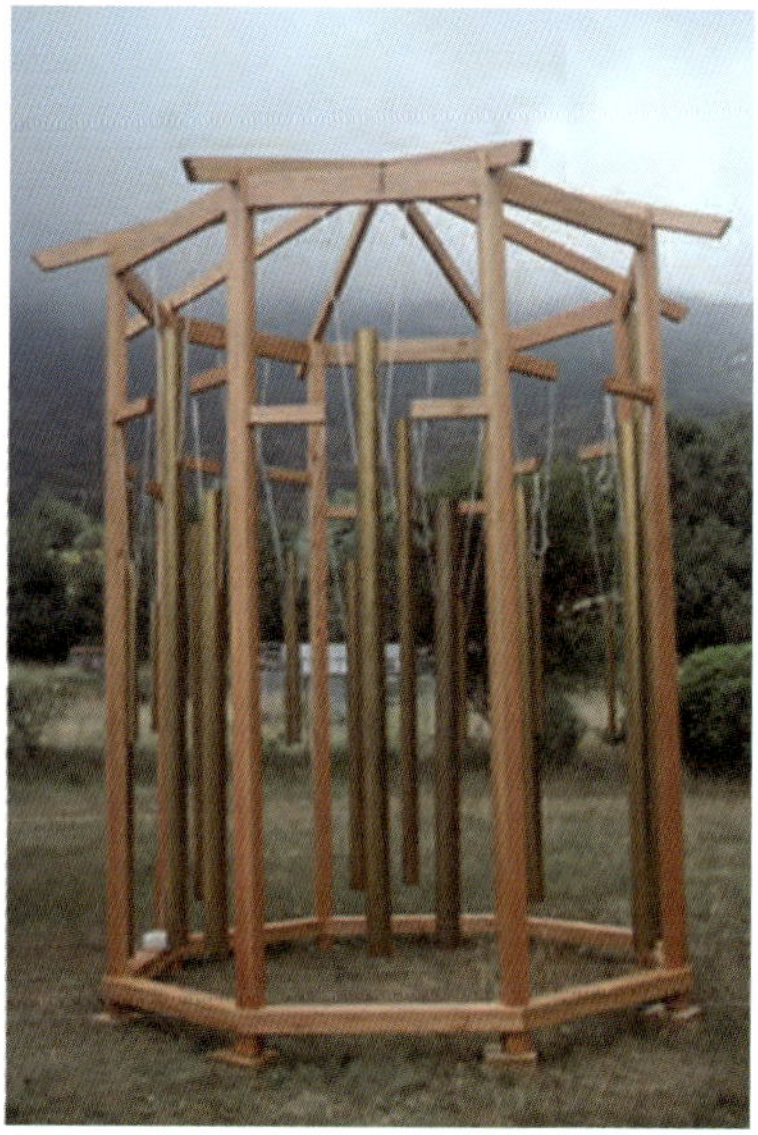
音のバグア
Photo copyright Tama-Do Academy 2001

CDトラック18
タマドウ、音のバグア

これは私たちが独自に開発した「魂のための風水」です。実際、チューブを鳴らすことなしに、ただこの真ん中に立っているだけでも、エネルギーが5万ガウスにまで上がりました。鍼の代わりに磁石を経穴に当てたときの平均的なエネルギーは１００ガウスです。

タマドウのレベル2の生徒は、現在の記憶と時空を超えた記憶を結びつけるためにバグアを使っています。

音のアーチを使ってみよう（タマドウのレベル2の生徒対象）

タマドウアカデミーのレベル2のトレーニングでは、音のアーチを導入として使っています。まずは知識を伝え、その後、その音を鳴らしていくことで、音を身体で感じてもらうということを行っています。

注：これは内面に深く入り込むワークです。本書では基本となるやり方を公開しますが、詳細については記載していません。なぜなら、アーチを作ってこれを自分だけでやることを私は望んでいないからです！　このやり方を教えるのは、タマドウアカデミーのレベル2のトレーニングだけです。

覚えておいてほしいのは、音のアーチのワークが、すでにそこにあるものを浄化する方法であるということです。音、色、振動とともに活動しているのであれば、強い身体的、感情的反応があるかもしれません。タマドゥアカデミーでは、このプロセスのためのツールや施設を提供していますが、自分の健康や幸せに責任を持てるのは自分だけです。このワークを行って自分自身を解放するためには、タマドゥで教えているような、音、色、気の実践練習を日々行うことが大切です。

タマドゥのレベル2の生徒は、以下のやり方で音のアーチを使い、自分を調整しています。

1．チャクラに対応する五度圏を鳴らします。

2．以下の音を鳴らします。

・年の音
・季節の音
・1日の時間の音
・エレメントの音
・自分の基本音

3．魂の3つのエーテルと、習得したエレメントの音を鳴らします。

4．セフィロトの樹の音を鳴らします。

準備ができたら、8つのエレメントの法則とセフィロトの樹を使って、祖先の記憶を解読しましょう。おそらく、あなたの内にいる蝶を音とともに解き放つときだということを感じるでしょう。

「8つのエレメントは、人間が生まれたときからずっと、空と大地の偉大なエネルギーと人間を共鳴させています」

ファビアン・ママン

魂の3つのエーテル

振動の微細な世界の研究を行うほど、私は心、感情、そして魂の領域を扱うためには伝統的な鍼治療を超えた何かが必要だと感じるようになりました。また、エネルギーがアンバランスなときには、5つのエレメントが精神、感情、魂の領域で応答していないこともわかりました。

私はシュタイナーから着想を得て、魂の3つのエーテルを5つのエレメントの輪の一番上に置きました。そうすることで、実用的な形式で説明することができるようになり、地球上のすべての存在を調和できるようになりました。

魂の3つのエーテルという発想は1992年の夏、南フランスで生まれました。当時の私は、サトルフィールドとハイヤーチャクラについて研究していました。私は調査グループを連れて1日かけて静かに瞑想を行うために、ドルイドの森に行きました。岩の上に立ち、グループのメンバーより高い場所から皆を見つめていたとき、教え子たちの頭上に銀の光の玉が3つ見えました。それらはまるで、魂の中心で燃える炎が高次元に現れたかのようでした。ここから私は3つのエーテルについてのインスピレーションを得たのです。

以下は私が授かった3つのエーテルの概念です。そして13年間の実践の結果、これが真実であるということを私は知っています。

光のエーテルは、肉体から魂の領域をつなぐ架け橋です。これは脳下垂体と結びついていて、第三の目に影響を与え、内なるヴィジョンと内観を授けてくれます。この内分泌腺は生命の心理的、感情的理解と結びついています。光の中でこそ、宇宙の概念との結びつきが起こるのです。この中心は心包を通じて体の下部のヒーターと結びついており、性のエネルギーに影響を与えています。

光のエーテルは大地（構造）と金（感情を通じたクリアなヴィジョン）のマスターです。

ケミカル・エーテルは空と宇宙の知恵をつなぐ架け橋です。これはクラウンチャクラを司る松果体に関わっています。松果体は第四の目で、第三の目に返答を返しています。ケミカル・エーテルは空と宇宙の知恵と結びついています。これは体の上部のヒーターとも結びついています。

ケミカル・エーテルは水（生命の光から生まれる力）と木（創造性）のマスターです。

生命のエーテルはディバインまたはクリスタル・エーテルと言われています。なぜなら、この次元を通過するときには、生命体のあらゆるレベルがクリアで透明になるからです。私たちは何も説明する必要がありません。私たちは完全なる意識を持った生命体です。生命のエーテルは後頭部のチャクラであり、無限の意識の座であるビンドゥチャクラの中に宿っている光の結晶と結びついています。内なるヴィジョンと宇宙の知恵を1つにするとき、衝脈の経絡が開かれ、私たちの中の大地と空を結びつける手助けをしてくれます。そのときに先祖の記憶が戻ってくるでしょう。この統一は五臓のひとつである心臓で行われます。生命のエーテルは体の中間のヒーターと結びついています。

生命のエーテルは火（喜び）と光のエーテル（神火をくぐり抜けた超越的な存在）のマスターです。

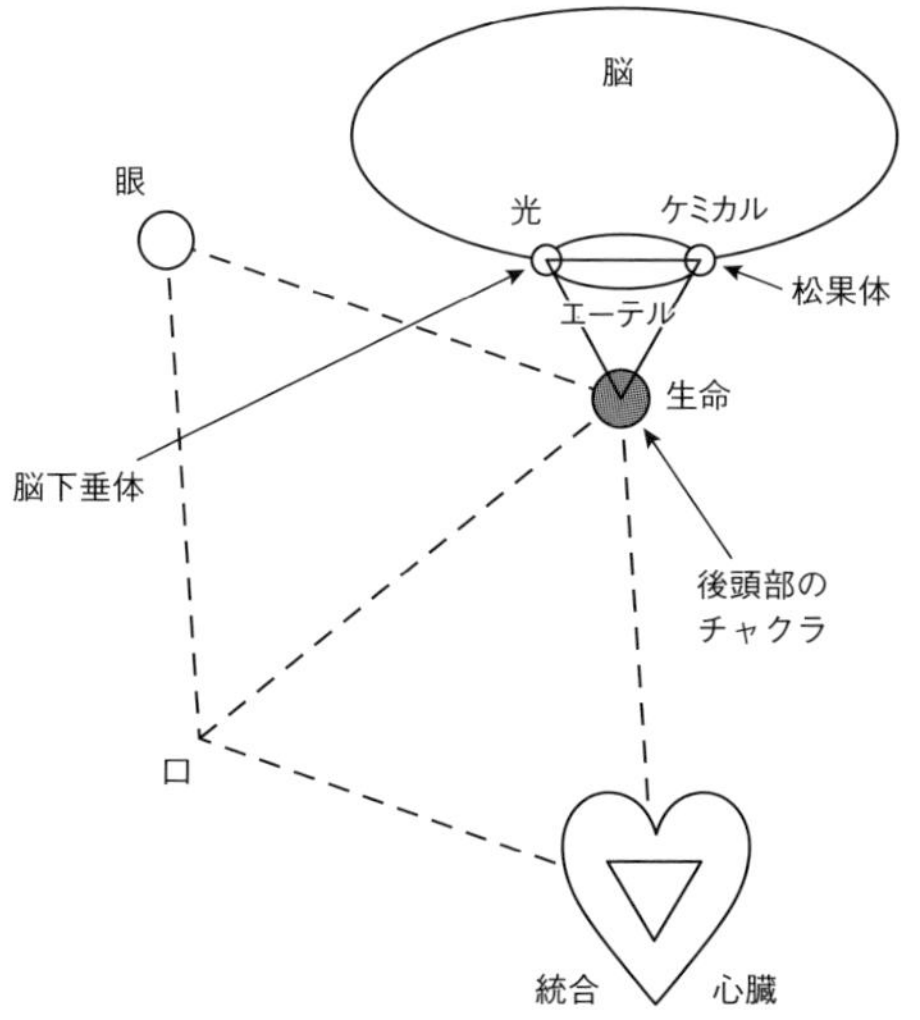

Chart copyright Tama-Do Academy 1987

魂の変換のサイクル

3つのエーテルを5つのエレメントの輪と組み合わせることで、私は生まれたばかりの人間が偉大なる大地と空のエネルギーと共鳴している状態を作りました。私は、物質的な5つのエレメントから3つのエーテルの目に見えない世界へ向かう、この魂の進化を「変換のサイクル」と名付けました。

生命は大地（ルート）とともに始まり、子宮内の流体である水に変化します。火は赤ん坊の中にある鼓動です。空は赤ん坊が生まれたときの最初の息吹です。ここから私たちは、創造性をかき分けて、物質界と霊界の中間にある門、森に向かいます。私たちは、物質界から霊界へ、光のエーテルとともに橋を渡り、ケミカル・エーテルを通じて宇宙の知恵とつながり、大地と空と結びついた生命のエーテルへとたどり着きます。

変換のサイクルを機能させる重要な素材が音です。

私はすでに、五度圏の調和した共鳴を使って5つのエレメントを活性化させることができています。

土（F）火（C）金（G）水（D）木（A）

私は3つのエーテルの音が、五度圏を続けることで得られるのではないかと考えました。そこで、3つのエーテルと結びついたチャクラの音を選びました。光のエーテル（サードアイチャクラ）にはE、ケミカル・エーテル（クラウンチャクラ）にはB、生命のエーテル（ビンドゥチャクラ）にはF#を用いました。

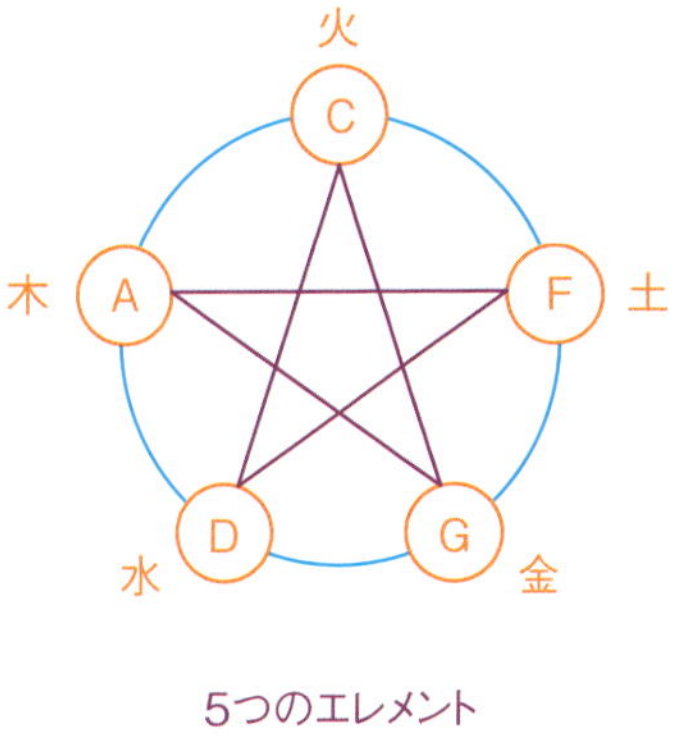

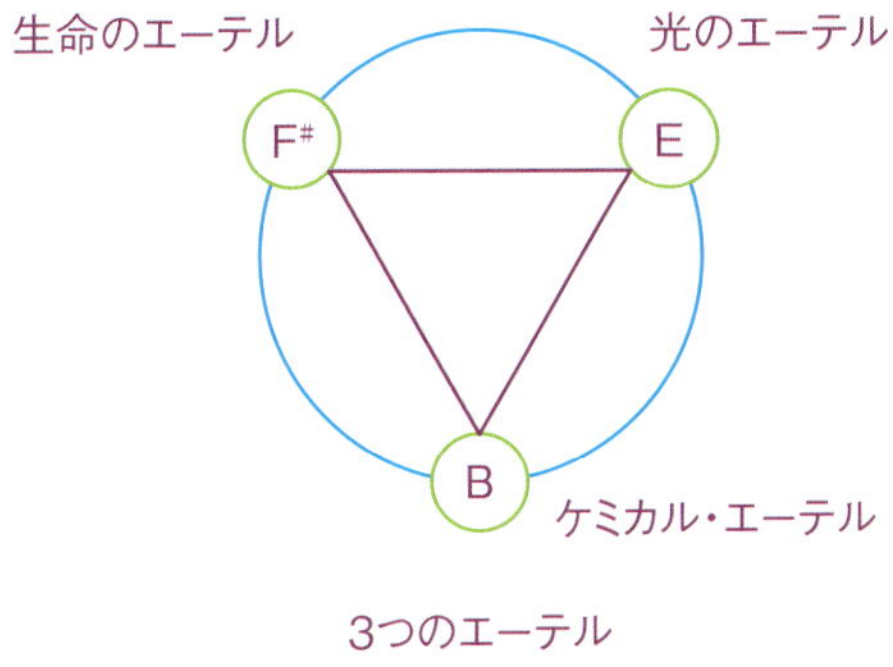

Chart copyright Tama-Do Academy 1987

変換のサイクル

私たちは自らのエネルギーを調和のとれた五度圏の進行によって地球の5つのエレメントから3つの魂のエーテルにまで高め、大地から始まりを迎えます。

八芒星で結びつけられた五度圏を用いた8つのエレメントの法則は、物質的な世界から目には見えない世界に向かって、自然な変換のサイクルをたどります。

8つのエレメントを八芒星で結びつけたのは、五度圏がエネルギー的に、エネルギー・クロックで用いたクロマティック・スケールとは異なる性質を持つからです。この新たな図形はホログラムであり、次元を超越して、物質的な世界からサトルワールドに私たちを放ちます。この輪は宇宙を表しています。8つの角を持つ星は宇宙を横断する手段なのです。

8つのエレメントの法則

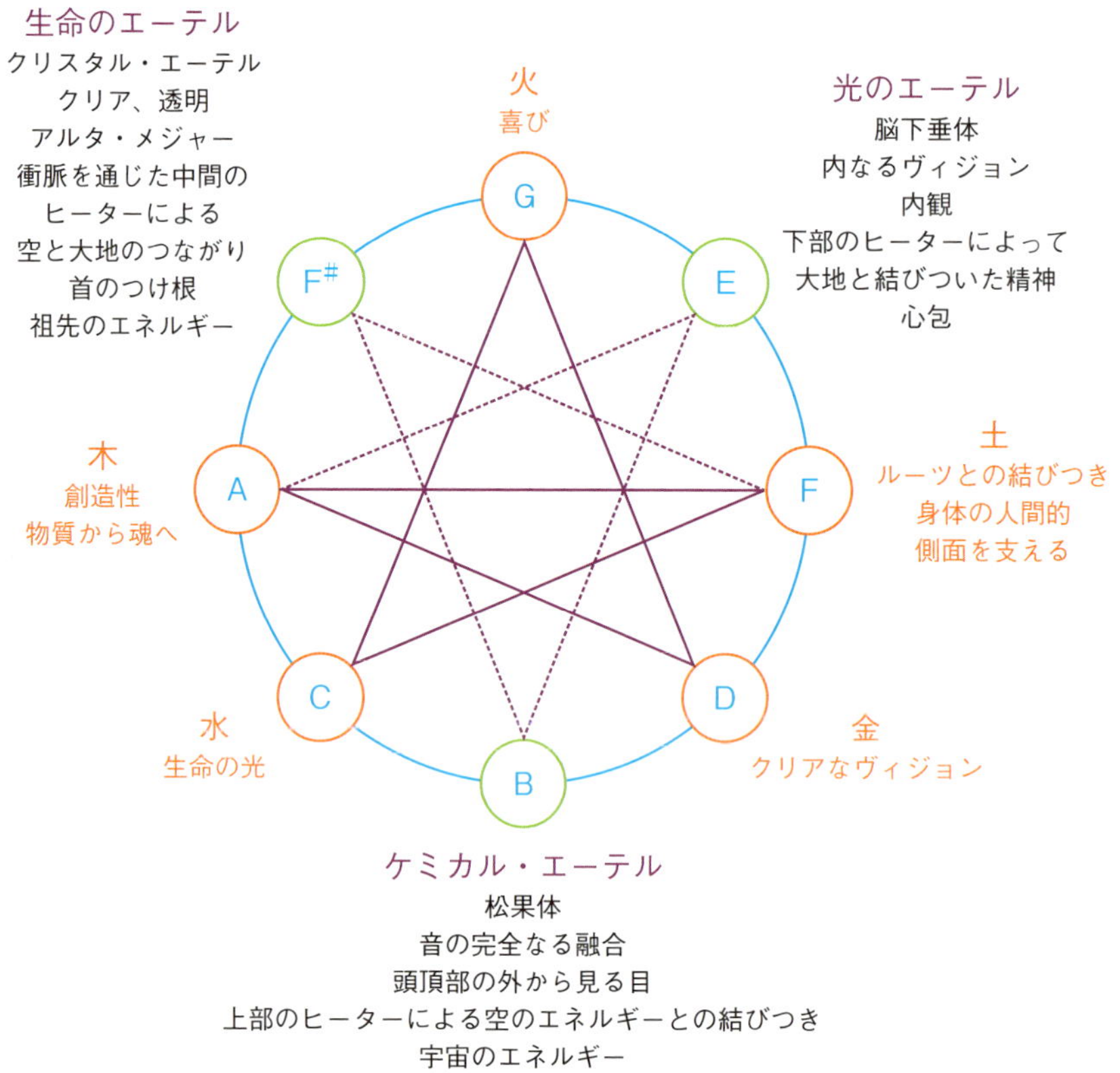

Chart copyright Tama-Do Academy 1987

G、D、Cについて

8つのエレメントの図を見ると、金（G）、水（D）、火（C）に対応する5つのエレメントの音が金（D）、水（C）、火（G）に変わっていることがわかります。

この変換を起こすために、私はG、D、Cの三角形を時計回りに30度動かして、D、C、Gと一致するようにしました。

こうした介入は、八芒星を使った五度圏のダイナミックな進行、そしてそれに続く、変換の法則、すなわち物質的な5つのエレメントから肉眼では捉えられない領域にある「3つの神のエーテル」への変換のために必要不可欠なことでした。

大地と宇宙、物質と精神、身体と音の中にある、音と鍼治療の関係性の延長にあるこの図は、特定の構造と結びつき、人間が生まれたときから共鳴している、空と大地の偉大なるあり方を思い出させてくれます。

5つのエレメント

土	F	そのまま
火	C	変更
空／金	G	変更
水	D	変更
木	A	そのまま

8つのエレメント

土	F
火	G
空／金	D
水	C
木	A
光のエーテル	E
ケミカル・エーテル	B
生命のエーテル	F＃

3つのエーテルと音のバグアを使ってみよう（タマドウアカデミー、レベル2の生徒対象）

タマドウの音のアーチ、音のバグアは、深いインナーワークを行うためのタマドウアカデミーレベル2のトレーニングに使用されています。以下の手順は、タマドウアカデミーのトレーニングを受け、私に手ほどきを受けていない限りは、個人的に実践することを推奨しません。

タマドウのレベル2の生徒たちは2つの異なるやり方で8つのエレメントを使って調整を行うことができます。

・五度圏を演奏する

オーラフィールドに音を響かせ、流動的なエネルギーから密集したエネルギーに至るまで、分離することなく、すべての原子の鎖に共鳴を送り込みます。振動のフィールドでエネルギーの再調整は一瞬にして起こります。変化と再生は、チャクラと内分泌腺によってエーテル体が完全に統合したときに起こります。このためには、音のサイクルが統合するステップをすべて最後まで完了させる必要があります。意識が再調整され、身体の再生が始まるまで、ある程度のタイムラグが生じることは考慮しておきましょう。

・それぞれのエーテルに対応した3つのマスター音を鳴らし、魂の3つのエーテルを開く

この方法は密集状態から流動状態を作り出す、上記とは反対の共鳴プロセスです。

光のエーテルは、物質界から霊界への架け橋です。

基本音：E

光のエーテルは

土（構造）：F

金（クリアなヴィジョン）：D

のマスターです。

ケミカル・エーテルは、空と宇宙の知恵の架け橋です。

基本音：B

ケミカル・エーテルは

水（生命の光から生まれた力）：C
木（創造性）：A
のマスターです。

生命のエーテルは、私たちの光の結晶と、空と大地を結びつけます。
基本音：F#
生命のエーテルは
火（喜び）：G
光のエーテル（神火をくぐり抜けた、すべてを超越した存在）：E
のマスターです。

脈診やスキャナーで検査することで、変化を確認することができます。この方法は、すべての不調はオーラから生じているという私の理論を直接的に応用したものです。自然によって、音、色、水晶、気などの振動がサトルエネルギーフィールドに送り込まれ、すばらしい効果を発揮するのです。

8つのエレメントの法則

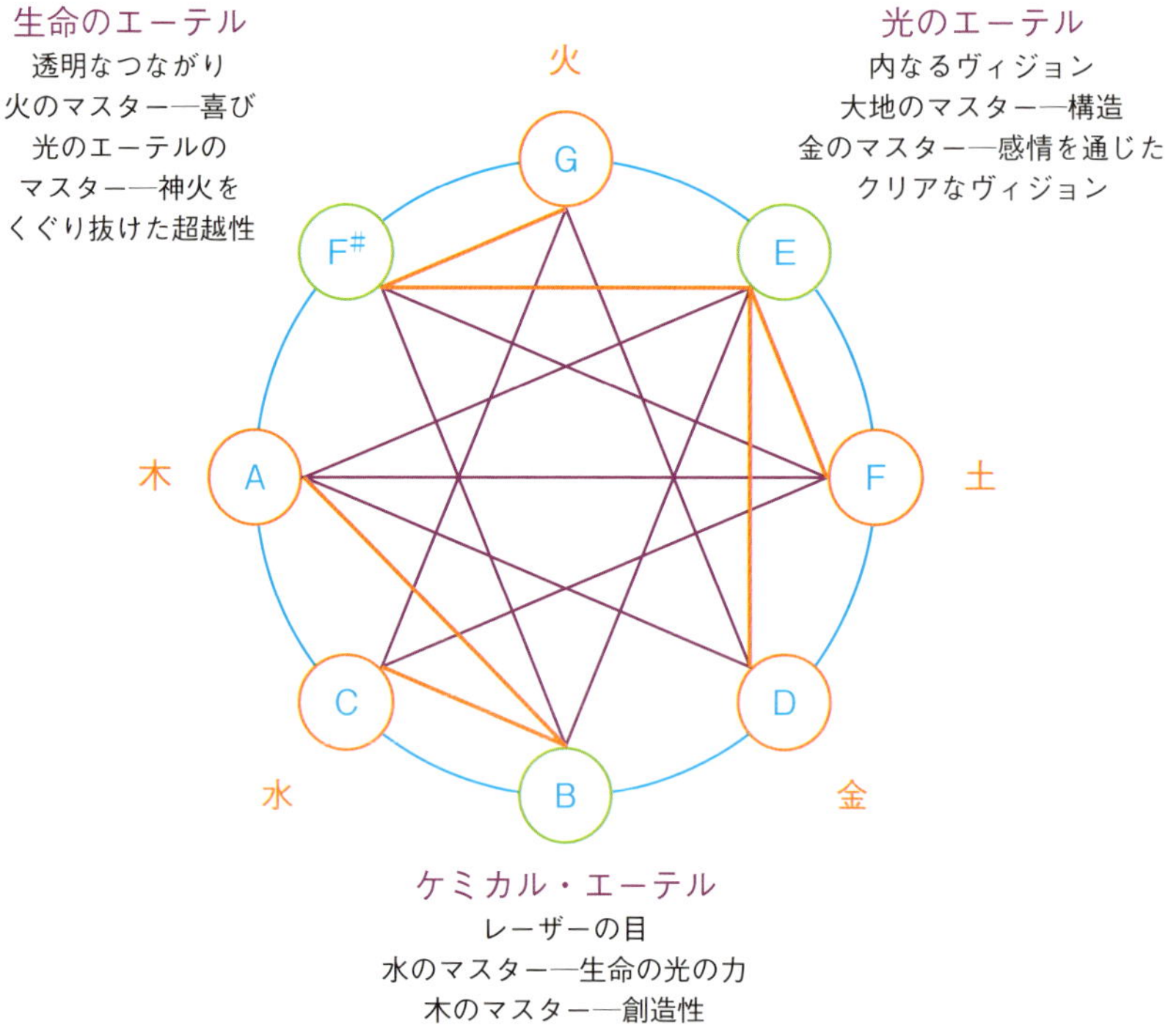

第１３章

天体の音と運動／音とカバラ／光の気功／８つのマスター・スターの音楽

音とセフィロトの樹

セフィロトの樹や生命の樹は元々カバラから生まれた図形で、深遠なる叡智へ向かうステージや道のりを表したものです。人間は人生における様々な段階でこれらの道を通っています。10のそれぞれのセフィラは精神や魂の発達を表しています。

私はセフィロトの樹のことをラビの血筋を引く祖父から学びました。空に浮かぶ星については父から学びました。そうした彼らの知恵を融合させたのです。

10のセフィラからは22の意識の小径（パス）が生まれ、この小径が生命の樹を作り出しています。私たちは光から生まれ、マルクトにたどり着き、ケテル、そして光へと戻っていく旅を始めます。

音のアーチの中で五度圏を演奏すれば、この道をたどるサポートを受けることができます。それぞれのセフィラに対応する音は、チャクラに対応する五度圏に従って、一番下のマルクトから一番上のケテルに向かっていきます。このとき、低い周波数（10ヘルツ以下）は音の子宮を作り、意識が広がっていくための安全な空間を作り出します。

ケテル（海王星）は、最初の顕在化です。ケテルは神のアイデンティティーの根源です。ケテルを通じて私たちは存在し、マルクトとつながることができるのです。ケテルは宇宙の意識です。ケテルにたどり着くと、私たちは神の光の中に入ります。　F♯

コクマー（天王星）は、創造の意思です。このエネルギーは魂から伝えられる純粋な知恵を表しています。コクマーは神の権威です。コクマーにいるときの私たちには、宇宙の炎の中に立ち、真実を知る以外の選択肢はありません。　B

ビナー（土星）は、意識のアカーシアの海です。ビナーは完全なる理解を表していて、無意識の中にある原型を受け入れます。ビナーにいるとき、私たちは聖なる母の愛とともに、宇宙に対して開かれた状態にな

ります。　E

ケセド（木星）は慈愛と理解を表します。慈悲の心、そして解き放つことを教えてくれます。ケセドは個人の根源を見放すことなく、魂に根ざした道を示してくれます。　A

ゲブラー（火星）は魂の成長のための法則と必要なステップを表しています。戦士の道を行く責任と義務を教えてくれます。ゲブラーにいるとき、私たちは、どちらか一方につくということはありません。私たちは正しいことを宇宙の法則に従って行うのです。　D

ティファレト（太陽）は私たちが再び帰っていく根源です。無邪気な子供の驚きを表しています。ティファレトにいるとき、私たちは再び生まれ、真実とつながっているように感じます。私たちは大地と空と調和しているように感じます。（C、D、G、Aの調和的な響き）

ネツァク（金星）は美しい女性です。芸術的な感情や美しさを表します。官能性を通じて、私たちは物質界に降り立ちます。ネツァクにいるとき、私たちは人生を愛し、それを美しい形で表現しようとします。　G

ホド（水星）は生き生きとした心と素早い動きです。適応力と柔軟性を表します。知性や合気道の精神の実践を手ほどきします。私たちはホドにいるとき、水星のエネルギーを得て、光のスピードで物事を処理することができます。　C

イエソド（月）は、生まれてくるものに生命を授けます。創造の隠された一面でもあります。イエソドは母なる地球が命を生むための生命を授けています。イエソドにいるとき、私たちは性的なエネルギーを霊的な力や物質に変換します。（C、G、Fの調和的な響き）

マルクト（地球）は、死か幻想のいずれかの時代を表しています。マルクトは自然と母なる地球の王国における、神の知恵の深淵な記憶領域です。魂のメッセージは骨に宿っています。マルクトにいるとき、私た

ちは子宮の中にいて、光に向かう旅を始めようとしているのです。　F

注：音とセフィロトの樹のワークは、タマドウアカデミーのレベル2の生徒を対象にしたものです。ここで公開したものは導入部分だけで、私の教えを受けていないうちに実践することは望ましくありません。（セフィロトの樹について詳しく知りたい方はタマドウアカデミーの『Healing with Sound, Color and Movement : Nine Evolutionary Healing Techniques;』〔未邦訳〕をご覧ください）。

カバラのセフィロトの樹

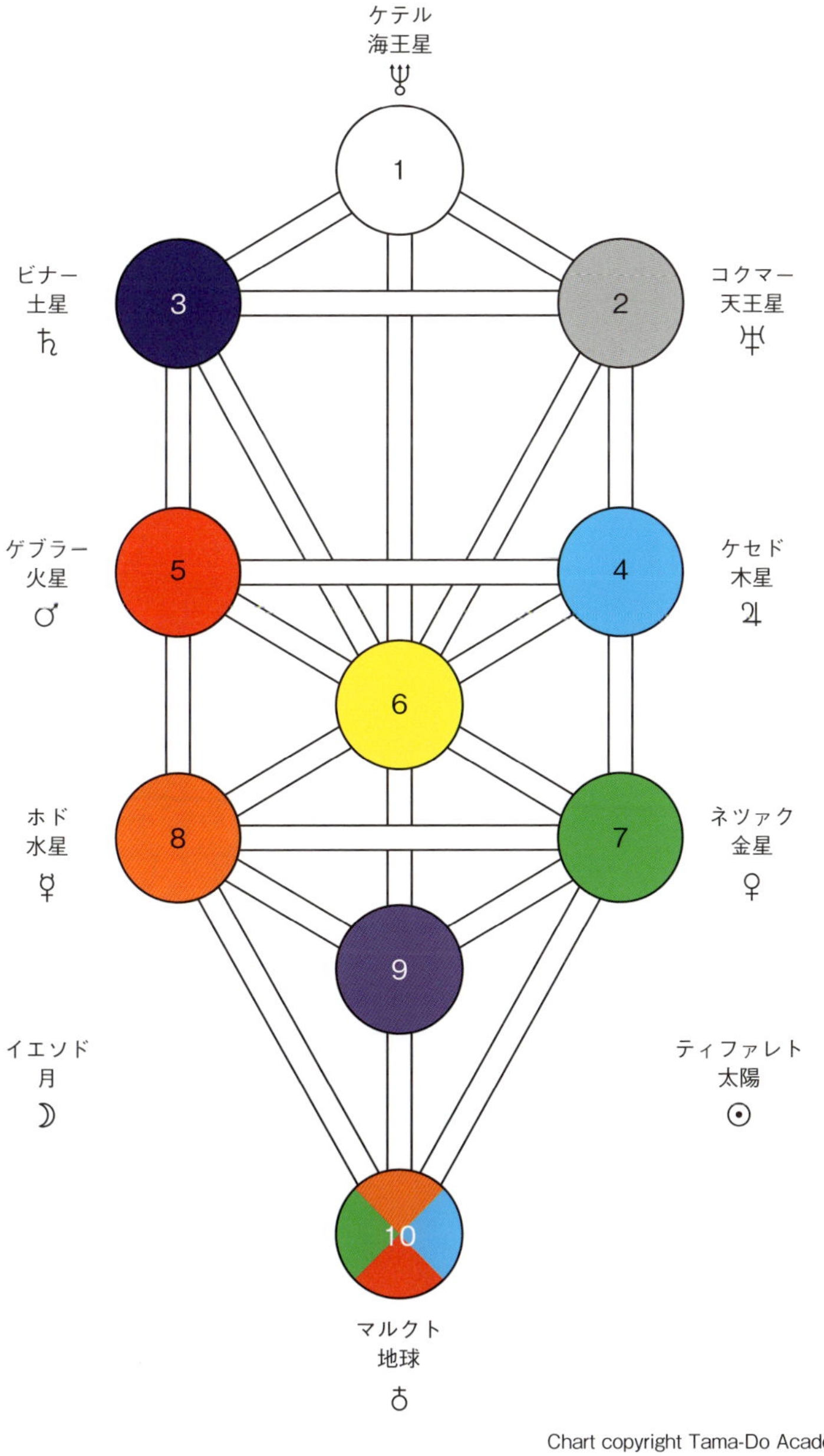

Chart copyright Tama-Do Academy 1987

セフィロトの樹に対応する音

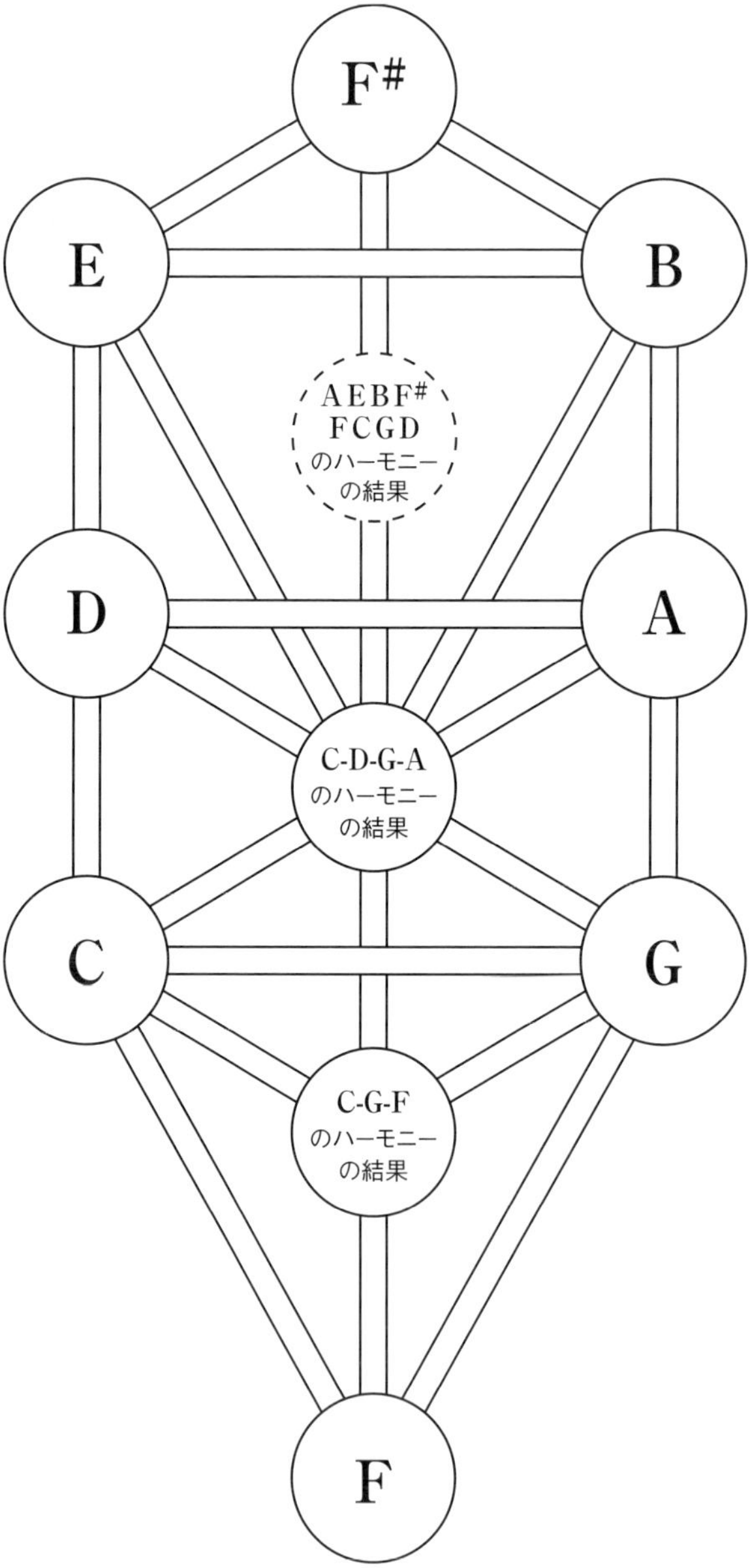

Chart copyright Tama-Do Academy 1087

セフィロトの樹と光

セフィロトの樹（音のアーチ）の中でワークを行っているときにも、私はサトルボディが本当に音のエネルギーを記録し、身体、臓器、細胞、DNAに送っているのか確信を持てずにいました。私は色と光を音に結びつけたいと思っていました。しかし、人工的な色は使いたくありませんでした。太陽の光から水晶越しに虹の色を作り出したいと思っていたのです。

この水晶は、セフィロトの樹の惑星のような球である必要があると感じていました。偶然にも、私が暮らしていたサナリー＝シュル＝メール（フランス）の隣人は、世界中の水晶を集めていました。彼は私のために10個の水晶を買ってきてくれて、私は今でもこの水晶を使っています。20年以上も経つというのに、水晶の球が未だに生き生きとしているのは興味深いことです。それぞれの球の中をのぞくと、音と太陽によって活気づけられ、成長している水晶の羽根が見えます。

水晶を使ったヒーリングの構造

私はすばらしい構造で作られた音のアーチに水晶をつるし、独自のセフィロトの樹を作りました。それぞれの球は生命の樹の枝を表しています。それぞれの枝は五度圏に対応する音と結びついています。この樹の聖なる配列は、音の響きによって、あらゆる異なったエネルギーを1つにして、経験を完成させます。

明け方にアーチの中に立つと、太陽の光が水晶越しに差し込み、水晶のエネルギーを目覚めさせ、サトルフィールド内のそれぞれのセフィラの記憶を呼び起こします。管を鳴らし、それぞれの水晶球の光のエネルギーを活性化することで、サトルボディと肉体がDNAにたどり着くまでに必要なエネルギーが精確に統合されます。

水晶のセフィロトの樹で、色は光の倍音です。太陽はそれぞれの水晶球の色の一部を読み込み、体に取り込みます。空からの光とつながり、聖なる幾何学の内

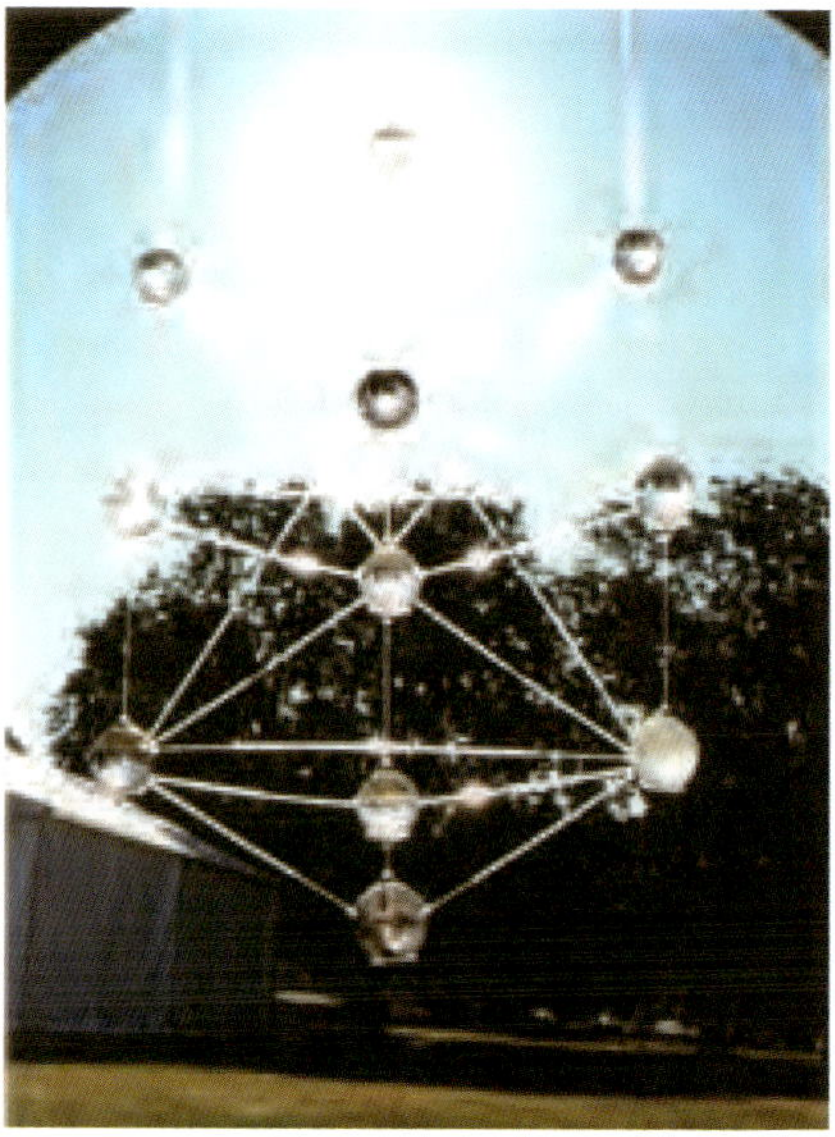

水晶で作ったセフィロトの樹
Photo copyright Tama-Do Academy 1987

部構造を作り出す運動をすると、いかにして宇宙ですべてが1つになっていくのか、そして自分の中にある内なる構造にこの知恵をどうやって統合していくかということが理解できると思います。

私たちは、この瞬間に、自らのエネルギーを再調整するのに必要な精確な強度と量のエネルギーを受け取っています。物質的なレベルで結果が出たとしても、主な調整はサトルボディで行われていて、個人のカルマやダーマと結びついています。

球の運動

神我のタネは身体に根ざしています。気功を実践することで、あなたの身体の内なる運動は宇宙全体の運動を反映し、融合が生まれます。そして、あなたは魂に踏み込んでいくのです。

エネルギーも、星々や惑星も、地球も動いています。そして私たちも動いています。動かなければいけないのです。口々私たちのエネルギーはシフトし、様々な次元が開かれているのです。

気とはエネルギーのことで、宇宙において必要不可欠な生命力です。気は星、惑星、自然からサトルボディを通り、物質界に生命を吹き込みます。気とは愛でもあります。

気とともに活動し、肉体やサトルボディに流れるエネルギーを感じているとき、私たちは自らの経験から、宇宙の本質について理解します。私たちは、この気が身体的に、そして永久に私たちの中に流れていることに気がつきます。自らのエネルギーを進化させるとき、私たちは偉大な自分との結びつきを形成しているのです。

海や木の傍、あるいは山に立ちましょう。

太陽の光を吸い込んでください。

あるいは月の満ち欠けを感じてください。

少しずつ、あなた自身が〝運動〟となっていくでしょう。あなたはエネルギーとなり、自らを取り囲む宇宙と切り離されることはないのです。

時間は空間となり、空間は時間となります。そこには過去も現在も未来もありません。次に何が起きるか心配することもありません。

あなたは純粋な喜びとなり、自然と宇宙を1つに編み込む繊細なネットワークの振動の一部となります。

あなたはすべてと一体なのです。

光の気功、タオ・イン・ファ

研究によって、私は身体に音と色のヒーリングエネルギーを最も効果的に〝定着〟させることができるのが「気功」だということを発見しました。1984年、私はあらゆるレベルの意識に働きかける、独自の気功の型である「タオ・イン・ファ」を授かりました。これを私は「光の気功」と呼んでいます。

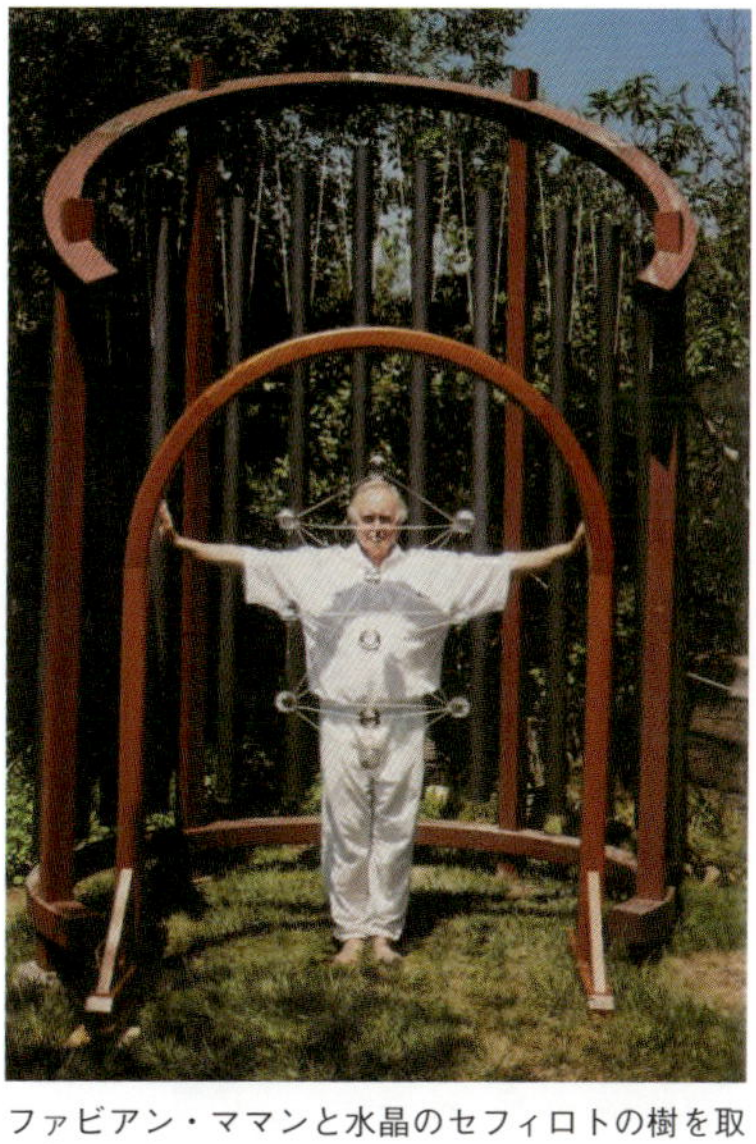
ファビアン・ママンと水晶のセフィロトの樹を取り付けた音のアーチ
Photo copyright Tama-Do Academy 2003

タオ・イン・ファ1では、12の経絡を伸ばすことで、臓器の気を活性化させます。

タオ・イン・ファ2では、精神的、あるいは感情的な障壁を、チャクラの気と8方向の空間の性質を相互作用させることで解放します。

タオ・イン・ファ3では、8方向の星のエネルギーと調和し、自分が属する次元に応じたエネルギーの知恵を授かります。

タオ・イン・ファ4では、自己成長のために使ったエネルギーを8方向から地球に返しましょう。

タオ・イン・ファ5は、上記4つをすべてマスターし、チューニングを完了した人のための動きです。このレベルになると、周囲を取り囲むあらゆる存在によって、自分が宇宙に仕えているということを完全に認識するようになります。

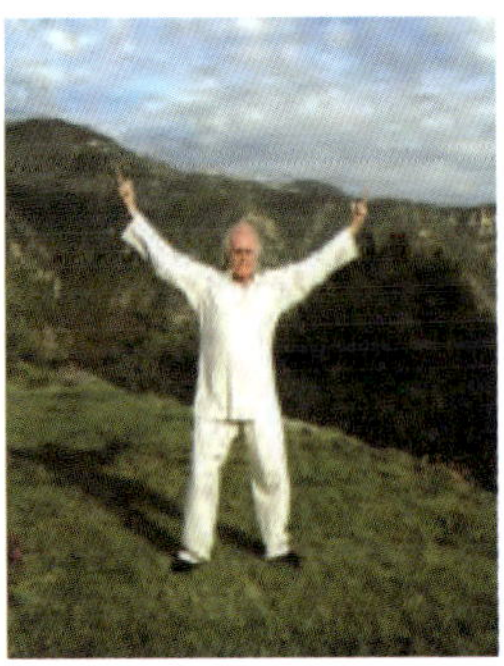

タオ・イン・ファ1

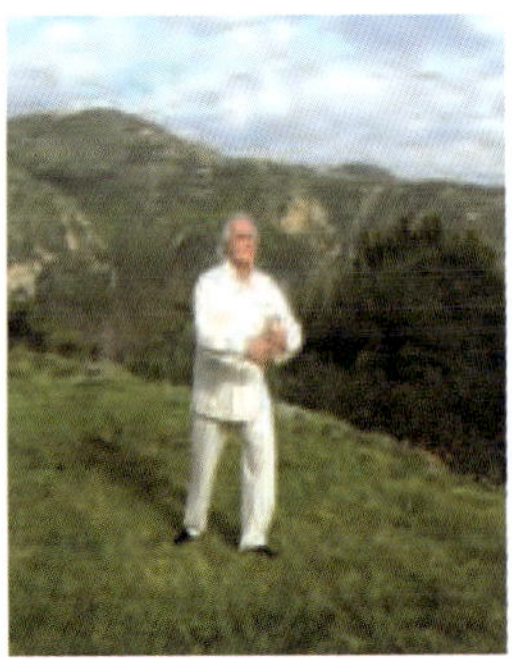

タオ・イン・ファ2

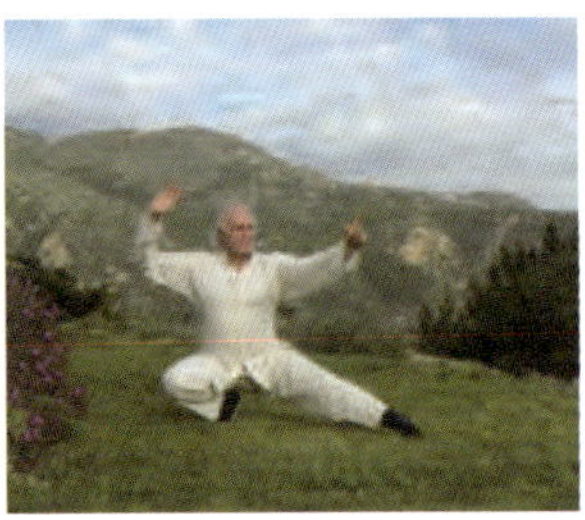

タオ・イン・ファ3

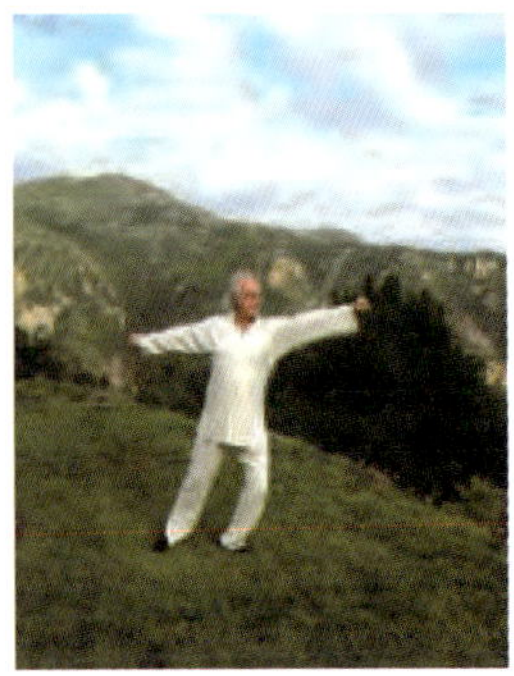

タオ・イン・ファ4

8方向の8つのマスター・スターの音楽

タオ・イン・ファを何年も実践していると、当然のことながら、それに音を組み合わせられないかと考えるようになります。

音は星々を通じてやってきていました。8方向のエネルギーと調和するタオ・イン・ファ3を実践しているとき、私はそれぞれの方向のエネルギーを音と光とともに感じました。音の輪の中心に立ち、各方向に対応する音を鳴らし、8つのマスター・スターの秘伝的な知恵にアクセスするためには、訓練をする必要があることは明白でした。

だから私はバグアを建てたのです。これは大きな円の構造になっており（まるで宇宙船のよう！）、五度圏に合わせて調律した、24の巨大な管が付けられています。これは8つの方向の8つのマスター・スターと結びついています。私はこの中でタオ・イン・ファ3を行い、音の球の中に身を浸しました！

8つのマスター・スターについては、ドルイド教の女司祭であるニコール・バルトルッチから学びました。

リゲル　南東　旅人、あるいは巨人の脚。海への影響力。占星術の図において、この星は海外への旅を意味する。F

アンタレス　北西　戦士の道。行動する方法。3つの身体を調和させる。C

レグルス　南西　ライオンの心。太陽の家。王の道への誘い。G

アルタイル　北東　空飛ぶ鷲。アクエリアンエイジ（水瓶座時代）の最初の星。未来の手助け。クラウンチャクラ、先天性の気と結びついている。D

アルクトゥルス　西　ドルイドの星。古代の知恵、そして聖杯のガーディアン。A

アルデバラン　東　見守る人。神の目。ここでの教えとは、言霊の神聖なルーツ、純粋な音の科学、タオイズムのことである。　E

ベガ　北　話し言葉としての音と音楽の星。カバラに影響を与えている。北はエネルギーが最も安定している方向である。　B

シリウス　南　古代の知恵の管理人。光り輝くこの星は、魂の道を照らしてくれる。シリウスはまだ人類によって統合されていない、他にはないエネルギーを送っている。　F#

タオ・イン・ファでは、こうした教えを通じて、宇宙の気とあなたの内なる中心軸を再び結びつけます。星のエネルギーの色を視覚化すると、それぞれのエネルギーの役目がはっきりとわかると思います。

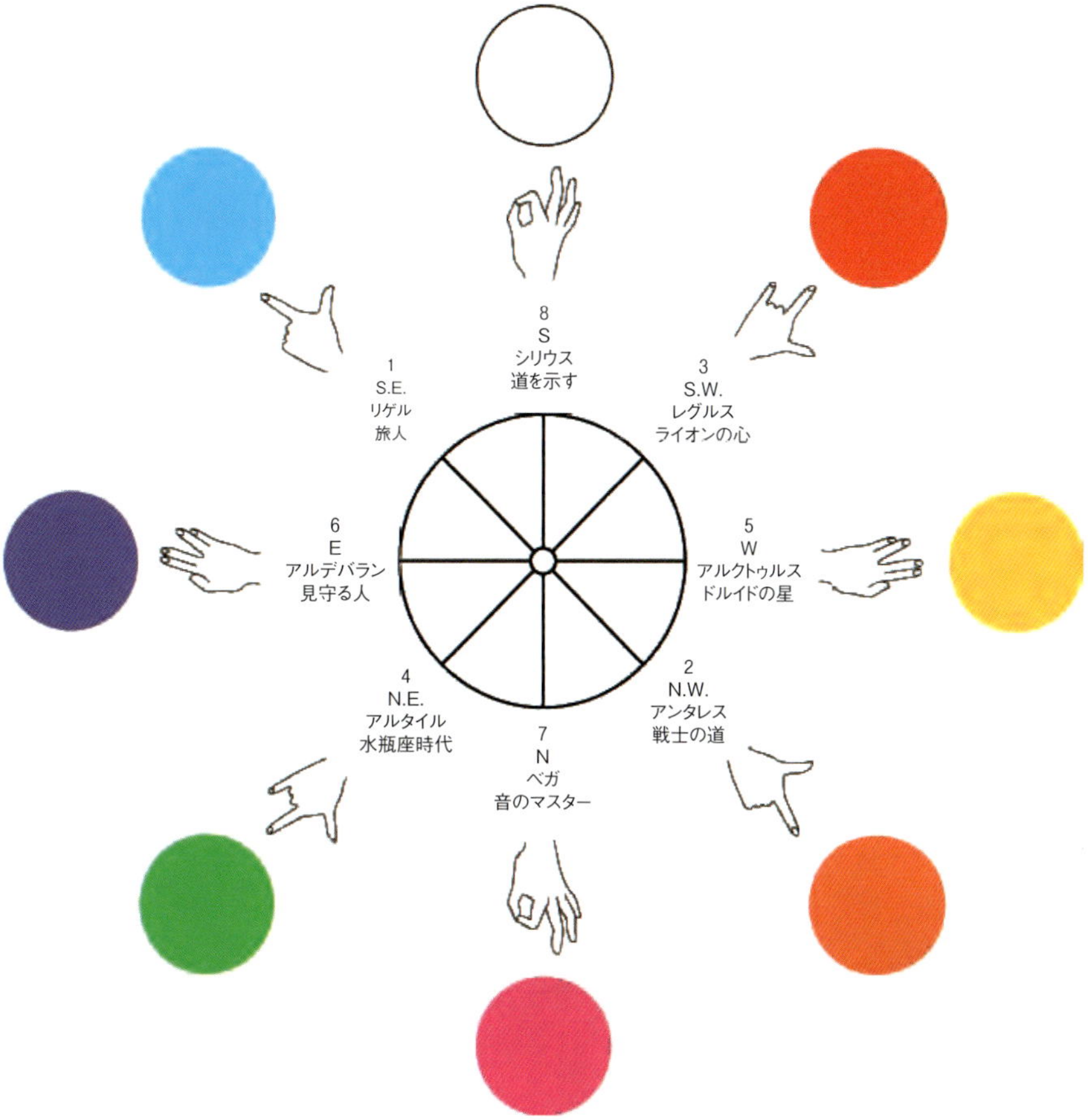

Photo copyright Tama-Do Academy 2003

第14章

旋法：天空と宇宙の
エネルギーにつながる門

「生物学的魂の宇宙論」は、生物学、物理学、宇宙論がタマドウの説く「魂の道」に向かって開かれていき、人々の霊性が物質的な世界において、そのルーツを見いだせるように導く、これからの時代のためのワークです。

旋法によって生み出される星から細胞へのつながりは、最も高い次元で発現する人間の創造性を照らしています。

ファビアン・ママン

※旋法の理論については、ストラスブール大学の音楽学の教授、ジャック・ヴィレ氏が監修しています。

注：第14章では音楽理論の本当に深い領域に入っていきます。

音階についての知識を深めたい方は、このまま読み進めてください。

そうでないなら、この章は飛ばして、次の章「偉大な作曲家たちによる音楽セラピー」にお進みください。

生物学的スピリチュアル宇宙論と旋法

古代の中国人、ギリシャ人、エジプト人、インド人が身体的な機能を活性化し、感情に影響を与え、魂の意識を高めるために伝統的に用いていたのが「旋法」です。

これらは、セラピー効果があるとして、太古の魔術では呪文として使われていました。音楽の深い本質を凝縮させた旋法は、私たちだけではなく、宇宙を映し出す音の鏡なのです。

それぞれの旋法には独自のムード、固有の表現性があり、ギリシャ語でこれを「エートス」と言います。プラトンは著書『国家』の中で、ギリシャ旋法のエートスについて言及しています。また現代のインドの音楽家たちはラーガにおけるエートスをよく理解しています。こうした音楽の形式は聞く者を喜び、あるいは憂鬱といった特定の感情で満たします。インドの伝統的な旋法は、聞く者を日々の時間、太陽周期、宇宙と結びつけますが、興味深いことに、季節と結びつくことはありません。同じようなことがアラビア音楽の旋法にも当てはまります。

私は音楽療法を行う中で、人間の生理的機能、経絡、チャクラ、サトルボディ、5つのエレメント、季節、星、音楽の間に存在しているつながりを発見しました。

旋法は身体に入り込み、その音の構造によって、人間の生体をより高次元の宇宙のエネルギーの振動と調和させます。

研究によって私は、旋法が肉体、エーテル体、アストラル体と結びついていることを発見しました。特にアストラル体とは強い結びつきがあります。アストラル体は他のサトルボディに比べ、音楽や音にダイレクトに反応をする受容体なのです。それゆえ、旋法の構造はアストラルフィールドの中で、より高次元の宇宙のエネルギーに合わせて、私たちの次元を生物学的な面から再調整しているのです。

私たちの生体細胞に存在するつながりを、空に浮かぶ星々と旋法によって活性化し、世界を理解する新たな道を切り開きましょう。

初期の研究では、音が及ぼす影響のプロセスを「宇宙生物学の科学」と呼んでいました。人間の生物学的なプロセスは、宇宙の星々、星座、惑星、それらを超えた偉大な存在に影響を受けているのです。宇宙生物学は、宇宙の向上と結びついているエネルギーという観点から進化について考察したものでした。

しかし、生物学、物理学、宇宙論がタマドウの説く「魂の道」に向かって開かれていき、人間の霊性がそのルーツを見いだし、物質界に宿ることになるであろうこれからの時代においては、このプロセスを「生物学的魂の宇宙論」と呼ぶほうが適切ではないかと考えています。

旋法によって生み出された、星から細胞への結びつきは、最も高い次元で発現する人間の創造性を確かに照らしてくれます。

演奏したり、歌ったりすることで、音と旋法のインターバルの世界に深く入り込んでいけたなら、旋法の音楽的な性質は、目には見えないメッセージとして私たちに届き、祖先の記憶の深い根源へと連れていってくれます。これらは、視覚とアイデアを結びつけ、このような状態になったときに細胞の再生のプロセスが始まります。このプロセスを経て、私たちは異なるレベルに変化できるのです。

旋法を練習することで、未来の記憶が現在にあることと、そして過去の重要な意味が近い将来に明らかになることがわかるでしょう。

馴染みのないインターバルを歌うことで、新たな感性が開かれ、自分自身の中にある未知の空間の探究を手助けしてくれます。そうすることで、生まれてから今まで潜在能力として眠っていた脳の領域を再活性することができます。こうした領域は外科医のメスでは決してたどり着けない場所です。しかし、音であれば、それが可能なのです！

旋法のヒーリングパワー

旋法は音で作られた微細な構造で、1オクターブ以内の音で構成された特定の調性の特定のインターバルから成り立っています。

旋法のヒーリングパワーは、まず第1に中心音（最初の音）によって決定され、第2に旋法におけるインターバルの位置関係と性質、第3に旋法を演奏するときの楽器とリズムによって決定されます。

インターバルの構造によって、それぞれの旋法は肉体からチャクラ、精神状態、魂の意識に至るまで、異なった意識のレベルで共鳴を起こしているのです。

例えば、古代ギリシャの旋法の1つであるイオニア旋法は最もよく知られている旋法かもしれません。これはピアノの白い鍵盤をC（ド）からC（ド）へと、CDEFGABC（ドレミファソラシド）とすべて鳴らす旋法です。

中医学でCは火のエレメントです。火のバランスがとれていると、私たちは喜びを感じます。長旋法のイオニア旋法を演奏すると、気持ちが高揚し、喜びがあふれてきます！　私の研究では、Cは丹田（第2チャクラ）の基本音です。丹田は腎臓や水のエレメントと結びついています。心臓の火は丹田に力を与え、水をたぎらせます。丹田が強いと、副腎も強くなります。

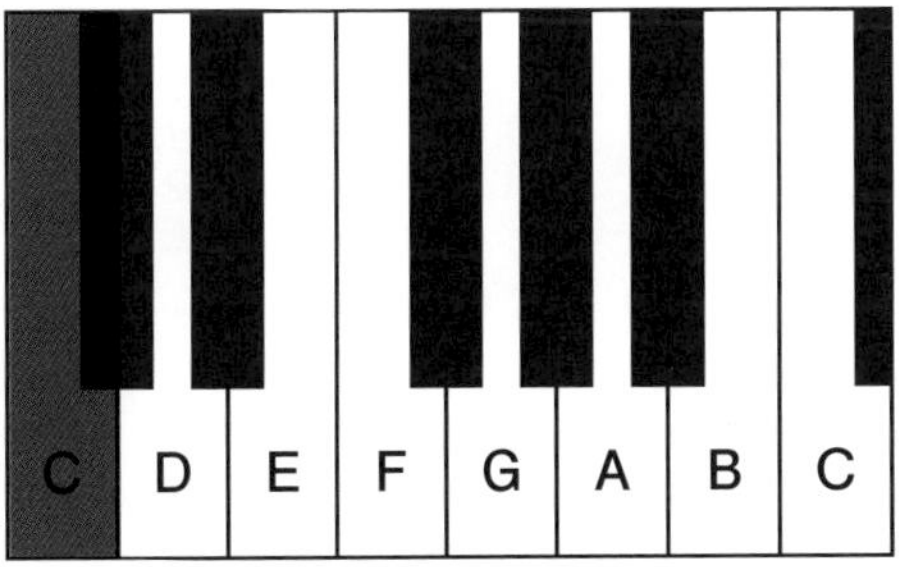

CDトラック19
イオニア旋法

そのため、この旋法を演奏すると、丹田が刺激され、体内から心臓に向かって副腎と火の力が高まり、大きな喜びを作り出すのです！

肉体やサトルフィールドの構造に対応した調性は、完全なチューニングによって、感性をリズムや楽器の音色、旋法などに収斂《しゅうれん》させます。音楽や音に対する解剖学的な反応は複雑なルートをたどりますが、感じることはいつだって簡単です！

長旋法と短旋法／陽と陰

人間は永久に陽と陰、空と大地の間で自らと対話しています。

音楽においても私たちは長旋法と短旋法、そして内なる世界と外の世界の間で重なり合う動きを見いだすことができます。陽は長旋法の中にあり、太陽の活動的な一面と結びついています。陰は短旋法の中で反響し、月の瞑想的な一面と結びついています。

これら2つはどちらも必要なエネルギーです。

こうしたエネルギーが過剰であっても不足していても不健康な状態になります。私たちはハーモニーを作り出すために、陰と陽、内なる世界と外の世界、長旋法と短旋法のバランスを保つ必要があります。

陽は長旋法と結びつき、活動的でダイナミックな様子を表現しており、太陽の性質があります。長旋法には高次元の愛の性質があります。私たちは、喜びと利他的なエネルギーとともに気高い目的（人道的行動）に自らを捧げます。

陰は短旋法の中で反響し、瞑想状態にあるときの感情を表現しており、月の性質があります。短旋法は、人間の親しみの感情、感情的な領域と結びついています。

短旋法と長旋法の重なり合いは、1950年から2000年の間に数多く作曲された、すばらしいボサノヴァスタイルの優れたブラジル音楽の中で、見事に調和されています。これらの曲はメジャーコードとマイナーコードを混ぜ合わせたハーモニーに特化しています。アントニオ・カルロス・ジョビンはまさに、これを操る王様で、同様にバーデン・パウエルやジョアン・ジルベルトや他にも多くの人々が、それを聞いたり、演奏したりする音楽家たちや聴衆を感嘆させてきました！　彼らは、まるで別々になった2つの世界の対立要素をなくして、統一しようとしているかのように、マイナーコードとメジャーコードを効率的に融合させる方法を見つけました。

長旋法は長調の旋法です。

長旋法は3番目と4番目、7番目と8番目の間が半音、そしてその他すべての連続した音の間が全音のインターバルの旋法です。「全音、全音、半音、全音、全音、全音、半音」となります（半音で表すと2、2、1、2、2、2、1）。

長旋法には、明るく楽しい性質があります。

短旋法は短調の旋法です。

短旋法は2番目と3番目、そして5番目と6番目の間を除いて、すべて全音で構成されています。

短旋法は非常に瞑想的で内在的な性質があります。

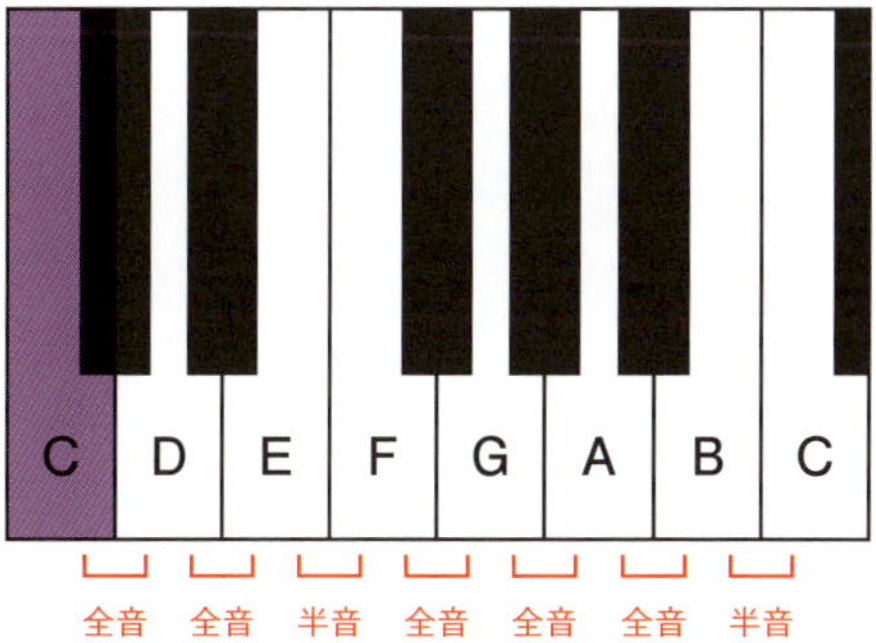

長旋法

CDトラック20
Cの長音階
（イオニア旋法と同じ）

リズムを使って宇宙のエネルギーにアクセスする

地球と宇宙のエネルギーの間では音の交換が行われています。中医学で、五気と五神（感情のエネルギー）、6つの霊的な身体は、五臓である肺、腎臓、肝臓、心臓、脾臓と結びついているとされています。

旋法はメロディーによって、生理的、霊的な機能を

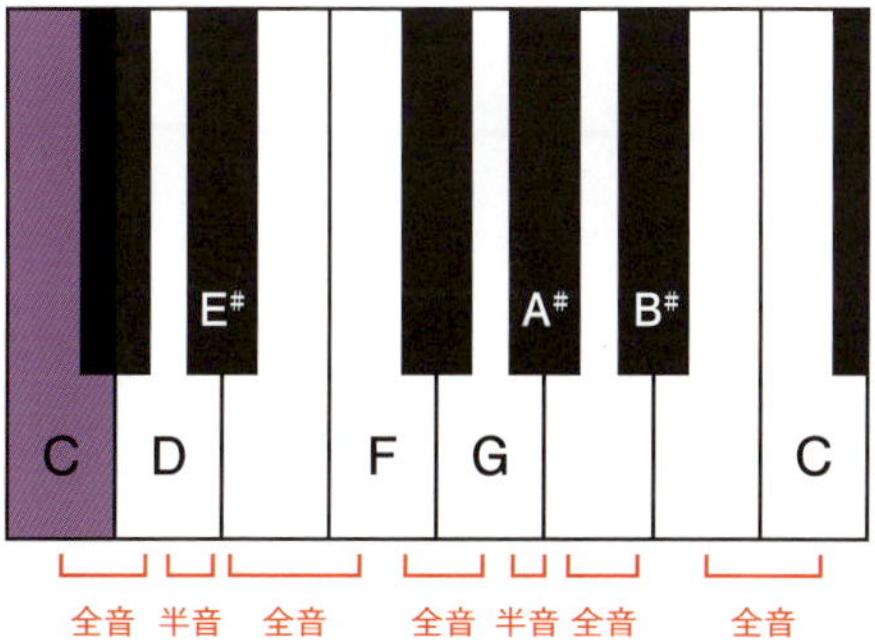

短旋法

CDトラック21
Cの短音階

再活性化します。この効果は、旋法を受け取るときに、あなたがエネルギーフィールドのどのレベルにいるかによっても変わってきます。

こうした現象は、ジョエル・ステルンナイメールの音の分子の現象でも確認できました。また、これらは私が行った細胞における実験や、経絡に対する音の運動を証明したその他のテクニックでも観察できました。私は旋法と内分泌腺、チャクラ、精神の親和性について実験や証明を行ってきました。

それぞれの旋法には、エートスの独自の性質に従った、その特性を最もよく表す特有のリズムがあります。元の音の抑揚や構造、その旋法の独自の表現方法が、リズムを決定するのです。どのように表現されるかは、音楽家と旋法、季節の振動、そして彼または彼女自身の気質と振動の記憶の親和性によっても変わります。

旋法のリズムをどのように感じるかは、旋法の内側、そして季節の内側であなたがどのように呼吸しているかによっても変わるでしょう。また、このリズムは息を吸い込むか、吐き出すかによっても変わります。

息を吸うこと、吐き出すことは宇宙生物学の「オオカミのサイクル」に対応します。このサイクルでは、11年と2か月ごとに、私たちは生まれたときと同じ状態に戻るとされています。生まれたとき、あなたが初めて感じたことはどういうことでしょうか？　初めて喜びを感じたことは何でしょうか？　それは息を吐き出したときに生まれましたか？　それとも息を吸い込んだときに生まれましたか？　覚えているのは難しいですね……。

内分泌腺とチャクラが音楽のインターバルに敏感であれば、リズムや楽器の音色、あるいは旋法を奏でる人の声にも敏感だと言えます。

こうした違いは中医学でいう5つのエレメント（木、水、火、土、金）の組み合わせで表される気質にも当てはまります。あなたが本質的に陰であるか陽であるかということも含め、あなたの気質は自分が属するリズムの特有性によって決まります。また、あなたの気質は、あなたが5つのエレメントのどの要素と結びつきが強いかによっても決まります。この結びつきを見ることで、あなたは自分の記憶が、どのエレメントと、どの楽器によって音の響きの中にある先祖のエネルギーとつながるかわかるでしょう。

旋法を独自のやり方で応用するにあたっては、それぞれの季節に応じた振動のエネルギーの変化、その日の空の惑星の動きと季節に合った自然のエレメントとの関係性を考慮しました。

初夏は火と結びつく　ギター　バイオリン　チェロ　ハープ　サントゥール

晩夏は土と結びつく　ウドゥ　オカリナ　ヒスイ

秋は空と金と結びつく　銅鑼　ベル　シンギングボウル　ビブラフォン

冬は水と結びつく　ベンディル　ジャンベ　ダラブッカ　（皮製の太鼓のみ）

春は木と風と結びつく　パンジャーブ地方のフルート　尺八　あらゆる木管楽器

旋法のパレット：音の構造とエネルギーの性質

西洋のクラシック音楽で研ぎ澄まされた私たちの耳にとって、より馴染みのある旋法が長旋法だと思います。なぜなら、その特徴的な3番目の音（2つの全音を経ている）が大きな要素を占めるからです。一方、短旋法の3番目の音（全音1つと半音1つを経ている）は控えめです。理論や旋法は伝統によっても異なりますが、そうであっても、共通の基礎が存在しています（オクターブ、5度、4度の協和音など）。

私の音楽療法のメソッドの一部は西洋のクラシック音楽のシステムに則っており、ダイアトニック・スケールを使っています（ピアノの白い鍵盤すべてです）。また、次で述べるペンタトニック・スケールも使用しています。

ダイアトニック・スケールの語源であるギリシャ語の「ディアトノス」は「全音」という意味です。この名称の起源は古代ギリシャですが、他の文化でも見ることができます。さらに昔に遡ると、紀元前1800年にくさび文字で書かれた、バビロニアの粘土板の音楽に関する記述でも見ることができます。

ファラオの時代のフルートを観察すると、こうした旋法が古代エジプトでも使われていたのではないかと思われます。

旋法の特有の効果、力、効能、現れ方は3つの要素によって決まります。

・ベースとなる音階（ダイアトニック・スケールまたはペンタトニック・スケール）
・主音となる音の選択（これまで述べたように、中心となる音です）
・主音とそれぞれの音（1オクターブ以内）の間に生じるインターバル

こうした効果はクラシック音楽よりも深く作用します。なぜなら旋法は安定した構造だからです。はじめから終わりまで同じハーモニーで広がり、このハーモニーには、効果が出るのに必要な時間が含まれています。それゆえ、動的な性質を持ち、絶えずコードやトーナリティが変化するクラシック音楽とは違うのです。

クラシック音楽にはダイレクトで力強い作用があります。しかし、ヒーリングミュージックとしては、それほど深みのない、表面的な効果しかありません。

私たちは7つの全音を素材として自由自在に使うことができます。主音を選択し、旋法として奏でることができるのです。主音は旋法に対応するエネルギーを活性化し、その他の音がそこに向かっていけるようにします。C（ド）を主音にするなら、D（レ）は長2度となります。旋法のメロディーのそれぞれの音は、固定された主音との関係性の中で、旋法のエネルギーを適切に表現する手助けをします。主音の構造的役割は、安定した音波が形成されるように演奏されたときに具体化し、「ブルドン（低音で変化のない単音）」となります。古代のギリシャ人たちは、ダイアトニック・スケールを「オクターブの諸相」と呼んでいました。なぜなら、ダイアトニック・スケールにはオクターブ内の全音と半音をアレンジした7つの組み合わせがあるからです。

サウンド・プラクティス：ギリシャ旋法のエネルギーの性質

ピアノで、白鍵を1オクターブ弾いてみましょう。始める音はCでもDでもEでもかまいません。これがギリシャ旋法です。

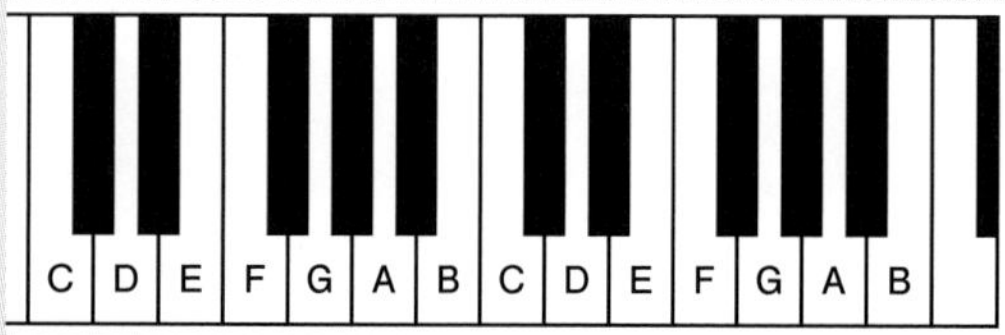

CDトラック22
ギリシャ旋法のエネルギーの性質

Cから始める旋法をイオニア旋法といいます（CDEFGABC）

Dから始める旋法をドリア旋法といいます（DEFGABCD）

Eから始める旋法をフリギア旋法といいます（EFGABCDE）

Fから始める旋法をリディア旋法といいます（FGABCDEF）

Gから始める旋法をミクソリディア旋法といいます（GABCDEFG）

Aから始める旋法をエオリア旋法といいます（ABCDEFGA）

Bから始める旋法をロクリア旋法といいます（BCDEFGAB）

それぞれの旋法の異なった音色を感じてみましょう。主音を左手で押さえながら、右手で旋法のその他の音を弾いていくと、より明確にわかるでしょう。

固定された主音（最初の音）と、それに続

く音のインターバルに注意深く耳を傾けてみましょう。また、長2度や短2度、長3度や短3度を感じてみましょう。

ギリシャ旋法のヒーリングパワー

ギリシャ旋法は特定の調性で演奏されるダイアトニック・スケール（ピアノの7つの白鍵の音）のことです。ギリシャ旋法のインターバルは常に全音1個分か半音1個分です。ギリシャ旋法は、ギリシャの黄金時代に心を穏やかにしたり、活気づけたり、異なったムードを作り出すために使用されていました。

ピタゴラスはインターバルと数の合理的な関連性を発見した人ですが、彼は旋法を形成するインターバルの配列についても分析をしていました。紀元前6世紀、自ら設立したクロトーネ（イタリアのシチリア）の教団で、彼は音楽のセラピー効果を活用していました。

1つ例を挙げると、彼は弟子たちにある旋法を聞かせて寝かせ、別の旋法を聞かせて目覚めさせていました。さらに伝えられているところによると、ある晩、彼は星の観察に出かけたとき、激怒している男性を見かけました。彼は他の男を〝迎え入れた〟愛人の家に、今にも火をつけそうな状態でした。ピタゴラスはドリア旋法をゆっくりとしたテンポで演奏しました。すると嫉妬に燃える男性の怒りが収まったのです！

彼はダイアトニック・スケールの7つの音を7つの惑星とも結びつけました。「宇宙が奏でるハーモニー」の〝宇宙〟とは目には見えない領域のことで、その周囲を惑星が回り、超越的な音楽、超越的な感性が生まれています。土星はD、木星はE、火星はF、太陽はG、金星はA、水星はB、月はCです。

私は7つのギリシャ旋法をチャクラの音と結びつけた五度圏の順序に配列しました。さらに、これにF#（第8チャクラ、ビンドゥに対応する音）とヒンドゥスターニ（北インド）の旋法、バイラヴを加えました。

最初の音	旋法	
F	リディア	FGABCDEF

Ｃ	イオニア	ＣＤＥＦＧＡＢＣ
Ｇ	ミクソリディア	ＧＡＢＣＤＥＦＧ
Ｄ	ドリア	ＤＥＦＧＡＢＣＤ
Ａ	エオリア	ＡＢＣＥＥＦＧＡ
Ｅ	フリギア	ＥＦＧＡＢＣＤＥ
Ｂ	ロクリア	ＢＣＤＥＦＧＡＢ
Ｆ＃	バイラヴ	ＦＧＡ＃ＢＣ＃ＤＥ＃
		Ｆ＃

興味深いことに、リディア旋法（ＦＧＡＢＣＤＥＦ）にＢのフラット（ＦＧＡＢ♭ＣＤＥ）を加えると、この旋法はＦに転調したイオニア旋法となります。Ｂのフラットをイオニア旋法に加えると、この旋法はＣに転調したミクソリディア旋法となります。このようにして、五度圏の音楽的ロジックＦＣＧＤＡＥＢＦ＃にたどり着いたのです。

加えたのはいつも同じ音、Ｂ（フラット）でした。この音は水星、ギリシャ神話のヘルメス、創造の神であるエジプトのトート神と呼応しています。さらに、ラテン語の聖ヨハネの賛歌に照らし合わせると、フランス語の「ＳＩ（Ｂ）」の音は、Ｓ‐ａｎｃｔｅ、Ｉ‐ｏａｎｎｅｓで、指導者「聖ヨハネ」を意味します。

また、音と細胞の実験においても、私が「ＳＩ」の段階、すなわちＢの音（音階の最後）にたどり着くと、がん細胞が消滅するのを確認できました。

音楽セラピーを行う中で、私はギリシャ旋法と肉体とサトルボディの生体構造の相関関係を確立しました。これにはチャクラ、奇経八脈、内分泌系も含まれます。

主音（最初の音）は5つのエレメント、季節、臓器と結びついています。

こうした旋法を演奏するときには、1つの機能やエレメントや分泌腺や経絡に限定しないことが大切です。私が発見したこのような相関関係はホログラムのように作用します。

旋法のヒーリングパワーをどのように受け取るかは、受け取り手がどのレベルで音楽を受け取るか、音楽家がどのレベルで旋法を演奏するかによって変わってきます！

ダイアトニック・スケールはギリシャ旋法だけに限られたものではありませんが、ジャズの教授法としても使用されているギリシャ語の名前を使ったほうが、体系的に説明しやすいという利点があります。正確に言うなら、中世の西洋で理論化されてギリシャ語の名前が付けられたのです。私たちは長旋法のことをイオニア、短旋法のことをエオリアと言っていますが、こうした名称は古代や中世に付けられたものではありません。これらの起源は16世紀に遡ります（グラレアヌス以降）。

これから紹介するのはギリシャ旋法（加えてバイラヴ）とそれに対応するエレメント、季節、チャクラ、臓器、奇経八脈と内分泌腺です。それぞれの旋法の名前は（ダニエル・ゴョンによる）ジャズの教授法に従ったものです。ただし、ヒンドゥスターニの旋法である最後のバイラヴだけは例外です。

リディア旋法（主音はF）

Fは地球の振動の音です（ステルンナイメールの理論より）。低いFのときは約7・2Hzで振動しています。中医学でFは土のエレメントの音です。土のエレメントは雨季と結びついています。私はFをルートチャクラ（生殖腺を活性化する）と奇経八脈の陰維脈と結びつけました。

イオニア旋法（主音はC）

Cは第2チャクラの音で、へその下の丹田に対応する音です。ここは体の主なエネルギーの中心地です。丹田は副腎を活性化します。Cの旋法、クラシック音楽における長調は、喜び、幸せ、明るさを感じさせるものです。中医学でCは火のエレメントの音です。火のエレメントは夏と結びついています。この音は奇経八脈の陰蹻脈を活性化します。

ミクソリディア旋法（主音はG）

Gは太陽の音の象徴です（ラテン語で太陽は「ソル」

と言います）。Gは、膵臓を活性化する第3チャクラのソーラープレクサスと結びついています。脳を通じてではなく、神の知恵を直接的に届けてくれるのが太陽の光です。11世紀のクリュニーの教会の柱の1つに書かれたミクソリディア旋法（教会旋法の7番目と8番目）は、神の息吹と贈り物とともに、私たちを迎え、聖人たちの喜びを教えてくれます。中医学では、Gは金のエレメントで、秋の季節と結びついています。このGの旋法は奇経八脈の帯脈を活性化させます。

ドリア旋法（主音はD）

Dは第4チャクラのハートチャクラの音で、胸腺を活性化します。この旋法からクラシック音楽の短旋法が生じて、のちにエオリアと呼ばれるようになりました。中医学で、Dは水のエレメントで、冬の季節と結びついています。このDの旋法は奇経八脈の任脈を活性化します。

エオリア旋法（主音はA）

Aは第5チャクラのスロートチャクラの音で、甲状腺を活性化します。ギリシャの伝統ではこの音はビーナスと関連づけられています。それゆえ、この旋法はやわらかく優しいエネルギーなのです。中医学で、Aは木のエレメントです。木のエレメントは春の季節と結びついています。このAの旋法は奇経八脈の陽維脈を活性化します。

フリギア旋法（主音はE）

Eは第6チャクラのサードアイチャクラと関連し、下垂体を活性化します。この旋法は「内なる問いかけ」をします。クリュニーの教会は、不満を訴えるフリをする人として、葬儀のイメージとともにフリギア旋法を描写しています。特徴的なEからFの半音、すなわち短2度は不満を訴えるように響きます。ここで象徴されているのは、新たな誕生として、自分自身をハイヤーセルフに向かって開かれた状態にするために死があるということです。グレゴリオ聖歌におけるフリギア旋法は方向性の大きな変化と変換を表しています。Eの旋法は奇経八脈の陽蹻脈を活性化します。

ロクリア旋法（主音はB）

Bは第7チャクラで、頭のてっぺんにあるクラウンチャクラ（聖なる光の輪）の音で、松果腺を活性化します。この次元は第6チャクラよりも高く、より霊的です。魂の世界、宇宙の意識、神や超越的な知恵へのアクセスを開きます。この旋法が音楽で使われることはそれほどありません。なぜなら主音と5番目の音の間に生じる5度のインターバルが安定していないからです。音と細胞の実験では、旋法を弾いていき、Bの音にたどり着くと、多くの場合、がん細胞は消滅します。長7度（CからB）のインターバルが非常に不協和な音であることは先にも述べましたが、この不協和はとても有益になることがあります。なぜならこれは、協和音で調和のとれたオクターブ（CからC）の解決を望み、それを待つようにあなたの後押しをするからです。それゆえ、ロクリア旋法は、まさに私たちを呼び寄せる上昇エネルギーを映し出していると言えます。これは浮遊状態にあり、答えを見つけられるよう私たちを常に高く持ち上げてくれています。Bのこの旋法は奇経八脈の督脈を活性化します。

バイラヴ　ヒンドゥスターニの旋法（主音はF#）

F#は第8チャクラ、意識の座のビンドゥと共鳴する音で、爬虫類脳の根底に位置し、視床下部を活性化します。ビンドゥはサンスクリット語で「宇宙の曼荼羅の中心」という意味があります。エネルギーが収束したり、始まったりするポイントでもあります。F#の音はダイアトニック・スケールの外に私たちを連れ出します。増2度を用いたこの旋法は、馴染み深い西洋のクラシック音楽の様式を超えたところに私たちを押し出します。これによって私たちは、驚きに満ち、祖先の記憶が蓄えられている過去に帰ることができます。F#のこの旋法は奇経八脈の衝脈を活性化します。

サウンド・プラクティス：チャクラをギリシャ旋法で活性化しよう

次ページの図の中から、活性化したいチャクラか内分泌腺を選びましょう。例えば、ピ

内分泌腺、奇経八脈、チャクラに対応するギリシャ旋法

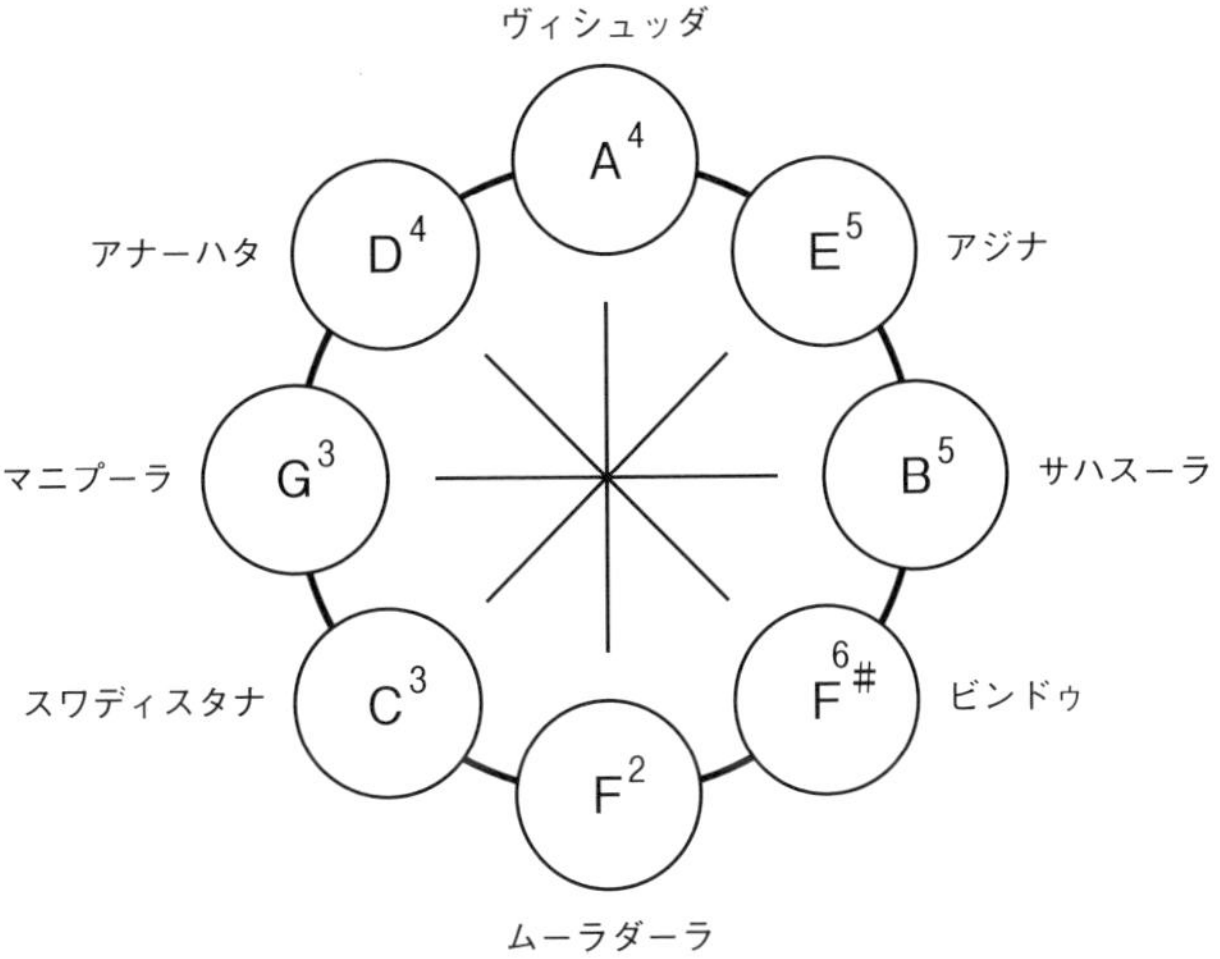

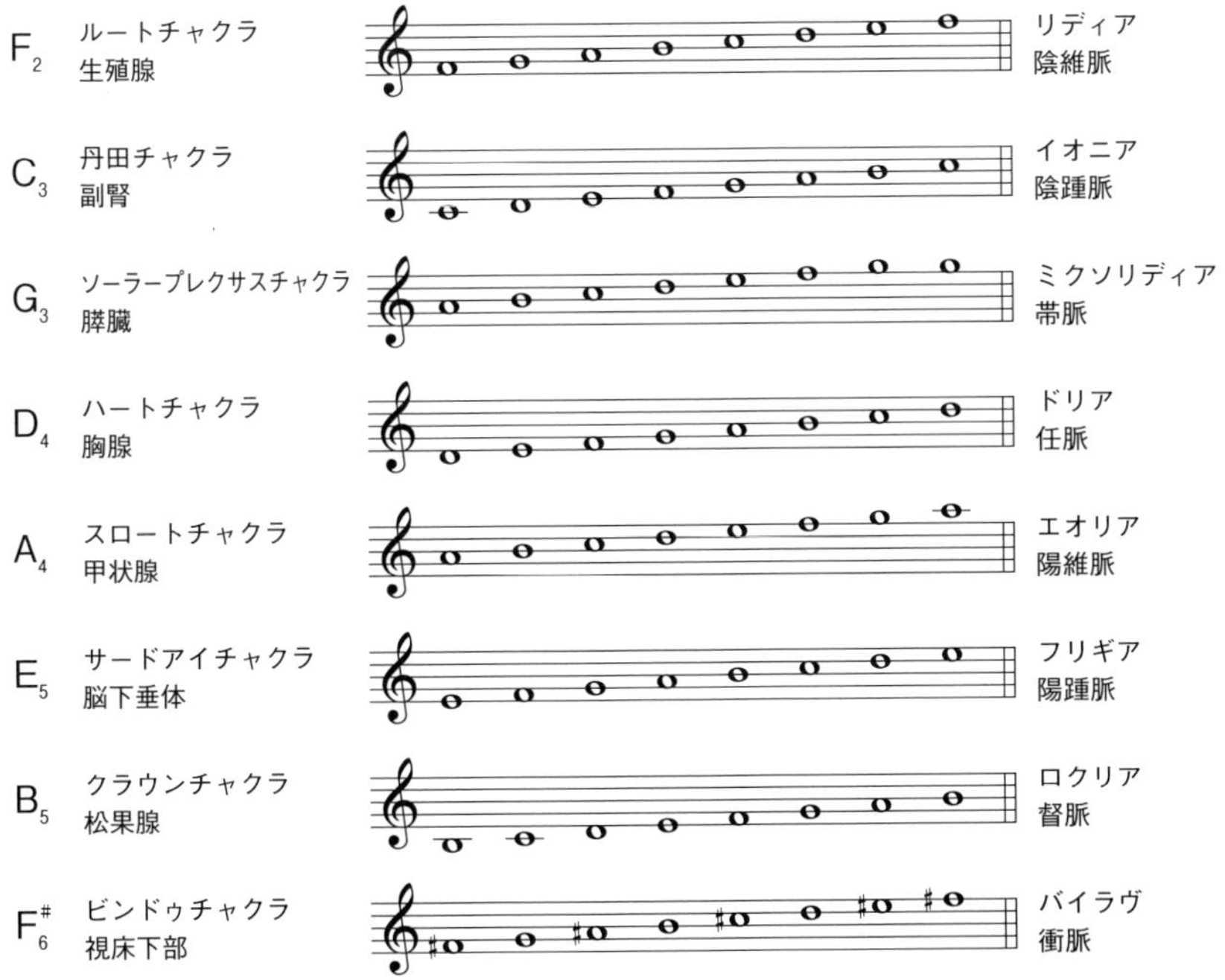

アノやシロフォンを使って、ハートチャクラに対応しているドリア旋法を演奏したとします。歌いながら旋法を上ったり下りたりしていると、旋法の振動がハートチャクラを満たしていくのを感じられるはずです。

CDトラック23
ファビアンによるギリシャ旋法での即興

季節と調和するためのチューニング

私がまだプロの音楽家だったときのことですが、ジュネーヴのコンサートホールでブラジルのギタリスト、バーデン・パウエルを見たことは非常に印象深い思い出です。彼は「カント・ヂ・オッサーニャ」をDの調で演奏していました。それは1968年の冬のことでした（冬は中医学でDの音と対応しています）。コンサートホールは聴衆全員を調和する振動のエネルギーで満たされていました。このエネルギーは、彼がアコースティックギターで奏でるささやかな曲から生まれるエネルギー以上のもののように思えました。

続く春にも、彼がパリで演奏しているのを見ました（春はAの音に対応しています）。バーデン・パウエルは同じ曲を前回と同じ調で演奏していましたが、このときには曲が単調に聞こえ、ホールにあの特有の共鳴が起きていませんでした。「カント・ヂ・オッサーニャ」をDの調で弾いても、春のエネルギー（A）のサポートを得られなかったのです。

このとき、私は季節と調和することの大切さを理解しました。

「私にとってのキーワードは〝共鳴〟でした。私たち音楽家が、自分の使う楽器とメロディーを季節の調性とエネルギーと調和させたとき、聴衆と季節のエレメントの間にハーモニーが生まれ、ヒーリングのプロセスが起こる空間を作り出します」

ファビアン・ママン

私は普通のエンタテインメントとしてではなく、最高に有益で効果的なサウンド・ヒーリングとセラピーという観点からコンサートを鑑賞するようになりました。また、自分の作曲した曲は、季節の調性をベースにし、五重奏団で演奏をするようになりました。聴衆からの反応はいつも驚くべきものでした！

始めた当初は単なる直感でした。しかし、鍼治療の学校に通い、『黄帝内経 素問』で5つのエレメントに対応する5つの音を学ぶようになるにつれて、こうした考えがまとまってきました。そうして5つの音を5つのエレメントに、5つのエレメントを5つの季節に結びつけるようになったとき、当然のことながら、5つの音を5つの季節に直接結びつけてみようと考えたのです。

信じるか信じないかは別ですが、季節に合わせた旋法がある文化は存在しません！　インドのペンタトニック・スケールやアラブ音楽の旋法は1日の時間、太陽系や宇宙に合わせていますが、興味深いことに季節に合わせたものではありません。私がやりたかったことは、まさに音と季節の一致でした。

とても幸運なことに、同じ時期、私はバラモンの音楽家で作曲家、クリヤヨガ、タントラヨガの指導者である、スリ・ハヌマンと出会いました。彼はインド北部のヒンドゥスターニのすばらしい旋法とラーガを教えてくれました。季節のエネルギーの性質にはラーガがいちばん合っていると感じたので、私はラーガを取り入れ、対応している調へ転調しました（インドのラーガの大部分はCあるいはC#に近い音でいつも調律されています。ただし、この旋法は平均律に基づいていないため、西洋人の耳には違った音に聞こえるでしょう）。

季節に合わせたラーガとして私が選んだのは、ジョーグとヴィバース以外はペンタトニック・スケール（5つの音で構成されている旋法）でした。ペンタトニック・スケールは他の旋法よりも季節にエネルギーを与えていると感じていました。

私にとってのキーワードは「共鳴」でした。音楽のヒーリングの可能性をコンサートホールで十分に引き出すために、私は旋法をそれぞれの季節に合わせて並び替え、楽器、メロディー、調性、そして季節のエネルギーの間に共鳴を作り出しました。

こうした季節の旋法は、タマドウアカデミーのワークの基軸となりました。私はアカデミー主催の季節のハーモニーコンサートにこうした旋法を取り入れました（これについては16章をご覧ください）。また、こうした旋法を転調し、音叉を使った「ミュージカル・スパイン」というテクニックによってエネルギーを調和し、刺激しました（これについては第3部をご覧ください）。

私たちは世界中をめぐり、30年以上にわたり、コンサートでこうした旋法を使って聴衆を楽しませ続けているのです！

ペンタトニック・スケール（五音音階）とは

ペンタトニック・スケールとは1オクターブ内の5つの音で構成された音階のことで（ペンタは5という意味です）、それぞれの音の間のインターバルが異なっています。

これは、古代の中国、日本、ギリシャ、エジプト、インドの古典音楽で伝統的に用いられてきたスケールです。

インドで、このスケール（あるいはラーガ）は1日の中のエネルギーを呼び込むために用いられています。24時間内で2時間ごとに異なるラーガがあります。インドではこうしたスケールが何世紀も前から使われていますが、季節と一致した特定の旋法に発展していくことはなかったようです。

ファビアン・ママンはペンタトニック・スケールを季節と結びつけた最初の人物です。

自然のペンタトニック・スケール

5度のインターバルは古代の伝統を呼び起こす形式、神への祈りとして用いられてきたようです。オクターブを超えると、より協和的なインターバルになります。5度のインターバルはダイナミックで、広範なインターバルなのです。

5度の5つの音はペンタトニック・スケールの基礎となりました。そして5度の7つの音はギリシャのダイアトニック・スケールの基礎となりました。

F C G D A　ペンタトニック・スケール

F C G D A E B　ダイアトニック・スケール

7つの音のいずれか1つを主音と捉えればダイアトニック・スケールになり、音階を構成する音をいずれかの音で区切れば、5つの音のペンタトニック・スケールとなります。

F G A C D

G A C D F

A C D F G

C D F G A

D F G A C

これら5つの旋法のうち、最もよく使われているのが、最初と5番目です。これらはメジャー・ペンタトニック・スケールとマイナー・ペンタトニック・スケールと呼ばれています。なぜなら、ダイアトニック・スケールの典型的な長調と短調の2つの旋法を簡素に表した形式だからです。

では、この簡素なペンタトニック・スケールはどのような形でダイアトニック・スケールと関わり合っているのでしょうか？　これらに共通する特徴は、短2度や増4度のような緊張感がある不協和なインターバルが含まれていないことです。

その代わりに、しっかりとした5度のインターバルが、より確かな安心感とともに飛び出します。結果的に、こうした旋法における広範囲のエートスは、堅固な性質でありながらも、調和し、穏やかで平和な共鳴となり、音の区分に応じて、旋法にそれぞれのニュアンスを持たせます。メジャー・ペンタトニックのエートスはリディア旋法に近く、マイナー・ペンタトニックのエートスはドリア旋法に近いという特徴が見られます。

ダイアトニック・スケールと同じく、ペンタトニック・スケールにはセラピー効果があります。経絡や臓器のエネルギーを分散させたり、刺激したり、あるいはエネルギーフィールドにおける祖先の記憶をよみがえらせたりするのです。

祖先の記憶を呼び起こすペンタトニック・スケール

ペンタトニック・スケールにはいくつものインターバルが含まれており、このインターバルはギリシャ旋法よりも力強いスピリチュアル的な共鳴を起こします。例えば、５度のインターバルは、私の研究の結果、気やエネルギーを活性化し、サトルエネルギーフィールドにおける祖先の記憶をよみがえらせるということがわかっています。５度のインターバルはどの時代においても、人間から神への〝呼びかけ〟として用いられてきました。

旋法を歌ったり、演奏したりしてインターバルと内なるリズムの奥深くに入っていくと、音楽の記憶とメッセージの根源にたどり着きます。

そして、結びつきやイメージやアイデアを生み出す記憶が目覚めます。どんな記憶が現れてくるか意識することで、私たちは行動し、細胞の再形成をすることが可能となります。これによって高い次元での変換が起こります。

こうした旋法を演奏することで、現在にありながらも未来の記憶へ続く小道が開かれ、明日には過去を再発見することになるでしょう。

ペンタトニック・スケールで季節と調和しよう

次ページの表から好きな季節を１つ選んでください。ピアノまたはシロフォンを使って、季節の旋法を演奏しましょう。旋法を上ったり下りたりして歌っていると、部屋の中が振動で満たされ、自分が季節と調和しているのを感じられるでしょう。

CDトラック24
それぞれの季節に合わせたファビアンのペンタトニック・スケールの即興

季節に対応するペンタトニック・スケール

季節	旋法							
春 カルナー (慈悲)	ブーパーラ	SA A	RE $A^{\#}$	GA C	PA E	DHA F	SA A	
春 シュプリンガー (性的な美)	ドゥルガー	SA A	RE B	MA D	PA E	DHA $F^{\#}$	SA A	
夏 ヴィラ (英雄的)	ブパリ	SA C	RE D	GA E	PA G	DHA A	SA C	
夏 シャンタ (平和)	メーガ	SA C	R D	MA F	PA G	NI $B^{\flat}$	SA C	
晩夏 シャンタ (平和、放棄)	ジョーグ	SA F	RE $G^{\#}$	GA A	MA $A^{\#}$	PA C	NI $D^{\#}$	SA F
雨季 シャンタ (ディヤーナ、瞑想)	ヴィバーサ	SA F	RE $F^{\#}$	GA A	MA B	PA C	DHA D	SA F
秋 カルナー (慈悲)	マールカウンス	SA G	GA $A^{\#}$	MA C	DHA $D^{\#}$	NI F	SA G	
秋 ウトマン (開放、内面のヴィジョン)	シュリー	SA G	RE $G^{\#}$	MA C	PA D	NI $F^{\#}$	SA G	
晩秋 シャンタ (平和)	バイラギ	SA G	RE $G^{\#}$	MA C	PA D	NI F	SA G	
冬 サントッシュ (充足感)	グンカリ	SA D	RE $D^{\#}$	MA G	PA A	DHA $A^{\#}$	SA D	
冬 シュプリンガー (シャンタ、熱望)	ヒンドール	SA D	GA $F^{\#}$	MA $G^{\#}$	DHA B	NI $C^{\#}$	SA D	

これらの旋法と対応する季節はファビアン・ママンによって考案されたものです。
こうした旋法はタマドウ、音、色、運動の学校の季節のハーモニーコンサートで使われています。

注：春に合わせるときにはBフラットではなく、Aシャープのほうがより正確な振動となります。それゆえ、ここで紹介した旋法はA、$A^{\#}$、C、E、F、Aであり、A、$B^{\flat}$、C、E、F、Aではないのです。

自由に即興で演奏をしましょう。旋法の5つの音と、オクターブ上の最後の音（全部で6つの音）を演奏しているのなら、どのような順番でもかまいません。

それぞれの季節には2つの旋法があることを覚えておきましょう。1つは長旋法、もう1つは短旋法です。それぞれの季節ごとの違いを感じましょう。あなたはどれが好きですか？

陰旋法／日本の音階：平調子、雲井調子、岩戸旋法

ここまで述べてきた旋法、ダイアトニック・スケールとペンタトニック・スケールは、五度圏と直接的に結びついている限り〝自然〟であると言えます。その一方で濁った音の旋法があります。これはいくつかの音がごく自然な配列の関係性の中で、上がったり、下がったりしている状態です。この入り混じったアコースティックの音はシャープやフラットとともに、半音のインターバルによって作り出されています（ピアノで言うなら、白鍵を使う代わりに、右または左にある黒鍵を鳴らしているということです）。この音は、半音に満たないインターバルでも作り出されます（トルコのアラブ旋法など）。しかしながら、ピアノでは全音と半音しか弾くことができません。この領域はあまりに広大なため、ここでは概要を解説します。

濁った音の旋法が古典的な西洋の文化とは異なるということを知っておくのは重要です。しかし、異なるハーモニーの音色を表現しようとして、これらをダイアトニック・スケールやペンタトニック・スケールとともに使用することも可能です。これらもまた、祖先の記憶を目覚めさせ、意識の新たなレベルの探求を促します。私たちは「西洋式」の本質的なダイアトニック・スケールと、ダイアトニック・スケールとはまったく異なる「東洋式」の旋法をはっきりと区別するようになるでしょう。西洋の文化はケルトが起源ですが、実際に今日のケルト音楽はすべてダイアトニック・スケールとペンタトニック・スケールで成り立っているのです。彼らの祖先の原型もおそらく同じ構造だったのではないでしょうか。

音楽学では、濁った音が使われたペンタトニック・

スケールのことを「陰旋法」と呼びます。これは少なくとも半音1個を含み、通常の無半音的五音音階とは異なった性質です。半音の存在（緊迫したインターバル）は、通常の穏やかで静かなムードとは切り離されています。それゆえより影響力の強い感情的なニュアンスが生まれます。

伝統的な中国の音楽では、通常のペンタトニック・スケールを基本構造として用いていますが、日本の音楽は陰旋法を使用しています。

日本の平調子という旋法は、DとGのないA－B－C－E－F－Aで奏でられるエオリア旋法（主音はA）のように感じられます。

雲井調子はGとDのないE－F－A－B－C－Eで奏でられるフリギア旋法（主音はE）のように感じられます。

岩戸旋法はDとGのないB－C－E－F－A－Bで奏でられるロクリア旋法（主音はB）のように感じられます。

インドの旋法（ラーガ）の数は膨大ですが、そのどれもが現在でも使われているわけではありません。これらはそれぞれ異なる構造があります。自然な旋法もあれば、濁った音の旋法もあります。他にも7音のもの（7音音階）や6音のもの（6音音階）、あるいは5音のもの（5音音階）もあります。旋法を上るか下りるかによって、同じ音が濁った音になる可能性もあります（可動する音）。これは短旋法の2つの側面と同じ（例えばAマイナーでは、上昇音階のときにはF#とG#が用いられますが、下降音階のときにはGとCが使われ自然的短音階になります）です。

ダイアトニック・スケールは以下のラーガに対応しています。

カリヤーンはリディア旋法と一致しています（主音はF）

ビラーヴァルはイオニア旋法と一致しています（主音はC）

カマージはミクソリディア旋法と一致しています（主音はG）

カーフィーはドリア旋法と一致しています（主音はD）

アーサーワリーはエオリア旋法と一致しています（主音はA）

バイラヴィはフリギア旋法と一致しています（主音はE）

さらに7音で構成される濁った音の音階を3つ紹介しましょう。これらの旋法には増2度（D♭—Eなど）の特徴的な緊張感と不協和なインターバルが含まれており、19世紀の作曲家たちが東洋の雰囲気を作り出すために体系的に使用してきました。バイラヴのような旋法を、ビンドゥチャクラと結びつけることで、このエネルギーは深く脳の中に入っていき、精神の神聖な空間に導いてくれたり、あるいは、灰白質を柔軟にもみほぐしてくれたりします（エルキュール・ポアロの頭脳のように！）。

マルヴァ：C－D♭－E－F♯－G－A－B－C

プールヴィー：C－D♭－E－F♯－G－A♭－B－C

トーディ：C－D♭－E♭－F♯－G－A♭－B－C

インド北部のヒンドゥスターニのCの音階と対応するギリシャ旋法

イオニア旋法	ビラーヴァル	SA C	RE D	GA E	MA F	PA G	DHA A	NI B	SA C
ドリア旋法	カーフィー	SA C	RE D	GA E♭	MA F	PA G	DHA A	NI B♭	SA C
フリギア旋法	バイラヴィ	SA C	RE D♭	GA E♭	MA F	PA G	DHA A♭	NI B♭	SA C
リディア旋法	カルヤーン	SA C	RE D	GA E	MA F♯	PA G	DHA A	NI B	SA C
ミクソリディア旋法	カマージ	SA C	RE D	GA E	MA F	PA G	DHA A	NI B♭	SA C
エオリア旋法	アーサーワリー	SA C	RE D	GA E♭	MA F	PA G	DHA A♭	NI B♭	SA C
ビザンチンの旋法	バイラヴ	SA C	RE D♭	GA E	MA F	PA G	DHA A♭	NI B	SA C
	マルヴァ	SA C	RE D♭	GA E	MA F♯	PA G	DHA A	NI B	SA C
	プールヴィー	SA C	RE D♭	GA E	MA F♯	PA G	DHA A♭	NI B	SA C
	トーディ	SA C	RE D♭	GA E♭	MA F♯	PA G	DHA A♭	NI B	SA C

ヒンドゥスターニの旋法は祖先の記憶にも作用します。さらに、意識と宇宙の目覚めにおける目には見えない領域の探求を刺激してくれるのです。

第15章

偉大な作曲家たちによる音楽セラピー

分子のための音楽

人類の歴史が始まって以来、私たちは常に音楽的な存在でした。木や石を打ってリズムをとっていたアフリカの夜に始まる初期のアコースティック・サウンドから、中世の修道院の技巧的な聖歌、そしてベートーヴェンの「歓喜の歌」に至るまで、人類は目には見えない領域のミステリー、心に訴える物語を明らかにするため、そして肉体的な欲望に火をつけるために音楽を使ってきました。音楽は人類皆が理解できる宇宙の言語です。音楽のメッセージは時間、人種、文化を超えて、人から人へ、人から社会へ、社会から自然へ、自然から星や惑星へ、星や惑星から人間へと届き、完全な輪を作り出しています。

「音楽とは神である」

ラヴィ・シャンカル

1960年代のビートルズやローリング・ストーンズにとっての教祖、ラヴィ・シャンカルのように、無数の賢者と音楽家がそう言っているのを私は聞きました。

「私たちの伝統が、音とは神であることを教えてくれている」

ナーダ・ブラフマー

（「音楽、私の人生」1980年）

これは音楽や音楽的な経験が自己実現へのステップになるということを意味しています。音楽とは、平和と神の喜びに向かう内的存在へ私たちを高めてくれる神聖な規律なのです。

私たちは音楽的存在です。なぜなら宇宙とは音楽であり、その振動を通じて役目を果たし、インスピレーションを与えようとしてくれているからです。オーラやエネルギーフィールド内のあらゆる振動は宙に浮かぶ音で満たされています。

それゆえ、私たちが音楽であるというのは詩的なメタファーではありません。これは科学的な事実なのです。

『La Musique Des Paricules Elementaires（素粒子の音楽）』の著者で、すばらしい物理学者、音楽家であるジョエル・ステルンナイメールは、それぞれの原子の粒子（電子、ラムダ粒子、シグマなど）が、その質量に反比例した周波数に対応しているということを発見しました。素粒子の音楽とは、私たちが素粒子から構成されているということ、そして音の周波数で構成されているということを意味しています。私たちのＤＮＡには10万の分子があり、それぞれが固有のメロディーを持っています。ステルンナイメールはこれを「プロテオディ（タンパク質の音楽）（オディはギリシャ語でメロディーという意味です）」と呼びました。これらのメロディーが歌うのをやめると、私たちは病気になります。

「音と音楽は私たちの生命に必要不可欠です。なぜなら、私たちは音の振動で構成されているからです。私たちは音楽であり、深く、自分たちを構成する素粒子へと入っていきます。ステルンナイメールによると、私たちは自身の分子構造の中にある音楽として、ＤＮＡの中核へと取り込まれていくのです」

ファビアン・ママン

音楽的な意識は私たちの起源の根底に眠っています。この共鳴は神の様式、原型を反響し、魂の真の本質を明らかにします。

作曲家たちは常に自分の周りの宇宙の振動、あるいは内なる身体的な振動のいずれかと調和しています。私は自分の経験を活用して、ステルンナイメールとの共同研究に取り組み、様々な作曲家たちの音楽と特定の分子の音楽的な構造に明らかな親和性があることに気がつきました。ガーナ（アフリカ）の民族音楽の曲にも見られるコラーゲンのメロディーなども同じです。

例えば、ベートーヴェンの音楽に織り込まれているのは、ＡＣＴＨ（腎臓の分子）、アンチトリプシン（肺の分子）、シトクロム（肝臓の分子）のメロディーです。ジョエル・ステルンナイメールの研究によると、私たちの身体のそれぞれの分子は、対応する分子のメロディーを聞くと、共鳴し、再活性するそうです。ベートーヴェンはこれら3つの臓器の不調に苦しめられていました。彼は自分が作った曲でこうした分子を再活性することによって無意識のうちに自分自身を治療しようと試みていたのではないでしょうか？　晩年に、ベートーヴェンの友人が彼の具合を尋ねたところ、彼はこう答えたそうです。「医者にはこれ以上何もできない、だけど音楽なら何とかできる」（１８１３年、ベートーヴェンとアントニア・ブレンターノ夫人の往復書簡より）。

ベートーヴェンの天才的な音楽を聞いた人なら誰でも、彼が音楽の身体、そして魂に与える影響を理解していたことを疑わないでしょう。

偉大な作曲家たちからのメッセージ

アコースティック音楽は聖なる技法です。音楽は振動的なメッセージを文字や絵とは違ったシンボルによって返しているのです。音楽は根源にある本質に触れるものです。音楽家が音とともに活動するとき、彼または彼女は、自然の心臓に耳を当てているのと同じ状態です。音楽家は自然や宇宙の意志を感知し、メロディーで返答しているのです。音楽を通じて私たちは自然の構造的支配の内なる神秘を開く鍵を授けられるのです。

音楽家が作曲をするとき、彼または彼女は、先人の模倣をすることができません。音楽的な創作の動機は魂から生まれ、このようにして音楽家は自己を開放しているのです。

私たちの惑星の偉大な音楽は、天体と地球の振動、そして作曲家自身から発せられる身体的な振動と同調しているのです。音楽を聞くと、私たちは作曲家が集合意識に向けて生み出す独自の貢献に遭遇します。集合意識が変わると、特定の作曲家によってもたらされた共鳴の必要性も変化します。

例えば、1980年代、フランスの医師であり音の研究家トマティスは著書『モーツァルトを科学する』の中で、モーツァルトは時代の要求と完全に足並みをそろえていたと述べています。彼の音楽は私たちの身体に入り込み、私たちを自由にします。すべての作曲家たちの批評をここで行うことは本書の目的ではありませんが、確かに言えることは、モーツァルト、ベートーヴェン、そして後期のドビュッシーは音楽の意識の景観を変えたということです。

モーツァルト以降の1800年頃は、ロマン主義が作曲家と自然の魂の新たな共謀を生み出しました。ベートーヴェンが最初にこの方向を切り開きました。彼はシューベルト、シューマン、ワグナー、ブラームス、ドビュッシーなどの道を開きました。彼の「交響曲第6番」を聞けば、彼が自然の多様な声をいかに理解していたかがわかります。彼の歌は私たちの生命に浸透し、私たちを幸福感とハーモニーで満たしてくれました。

2040年には、モーツァルトの「ピアノ協奏曲第21番」のようなシンプルな曲に回帰するでしょうが、今日の私たちにとってはドビュッシーやベートーヴェンのほうが意識の変革に適切です。ドビュッシーの曲は神経系をなだめてくれます。彼の曲は、より詩的で、リラックス効果を生み出し、私たちが独自の創造性をダウンロードできるようエネルギーフィールドを開いてくれる力を運んできます。

ベートーヴェンは、より天文学的で、その革命的な不協和音、ハーモニー、音の構造は私たちの理想を高めるための多大なる「気」を与えてくれます。ベートーヴェン自身、彼の音楽の深い秘技を理解していました。

「生命は音の振動のようなもので、人間も弦で奏でられる曲のようなものだ。私の音楽を理解する者は誰でも、長い苦悩から開放されるだろう」
　ルートヴィヒ・ヴァン・ベートーヴェン
（1813年、ベッティーナ・フォン・ブレンターノとの会話より）

ベートーヴェンの曲を聞くと、意識的にせよ無意識にせよ、この偉大な創始者が伝えようとしたメッセージに心を動かされてしまうものです。

偉大な作曲家は時代を超越しますが、彼らにも親和のサイクルがあります。やがてモーツァルトの時代が来るでしょうが、それは〝今〟ではありません。

ベートーヴェンからボサノヴァへ

どのジャンルの音楽にも、クラシック音楽の偉大な作曲家が伝えるような社会へのメッセージがあります。

シュトックハウゼン、クセナキス、マーラー、バルトーク……、20世紀のアコースティックなクラシック音楽の作曲家たちが奏でる不協和音は、ときに聞くのが苦しいものですが、次の次元の癒しを学ぶ時代だというメッセージを伝えています。意識は拡張しています。彼らの作る音は古いエネルギー形式を打ち砕き、可能性に満ちた新たな空間を作ります。内なる感覚は見事に調和し、新たな能力が誕生します。現代のジャズとクラシック音楽の作曲家たちは、自分たちが演奏する音に対応する「色」についても語るようになりました。

美しく融合された不協和音は身体、心、魂を痛めつけることなく拡張します。20世紀のブラジルのアコースティック音楽の作曲家たちは、新たな様式と可能性を音楽によって切り開きました。ヴィラ＝ロボス、アントニオ・カルロス・ジョビン、ジョアン・ジルベルト、ミルトン・ナシメント、イヴァン・リンス、エグベルト・ジスモンチ、シヴーカ、バーデン・パウエル、エルメート・パスコアールは、心臓の鼓動に合った2ビートのボサノヴァを演奏し、開放的な5度のインターバルを声とギターで作り上げています。洗練されたリズミカルな拍動は、優しく催眠的な声とギターのコードを伴い、聴く者を軽いトランス状態に誘います。

リラックスし、開かれた状態のときに、不協和音は取り込まれ、融合されます。そして意識は拡張され、細胞が再生するのです。

ミルトン・ナシメントやエグベルト・ジスモンチのようなブラジルの作曲家は、グレゴリオ聖歌のように、祈りや瞑想のレベルにまで音楽を引き上げました。彼らの声、ギターのピッキングとコードは伝統的なリズムを超えた神への呼びかけのようです。また、アメリカのボビー・マクファーリンも、セラピーコンサートにぴったりのすばらしい声質の持ち主です。

ボサノヴァの2ビートは音楽の世界でも唯一無二のものです。ボサノヴァにおけるギターのピッキングはジョアン・ジルベルトによって1950年に生み出されました。ギターと声のインターバルは声質と相まって、アルファ波を生み出します。このボサノヴァ特有のシンコペーションのリズムは力強い再生効果を生みます。特にギターで演奏するときには効果的です。自分の心臓の鼓動とぴったりのリズムに合わせて、深く、再生を促すリラックス状態へと入っていけるのです。

アルフォンソ・カイセドが提唱した「ソフロロジー」は、ポルトガル語がルーツで、アルファ波が出たリラックス状態を作り出しますが、同じ言語をブラジルの作曲家たちが使っているのは非常に興味深い事実です。美しいポルトガル語の響きはブラジルの作曲家たちの優れた才能とは切り離せないものです。初めての世界音楽療法大会（1985年）がリオデジャネイロで開催されたのも当然と言えます。

「私は、生まれたての新たな世代の新たな音楽家の出現を楽しみにしています！　自然の声は再び高まり、新たな世代は生命の真の価値に向かって新たに収束していき、太陽の光を追いかけ、人魚とともに泳ぎ、妖精のために歌を歌い、川の水に足をさらし、ギターを弾くでしょう」

ファビアン・ママン

第 16 章

季節のハーモニーコンサート

創造的な自己表現の力

「私は創造性から生まれるヒーリングパワーを信じています。季節のハーモニーコンサートは祖先の記憶から宇宙の目的に至るまで、各自のあらゆる次元を開きます。あなたはハーモニー、気、色を感じる瞬間があるでしょう。あなたは天と地の間を飛んでいます。あなたは自分の心、感情、精神、魂をやがて現れる新たなエネルギーフィールドの喜びあふれる庭で自由に表現することができます。ここには深い創造性が宿っています。ここから魂レベルでのヒーリングが起きるのです」

ファビアン・ママン

創造性によって、ヒーリングは最も力強く効果を発揮すると私は思っています。季節のハーモニーコンサートの演奏のような芸術的な表現によって、私たちは純粋な魂の本質を表現し、そうすることで、私たち自身の〝魂の道〟に足並みをそろえることができます。私たちは魂、身体、宇宙がヒーリングのハーモニーと

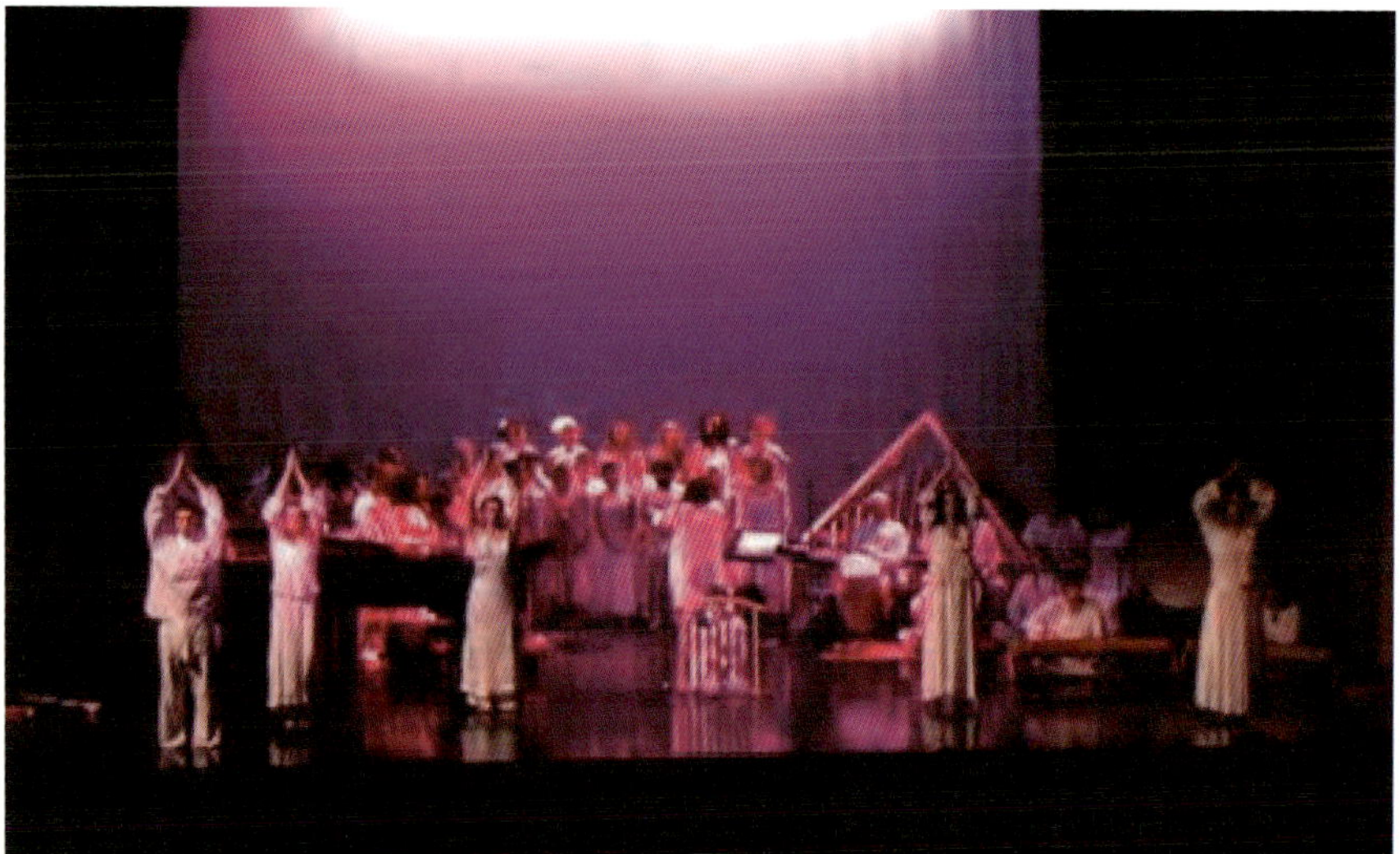

タマドウアカデミー、冬のハーモニーコンサート
2003年、サンフランシスコのハーブスト劇場
Photo copyright Tama-Do Academy 2003

して振動している領域に入っていきます。私たちは皆1つです。神の愛の中にいるとき、私たちが病になることはありません。

季節のハーモニーコンサート

私は自分たちの中にある自然と天のエレメントを調和させることで、人間に必要な新たなバランスが見つかると思っています。それぞれの季節に合わせて、タマドウアカデミーは季節のハーモニーコンサートを開催しています。

こうしたコンサートは宗教芸術が音楽とヒーリングの基盤であった時代にまで遡ります。古代の人々は特定の音楽と音が創造主の宇宙の表現であることを理解していました。

中医学の5つのエレメントは木、火、土、金、水です。これらは自然と人間を構成するもので、それぞれが季節、体の臓器、チャクラ、奇経八脈と共鳴しています。

こうしたパラダイムに触発されて、私はエレメント、経絡、チャクラ、方角、星、調性、音階、楽器、リズム、そしてそれぞれの季節のエネルギーを一致させるシステムを作り出そうとしました。演奏が行われると、こうしたアコースティック・サウンドは人間、自然、宇宙をヒーリングのハーモニーへと導きます。そして宇宙のエネルギーフィールドは1つになります。

私はそれぞれの季節の調性、音階、エネルギーに合わせて調律したアコースティック楽器を使用しています。そしてインドの古典的な音階、ラーガやペンタトニック・スケールに基づいた

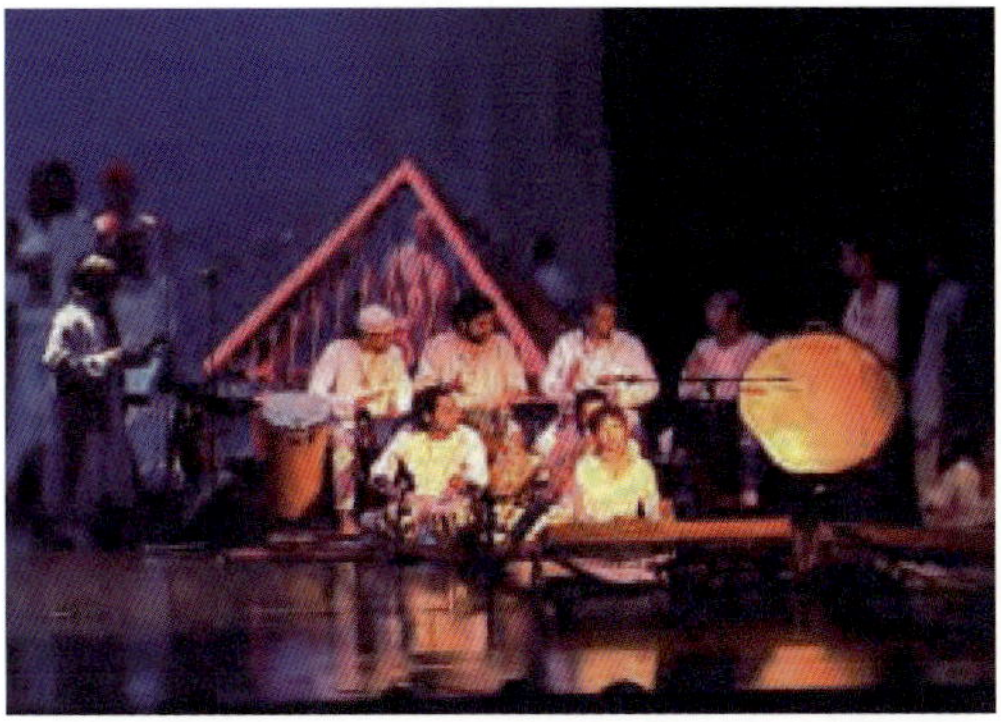

Photo copyright Tama-Do Academy 2003

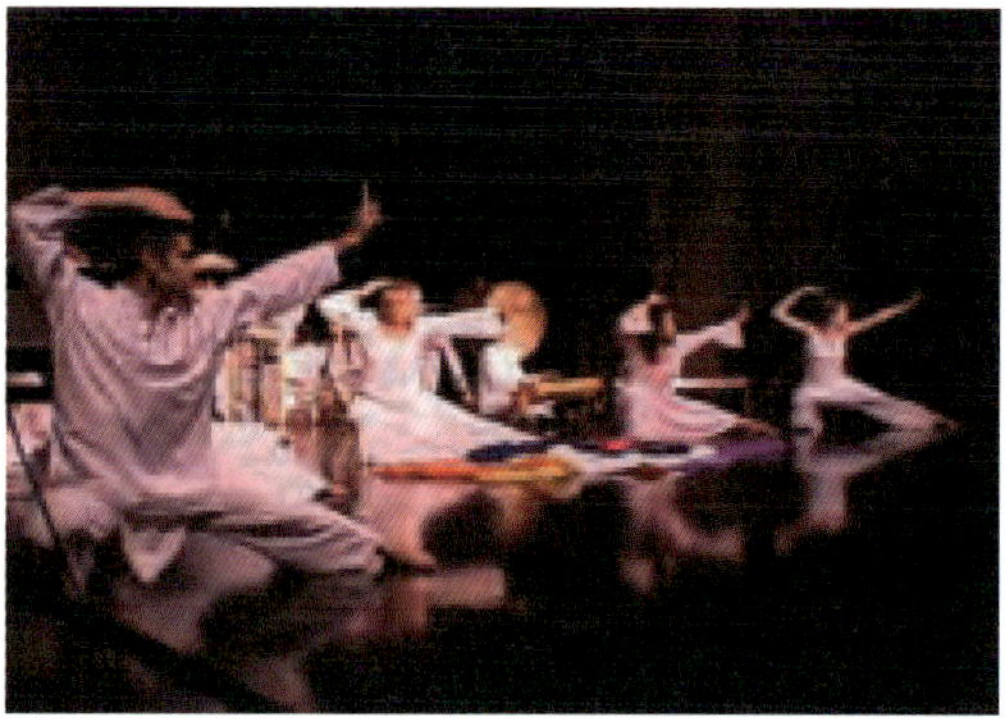
Photo copyright Tama-Do Academy 2003

古い旋法を使い、コンサートでは身体と意識のそれぞれの機能を活性化しています。

さらに、特殊な気功によって部屋のエネルギーを高めます。カラフルなシルクのスカーフは季節の色の意識に呼びかける手助けをしてくれます。2つの星が大地と空のつながりを確固たるものにします。

音楽家、シンガー、ダンサーが1つになって、荘厳な全体のシンフォニーを奏でます。

エレメントの融合は、聴衆と演奏者たちのDNA、経絡、臓器、チャクラ、エネルギーフィールドを調和させるためだけに行われるのではありません。自然、季節、星々、共同体の大きく広がるらせん運動とも調和しているのです。

コンサートは静かな瞑想の中、終わります。聴衆が静かに座る中、私たちの手から生み出される「天使の喝采」が気を送ります。こうすることで、コンサート終わりに鳴り響く拍手によって、音楽の振動が途切れてしまうということなく、振動がいつまでも持続します。

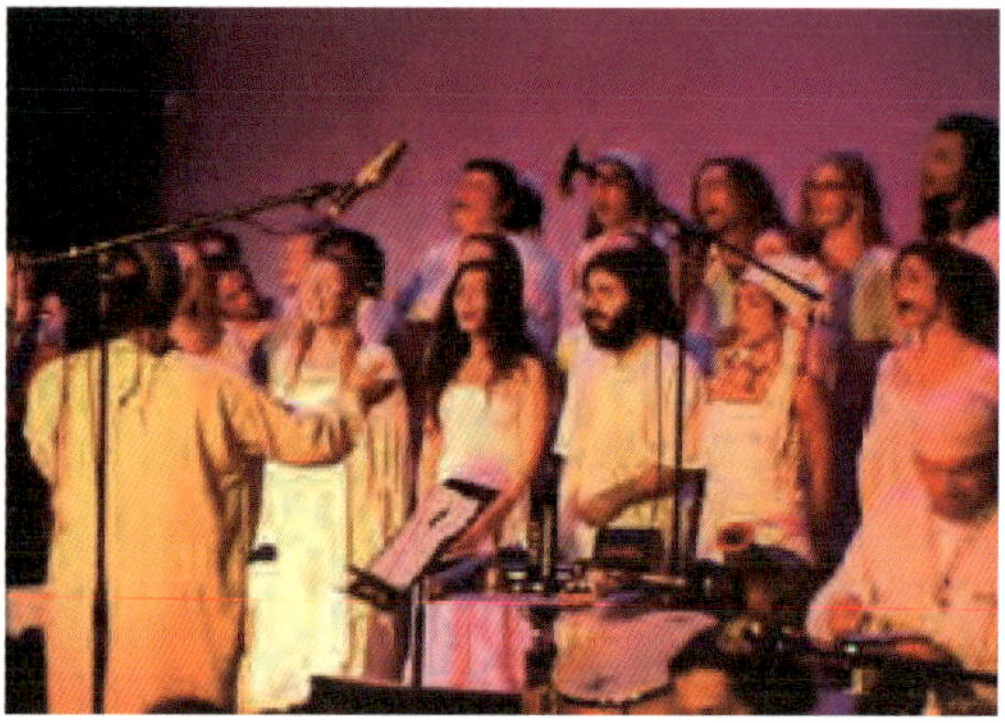
Photo copyright Tama-Do Academy 2003

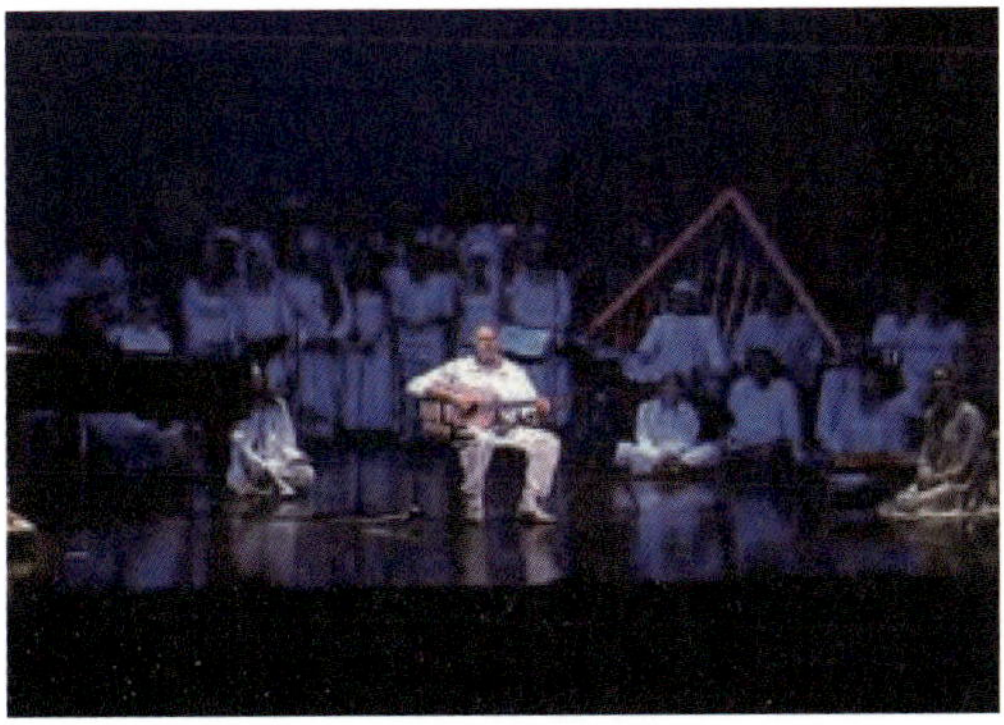

Photo copyright Tama-Do Academy 2003

季節のハーモニーコンサートの構造

季節のハーモニーコンサートは、それぞれの季節が持つ力によって開催されています。これには冬至と夏至、春分と秋分、雨季に行われるルーナサ（収穫祭）も含まれます。

コンサートは季節のエネルギーの変化を称える一方で、音楽的な共鳴で夕暮れの空模様も結びつけます。それぞれのコンサートには、5つの重要なステップがあり、聴衆と演奏家をこの地球の変わりゆく季節、より大きな宇宙の共鳴のハーモニーに誘います。以下は5つのステップの構成です。

1　季節の基本音に調律する。

春	木	A
夏	火	C
雨季	土	F
秋	金	G
冬	水	D

2　季節のエレメントに対応する主となる楽器を演奏する。

春	木	木製フルート
夏	火	弦楽器
雨季	土	土のオカリナ

秋　金　金属のフルート、金属のパーカッション
冬　水　自然の皮の太鼓

3　ペンタトニック・スケールと対応するギリシャ旋法を演奏する。

春　ブーパーラ、ドゥルガー　エオリア旋法
夏　ブパリ、メーガ　イオニア旋法
雨季　ジョーグ、ヴィヴァーサ　リディア旋法
秋　マールカウンス、シュリー　ミクソリディア
　あるいはバイラギ　旋法
冬　グンカリ、ヒンドール　ドリア旋法

4　気功の運動によって、季節に応じた臓器のエネルギーバランスを整えます。振り付けはタオ・イン・ファと、その他の気功の動きから取り入れたものです。

5　2つのマスター・スターを通じて、宇宙のエネルギーと調和しましょう。これらの星はコンサートが行われている晩に空に浮かんでいます。1つは上っていき、もう1つは天頂に浮かんでいます。

このマスター・スターのワークは、フランスの占星術師、ニコール・バルトルッチから授かったものです。

夏のハーモニーコンサート

コンサートのフォーマットの1つを紹介しましょう。

夏のハーモニーコンサートは、火のエレメントを基盤としています。使用するペンタトニック・スケールはC調のブパリとメーガです。また、ギリシャ旋法のエオリア旋法もC調で演奏します。主となる楽器はバイオリン、チェロ、ハープ、ギターのような弦楽器です。取り入れる色は赤、オレンジ、マゼンタです。

主な振り付けは、タオ・イン・ファの動きで構成され、火と夏に対応する臓器である心臓と小腸を刺激します。

夏の方向は南です。私たちは大地と空の南方向の性

質とエネルギーに調和していきます。そして占星術と天文学についても言及し、夜のマスター・スターを見つけます。空と大地のエネルギーは芸術的な表現形式となって人々と結びつきます。私たちは自然の精霊と宇宙における光の存在を歓迎し、そこからコンサートが始まります。

最初はピタゴラスが考案した木製の弦楽器、一弦琴で始めます。この楽器は季節の基本音の倍音を生み出し、コンサートの空間を作り出します。この導入によって、演奏者と聴衆は、この瞬間に存在している星のエネルギーと倍音を通じて、自然のエレメント、季節のエネルギーと共鳴することができるのです。

季節の主となる楽器は最初の音階を導きます。音楽家は演奏をします。聖歌隊は歌います。

音楽は上っていき、高次元の領域でろ過され、純粋な音としてサトルボディを通じて再び下りてきます。

赤とオレンジの火の色のシルクをまとったダンサーたちが、夏の火の気を特別な気功の運動を通じて送ります。

倍音の歌は振動のフィールドを強めるために使われます。

私たちは最初の音階を一弦琴のドローンで締めくくります……まもなく第2の音階が始まり、風の中の息吹のように、またしても音楽は上って下りていきます。

コンサートは静かな瞑想の中、終わります。私たちは音の間の沈黙に耳を傾けます。

「そしてときに、いくつかの記憶はハーモニーの雲の中に漂ったまま、光へ向かってその形を変えています。そして空間の中で、私たちに道を教えてくれるのです」。

ファビアン・ママン

こうしたタイプのコンサートは、あらゆる次元の存在を癒すだけでなく、高次元の存在からの内なる教えを音、色、運動を通じて届けてくれます。すなわち、参加者のヒーリングだけを目的としているのではなく、地球全体のエネルギーを天空のハーモニーや時間と空間の様式と調和し、癒し、再調整する方法でもあるのです。

最後の〝天使たちの喝采〟によって、音の振動はやむことなく続き、融合を高めます。

夏のペンタトニック・スケール

ブパリ：C　D　E　G　A　C
SA　RE　GA　PA　DHA　SA

メーガ：C　D　F　G　B♭　C
SA　RE　MA　PA　NI　SA

これらの音階はファビアン・ママンが考案したものです。

これらはタマドウ、音、色、運動の学校の季節のハーモニー、ヒーリングコンサートで使用されている音階です。

自然に合わせて調律した楽器のナチュラル・シンフォニー

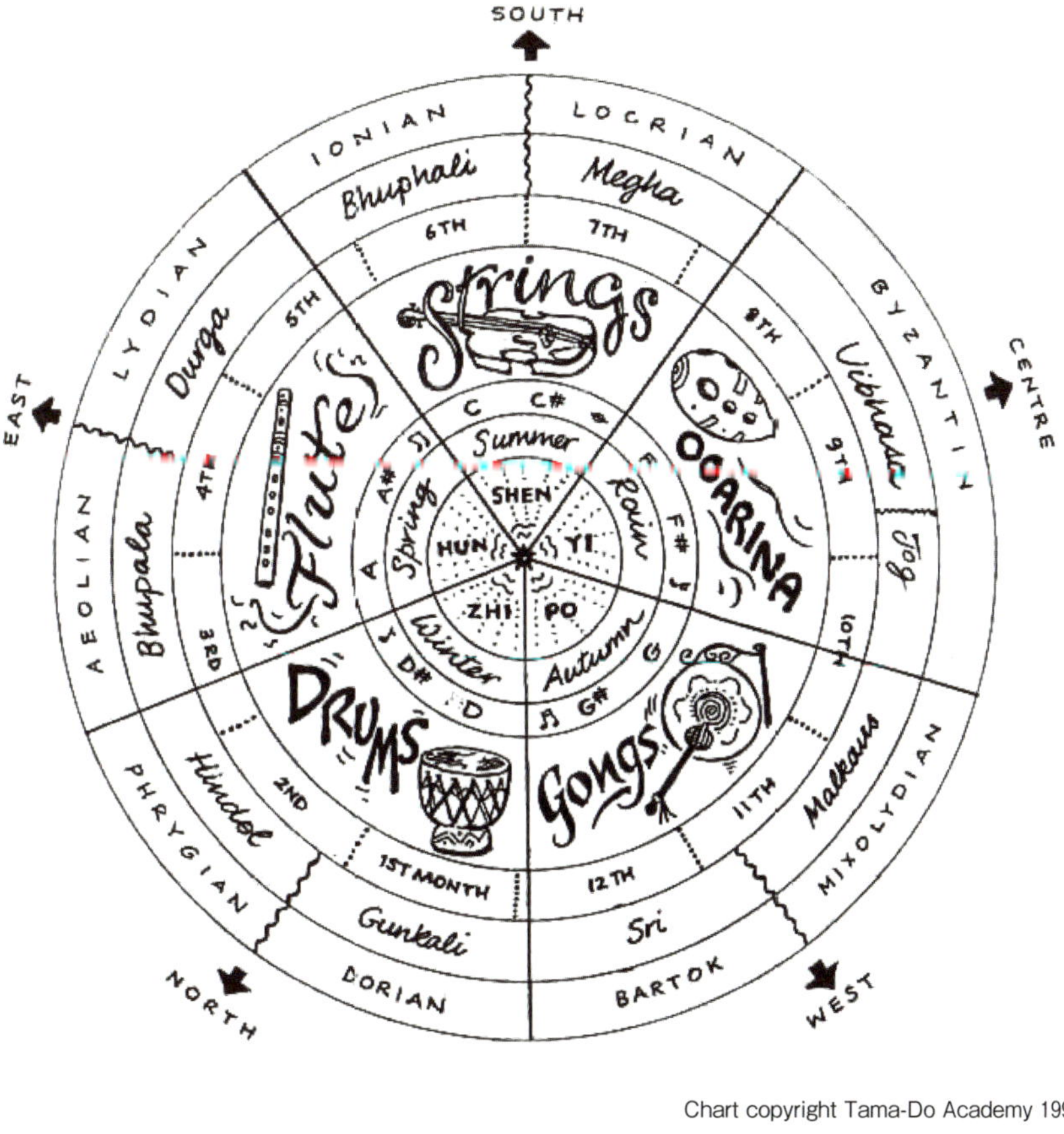

Chart copyright Tama-Do Academy 1997

第 17 章

未来の音楽はどこに向かうのか？

「私たちは意識的である必要があります。音楽を演奏することが、スピーディーな手段、あるいはものすごく時間のかかる手段であってはいけません。音楽は人間、自然、宇宙が癒しのハーモニーの中に入っていくための方法としてあるべきです。音楽に伴うヒーリングは、自然の法則に従った現実と宇宙のサイクルを尊重したときにだけ起こります。そして、そのためには研究と科学的アプローチがもう少し必要です。そうすることで、あなたは音楽を演奏する深い喜びを知ることになるのです」

ファビアン・ママン

未来の音楽は宇宙への誘い

未来の音楽は科学と魂に関する研究を高い次元で芸術的に表現しなくてはいけません。

未来の音楽は、本書で述べたような音楽的構造に根付いたものでなくてはならず、人間を自分たち自身、相互、自然、宇宙の中の癒しのハーモニーへと誘います。

そして、調和した倍音を奏でる純粋なアコースティック・サウンドが使われる必要があります！　このためには、真のヒーリングが始まるための音の間の沈黙が必要です。

私たちは再び、音楽のルーツに遡らなければいけません。そこでは基本となる音が臓器や細胞を活性化し、倍音がサトルフィールドの展開を促進し、魂の真の本質を明らかにします。私たちの音楽は自然と宇宙の法則としての役割を果たすべきで、私たちはＤＮＡの中の深い領域の音楽を再発見するのです。

未来の音楽によって、私たちは過去の共鳴で満たされることになります。私たちは空間と時間の共鳴の中にある故郷にたどり着くのです。私たちは皆1つであり、そこに区別はないのです。

未来の音楽家たちは、私たちが地球に健康とハーモニーをもたらすパイプとなれるよう、世界を上昇させ、私たちが水晶の構造を取り戻すための方法を準備しなくてはいけません。

彼らは技術に長けたアーティスト以上の存在であるべきです。先見の明がある指導者として、音、色、連動のエネルギーを扱わなくてはいけません。そして、身体と意識を地球のサイクルや季節、星や惑星の循環運動に合わせて調整するのです。音楽家は自身の振動を軽やかにして、大地と空の振動的なメッセージを受け取れるようにしなくてはいけません。

こうした未来の音楽家たちは、アコースティック・サウンドが聴衆や環境にもたらす深い影響力を完全に理解していなくてはいけません。彼らは宇宙のエネルギーや、時代を超えたすばらしい音楽家たちからのメッセージと調和する方法を知る必要があります。自分の演奏やエネルギーを通じて伝えることのできるメッセージに対して自覚を持ち、これからの世代へ伝えていかなくてはいけません。

このようにして、未来の音楽家たちは自分が演奏する音楽だけでなく、振動的な存在によっても世界のヒーラーとなるのです。

ささやかで、親しみやすいステージで開催される、アコースティックな季節のハーモニーコンサートは、世界中の振動、平和、愛、調和の教えを多くの人に同時に伝えるためには極めて重要な手段です。アコースティック楽器は星々から細胞に至るまで、私たちが生まれながらにして持つ、「振動性」という神からの意識変革のメッセージを融合する道を開いてくれます。

私は、皆がマイクや音響機器を捨て、古代ギリシャのように星空の下に円形の劇場を建てることで、自然なアコースティック・サウンドに回帰することを望んでいます。こうした劇場は石でできた幾何学的形状で、完璧なアコースティック・サウンドを生み出します。これこそが本当のハイテクです！

ブラジルのある町では、町のそれぞれの区域に「音楽の家」があります。そこは2～3人のミュージシャンがいつでも演奏をすることができる場所で、共同体のハーモニーとコミュニケーションを育みます。遠くから音楽を聞きに来る人々もいます。私たちはこのようなハーモニーの大使館を世界中に作る必要があります。人々が安心して行き来できて、音楽と調和することを可能にするような場所です。

国連で問題を話し合う前に、世界中の指導者たちが１つのバンドで一緒に演奏するようになれば、戦争は起きないのではないでしょうか？

音楽の演奏の面白い点は、皆が同じテンポに従うということです。誰かが最初に到着するということはありません。

すべての街をＡ＝４４０Ｈｚで調律したいという私のささやかな夢はすでに支持を得ているようです！　多くのグループが世界平和のためにＯＭ（オーム）やＡＨ（アー）のような音の力を活用して瞑想をしているのを見るとうれしく思います。そこに、Ａ＝４４０Ｈｚの音を加えれば、さらなる効果が得られるでしょう。

こうした集合意識の形態は、その瞬間が終わっても、そのときの振動を覚えている限りは手助けをしてくれます。だからＯＭを世界平和のために唱えても、その後、外に出て、自分をイライラさせる人を怒鳴りつけたり、ｉＰｏｄを再び取り出して孤立して過ごしていたりしていては意味がないのです。

意識は私たちの人生のどんな瞬間も形にします。この道を歩くためには、ハーモニーの道を常に歩かなくてはいけません。舞台に立っているか舞台袖にいるかという区別はありません。私たちは宇宙の振動を具現化して、音楽の財産をＤＮＡに伝えていかなくてはいけません。

私にとっての音楽の未来は、間違いなく自分の音楽家としてのルーツから生まれたものです。私は、ますます多くの季節のハーモニーコンサートを世界中で行い、同じような道をたどるためにはどうすればよいかを教えています。

また、私はコンサートで印象深いオープニングを演出しています。研究の結果、夜のコンサートで占星術の図を描き、曲を作り、この図に一致する音に基づいて瞑想を行い、ピアノを弾くと、この瞬間の最も高次元な惑星のメッセージと調和することができることがわかりました。芸術家として、私たちは振動の道の探索をやめてはいけません。

最後に、本書の読者に向けて励ましの言葉を贈ります。

音楽を演奏しに出かけなさい！　本当の生きたアコースティック楽器について学ぶ勇気を持ちなさい！　岩と水と葉の自然の音を探索しなさい！　音楽を通じて、あなたの心に生じた真実と対話しなさい。

私たちの体内には10万個の分子があり、それぞれにメロディーがあります。

人間は歩く音楽です。音楽は別の音楽と会話をすることができます。

そして音楽を通じて私たちは、あらゆる異なった存在と調和することができます。

ハーモニーを通じて、私たちは平和な知恵の中に生きることができます。

先に行きます、天で会いましょう。

ハーモニーの中

ファビアン・ママン

ミスティ・ヘブン　２００８年12月

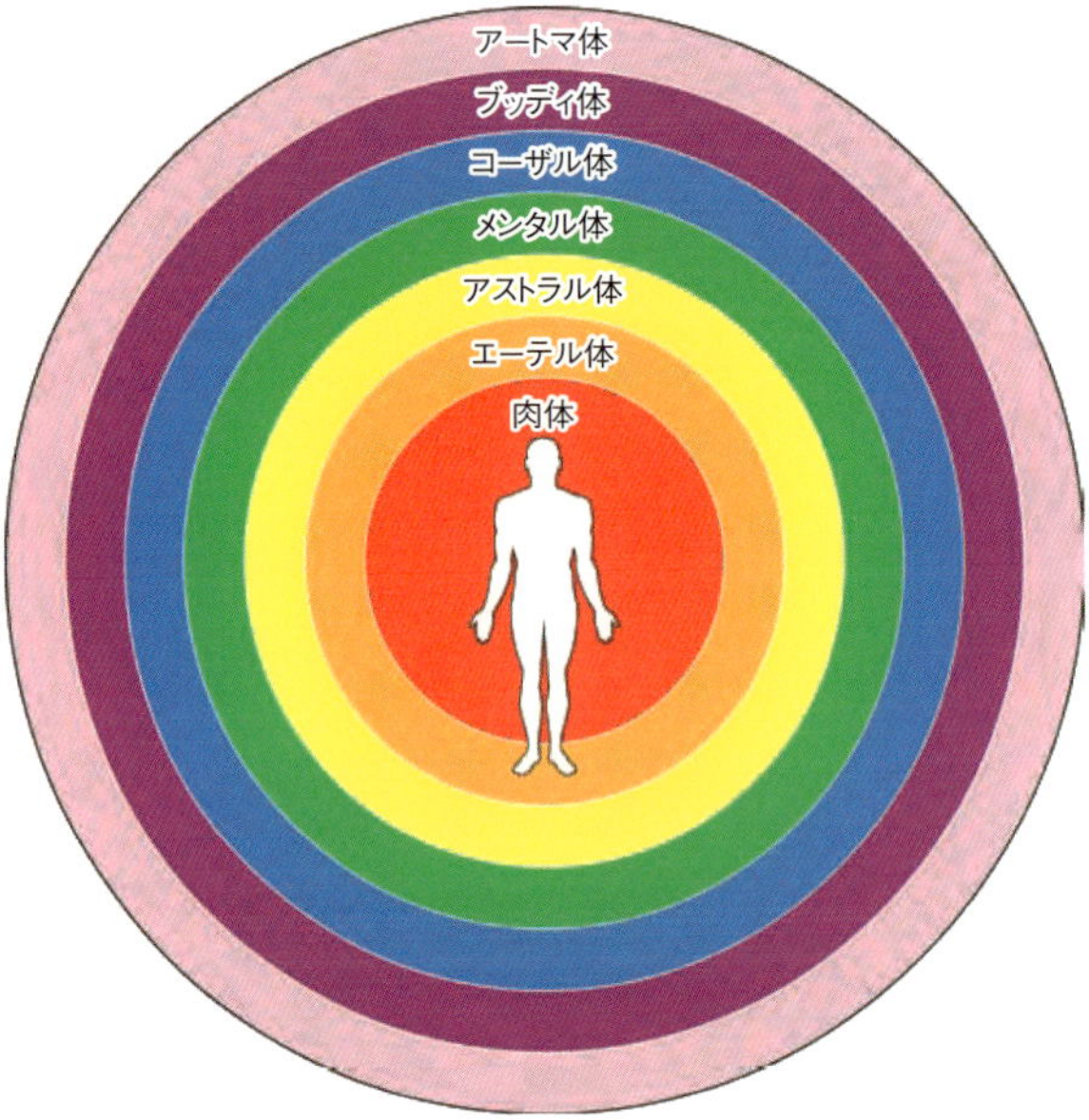

Photo copyright Tama-Do Academy 1997

「私たちのワークはエネルギーフィールドの中で始まります。

サトルフィールド内の妨害物であれ、高次元の宇宙から来た最良の倍音であれ、音、色、運動、そして季節のハーモニーコンサートは、私たちがネガティブなエネルギーをなくし、ヒーリング効果とハーモニーを高めるための最も有益なツールなのです」

ファビアン・ママン

第18章

音、色、運動のヒーリングの融合

「さあ、実践のときです！」

ファビアン・ママンが1988年に創立したタマドウ（魂の道）アカデミーは、研究、指導、そして創造的な自己表現によって人間の意識を進化させる活動を行っています。夏にはヨーロッパやカリフォルニア州マリブのサウンドガーデンでクラスを開催し、サウンド・ヒーリング、カラーセラピー、気功のコースを提供する一方で、季節のハーモニーコンサートなどを行い、目には見えないエネルギーフィールド（オーラ）を通じ、生体を傷つけることなく、身体、心、魂のバランスの調整を行っています。

タマドウアカデミーのそれぞれのテクニックは、日々の生活の中で自然のエレメントを使用し、魂を根づかせることを重視しています。アコースティック・サウンド、純粋な色、気功は、ネガティブなエネルギーパターンを打ち消し、ヒーリング効果とハーモニーを高めるのに最も有益なツールなのです。

身体的なレベルでは、肉体が独自のヒーリング能力を引き出せるようにします。感情や精神のレベルでは、ストレスや不安を減らします。そして、目に見えない微細なレベルでは、個人に深い平和をもたらし、私たちが1つの存在であり宇宙と共鳴しているという気づきを与えます。

タマドウアカデミーのプラクティショナー認定プログラムでは、サウンド・ヒーリング、カラーセラピー、気功セラピーの資格認定を行っています。

ソウルマスタークラスは、身体的、精神的、宇宙的な探索によって、さらなる意識の拡張をしたいと思っている、時間がない人向けのクラスです。

シャーマニック・ジャーニーズ・オブ・ソウルは、自然の中心で聖なるドルイド教の教えを伝えており、グループまたは個人の探索によって自分自身に帰ることを目的としています。

また、タマドウアカデミーは、音、色、運動を用いた「5つのエレメントと12色の虹の色」による創造的な自己表現を子供たちに教えたいという両親や教員のためのカリキュラムも用意しています。

ファビアン・ママンはタマドウアカデミーのマスター・ガイドであり音楽家、作曲家、鍼師、研究者、ヒーラー、指導者、生物エネルギーの使い手、そして武道家です。１９７７年に彼は鍼師となり、今や有名になった、鍼の代わりに音叉を使うテクニックを生み出したのです。

80年代のはじめに、ファビアン・ママンは画期的な音／細胞の生物学的な実験で、アコースティック・サウンドが人間の細胞とエネルギーフィールドに与える影響を初めて顕微鏡によって観察し、公開しました。彼の発見、美しい記録は、今日のサウンド・ヒーリングの景観を変えました。

約30年近く、ファビアン・ママンは身体、心、魂を目に見えないサトルエネルギーのフィールドで調整する研究とその実践的な応用を行ってきました。これらは神によってインスピレーションを与えられながらも、伝統的な音楽理論、数学、中医学、合気道、言霊、占星術に根づいたものでした。ママンは30以上のテクニックをアカデミーで開発しましたが、これらは、それぞれ7年近くの実験と応用を経て生み出されたものです。現在も少なくとも20以上のテクニックの開発を行っています。

私たちはそれぞれ、自然の振動的なエネルギーや宇宙（星々から細胞に至るまで）との関係性を築きます。そして細胞から星々に向かい、宇宙へ戻っていくのです。

音、色、運動によって個人的な経験の代謝を促すことで、私たちは、この人生において自覚する必要がある、自分自身の「魂の道」を表現することができます。

私たちが意識レベルをいかに高めることができるかは、意識的な努力によって自身の振動を身体的、感情的な集合体から魂の次元にまで高め、再び戻すという自主的な実践をどれくらい行えるかによっても変わってきます。これには練習と忍耐と粘り強さが求められます。

タマドウの音、色、運動のテクニックを日常的に使えば、私たちの魂の道の中心軸のエネルギーを活性化し、再調整することができます。祖先のエネルギーは私たちの根源から脊柱を通り、神の源泉とすべてを超越した宇宙とつながります。そして魂を私たちの肉体に定着させるのです。

愛、光、気

テレス・アンソエルド
タマドウ、シニアインストラクター
ミスティ・ヘブン
２００８年

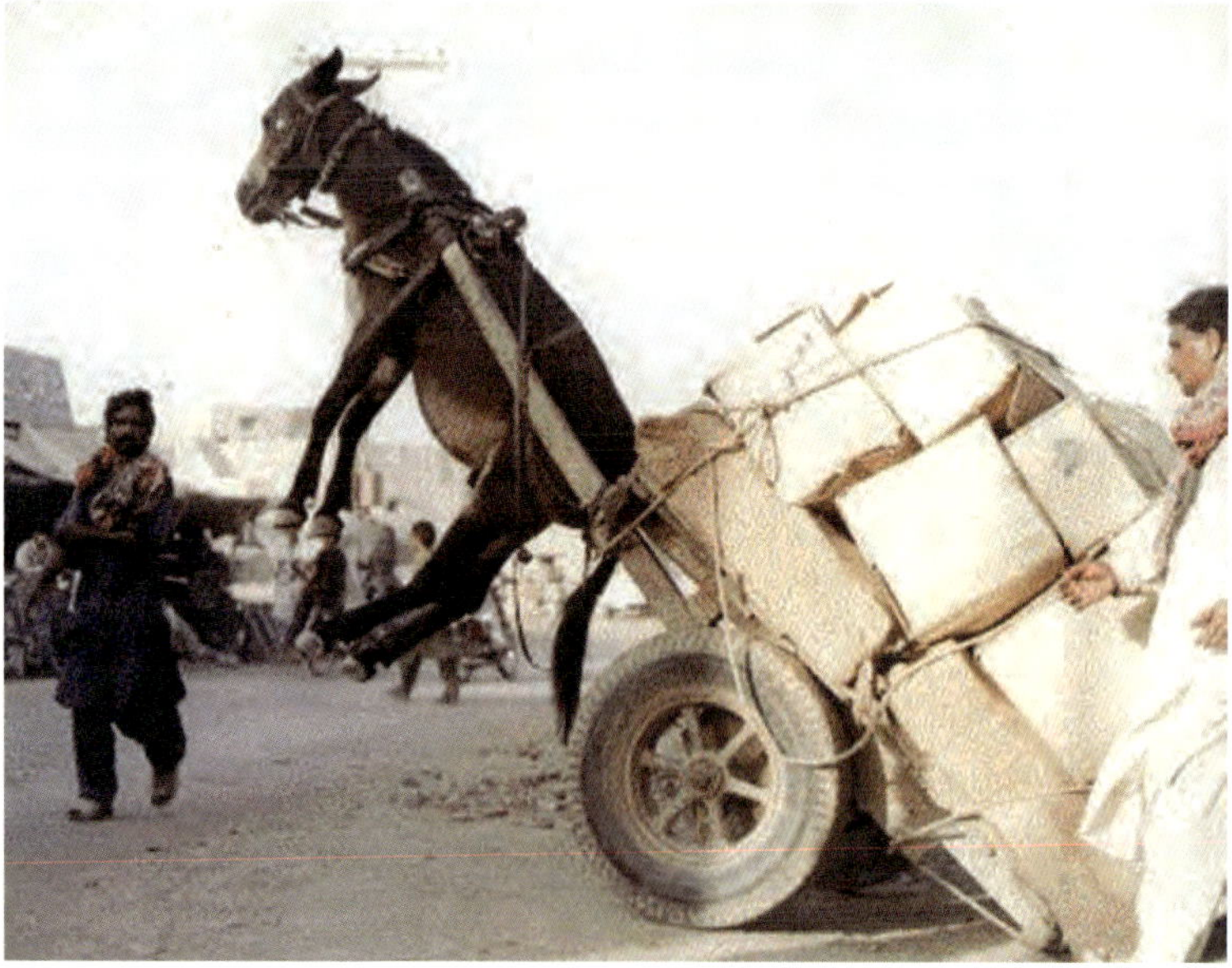

邵陽のロバは飛ぶことを夢見ている

「これは私たちが上昇する唯一の道です！
しかし、あなたが実践しないときには、生命はあなたから飛び出し、意識の未知の空間に行ってしまうでしょう。
風の息吹、鳥のさえずり、そしてロバの鳴き声に耳を傾けることを忘れないでください。
そうすることで、探し続けてきた、あなたの中の究極の真実が目覚めます！
人生は、ときに思いがけないことが起こります。しかし、いつでもユーモアに満ちています……。ただ耳をすませてみてください……！」

ファビアン・ママン

音、色、運動のタマドウ（魂の道）アカデミーは、音、色、運動による生体を傷つけないセラピー・プログラムと、ハーモニーコンサートにより、人間のエネルギーシステムを高め、身体がそのバランスを健康的に回復できる手助けをします。

ファビアン・ママンが1988年に創立したタマドウ（魂の道）アカデミーは、研究、指導、そして創造的な自己表現によって人間の意識を進化させる活動を行っています。

ファビアン・ママンが30年以上の期間を経て開発した画期的な仕組みは、音と細胞の実験や中医学、合気道、言霊、占星術の伝統に基づいたものです。

タマドウのテクニックはすべて厳密に7年以上の実験を経て開発されています。

これから紹介するのは、彼の主要なテクニックです。これらを完全に理解するには、私たちが主催するワークショップに参加するほうが望ましいです。

彼のテクニックの目に見えない力、光を感じることができるのは〝フィールド〟の中だけです。

テレス・アンソエルド
タマドウ、シニアインストラクター

第3部

ファビアン・ママンの
伝統的な音叉テクニック
（プラクティショナー対象のワーク）

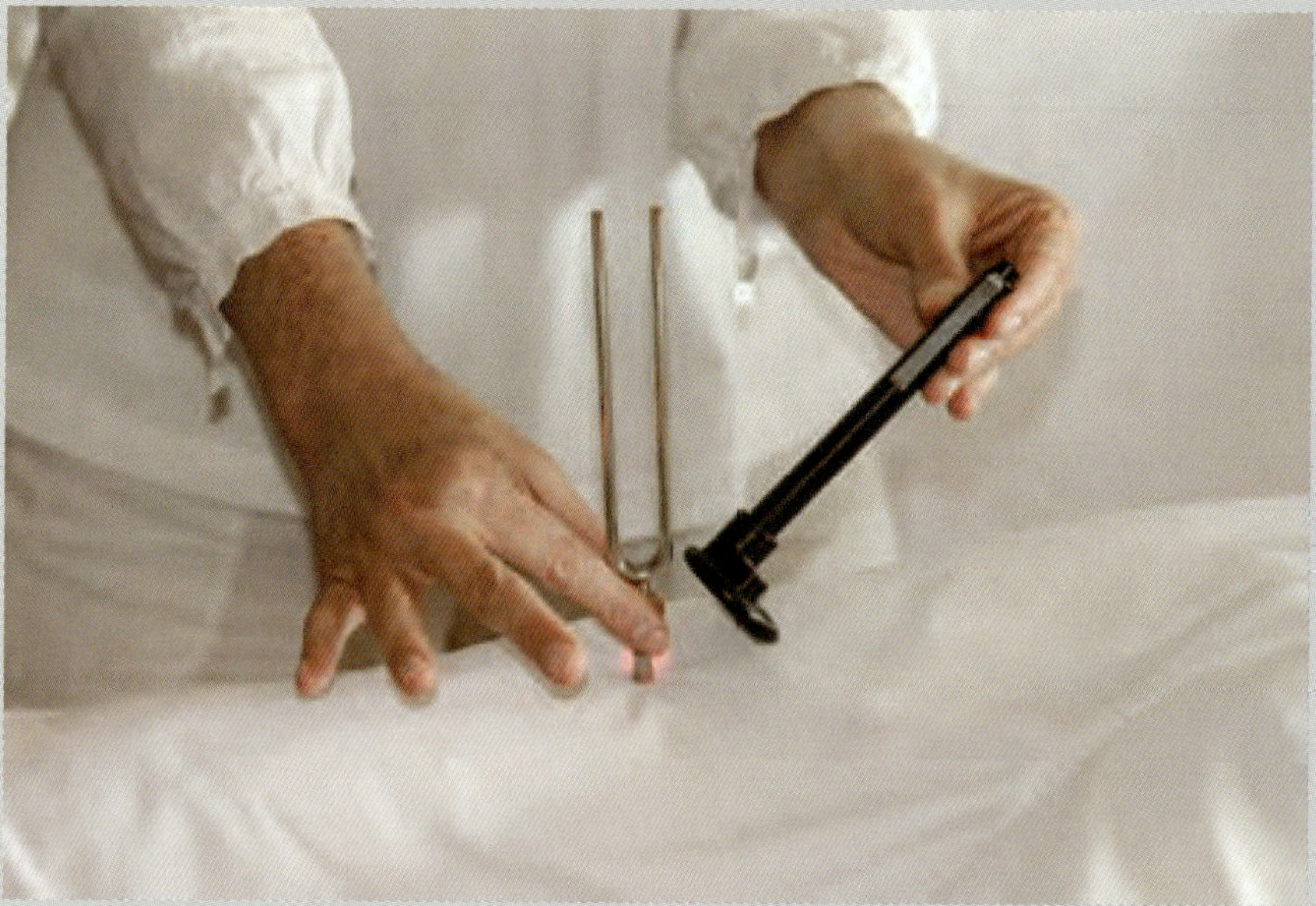

Photo courtesy Gemma Lopez Canosa, Tama-Do Cer tified Practitioner

12の主な経絡に対応する音の図

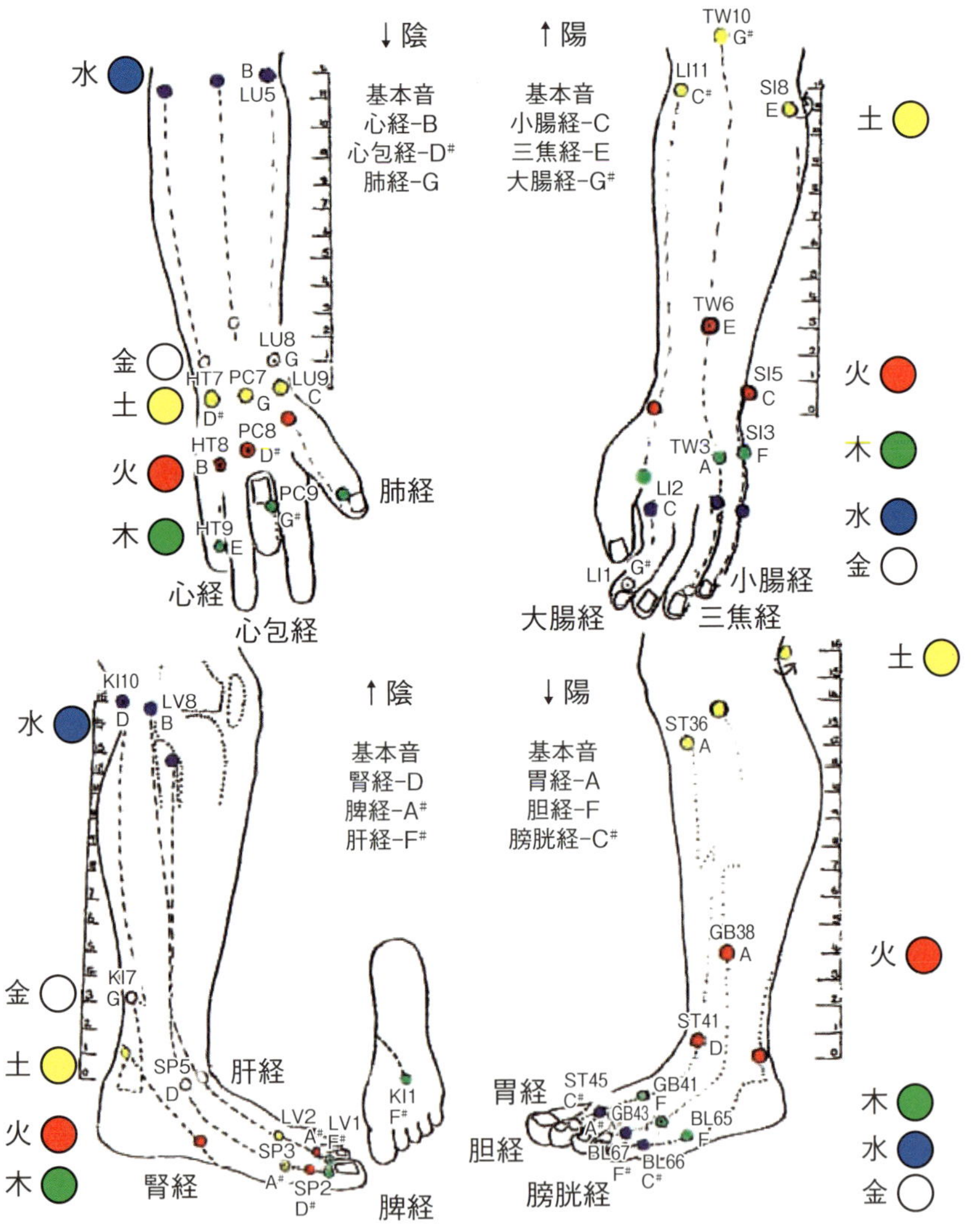

Chart copyright Tama-Do Academy 1987

音叉のテクニックを実践する際には、タマドウアカデミーが提供するクラスの受講を推奨します。音、色を扱うエネルギーワークは、強い身体的、感情的、精神的反応を引き起こすことがあるためです。

これから紹介するタマドウアカデミーのテクニックはプラクティショナーを対象にしたものです。つまり、振動に関するセラピーのトレーニングを受けたことがある人や、他の人と心地よくワークに取り組むことができる人だけを対象にしたものです。

12の経絡の経穴と音叉

音叉とカラーライトを使います。これらは臓器の基本音と12の経穴のそれぞれの基本色に対応したものです。

まずは時刻に合った臓器の調整から始めましょう。すなわち、今が午後2時であるなら、赤い光とともに、Cの音叉を小腸に当てます。

それぞれの箇所に当てる回数は多くても3～5回までです（あなたが陰のタイプであれば、効果はあとから感じてくるはずです。あなたが陽のタイプであれば、すぐに感じることができるでしょう！）。音叉の動きを止めたままにすることだけは絶対にしないでください！ 振動が消え始めたら音叉を外して、再び当てましょう。その箇所に気をしっかりと流し込みましょう！

12の主な経穴に対応する音と色の表

音	臓器	経穴	色	時刻
C	小腸	SI 5	赤	午後1～3時
C #	膀胱	BL 66	青	午後3～5時
D	腎臓	KI 10	青	午後5～7時
D #	心包	PC 8	マゼンタ	午後7～9時
E	三焦	TE 6	マゼンタ	午後9～11時
F	胆嚢	GB 41	緑	午後11時～午前1時
F #	肝臓	LV 1	緑	午前1～3時
G	肺	LU 8	白	午前3～5時
G #	大腸	LI 1	白	午前5～7時
A	胃	ST 36	黄	午前7～9時
A #	脾臓	SP 3	黄	午前9～11時
B	心臓	HT8	赤	午前11時～午後1時

経絡と経穴についてさらに知りたい方は『Student Manual on the Fundamentals of Traditional Oriental Medicine』（タイム著、Living Earth Enterprises 出版、未邦訳）を参照ください。

刺激と鎮静（相生関係と相剋関係）

12の経穴を使うときには、5つのエレメントの輪で構成された相生関係と相剋関係を見ていきます（これに関しては第12章「音と天空の鍼治療：8つのエレメントの法則」をご覧ください）。

例えば、胆嚢のバランスを整えるとします。

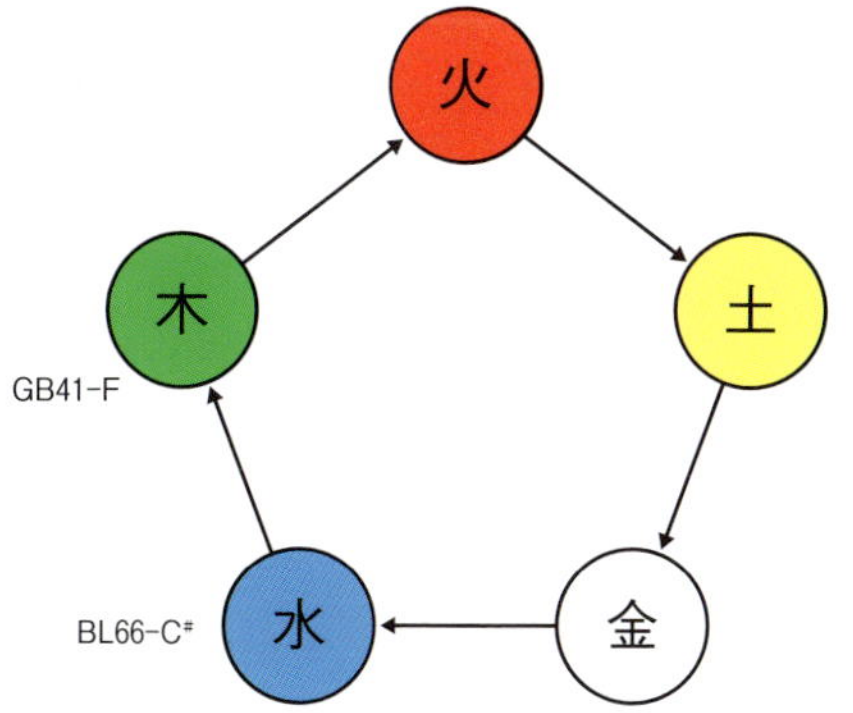

相生関係

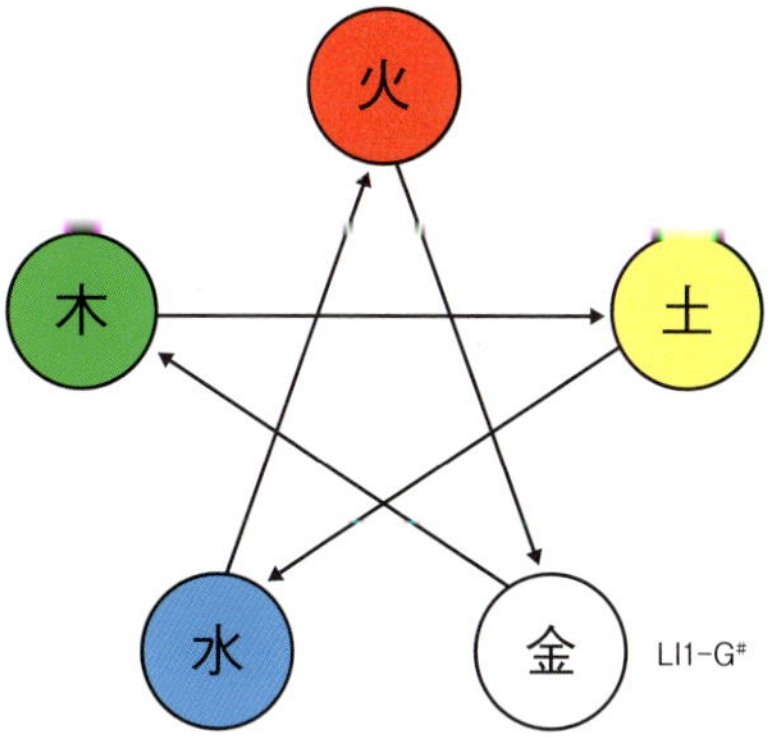

相剋関係

刺激：

1．胆嚢の基本音（F）を胆経の経穴（GB41）に直接当てます。

もしくは

2．水のエレメントに属する陽の臓器の基本音（C#）を対応する経穴（BL66）に使用します。相生関係で水は木を育むとされており、BL66は胆嚢を刺激します。

沈静：

金のエレメントに属する陽の臓器の基本音（G#）を対応する経穴（LI1）に使用します。相剋関係では、金は木を切るため、LI1は胆嚢の働きを抑制するようになります。

こうした法則には常に例外が

ありますが、学び始めたばかりであるなら、陽の臓器は仲間の陽の臓器に作用する、陰の臓器は他の陰の臓器に作用するという一般的な法則に従いましょう。

それぞれの経絡と音叉

第2部では、音楽の関係性、それぞれの臓器の基本音が土音となるということを述べました。この音は独り立ちしています。まるで鏡の中の自分を見ているようなものです。この音はあなた自身のことなのです。私は、この基本音そのものによって、それぞれの臓器を活性化させています。

12の経絡の臓器に相生関係や相剋関係を使う必要はないと感じるときもあるかもしれません。それよりも、1つの経絡のエレメントを正常な状態にしたり、沈静させたりする必要があると感じるときがあるかもしれません。

そうすることは可能です。なぜなら、それぞれの経絡の中には、木、火、土、金、水の5つのエレメントすべてがあるからです。それぞれの経絡の経穴は各エレメントの司令ポイントに対応しています。

それぞれの経絡のエネルギーを動かすために、私は経絡とエレメントのポイントの間で作用する音楽的なインターバルのシステムを作り出しました。そして5度のインターバルを刺激のために、3度のインターバルを鎮静に用いました。

例えば、胆嚢は木のエレメントに対応しています。つまり、胆嚢の経絡内にある木のエレメントに対応する経穴は木の経絡の司令ポイントだということです。胆嚢の基本音はFです。

胆嚢を対応する経絡で刺激するために使用するのが5度のインターバルです。水のポイント（A#を使用）から始め、胆経の木のポイント（Fを使用）で終わります。5つのエレメントの相生関係からわかるように、水を刺激すれば木が育まれます。5つのエレメントの相生関係のように、私たちは時計周りにそれぞれの経絡の5つのエレメントに働きかけることができます。

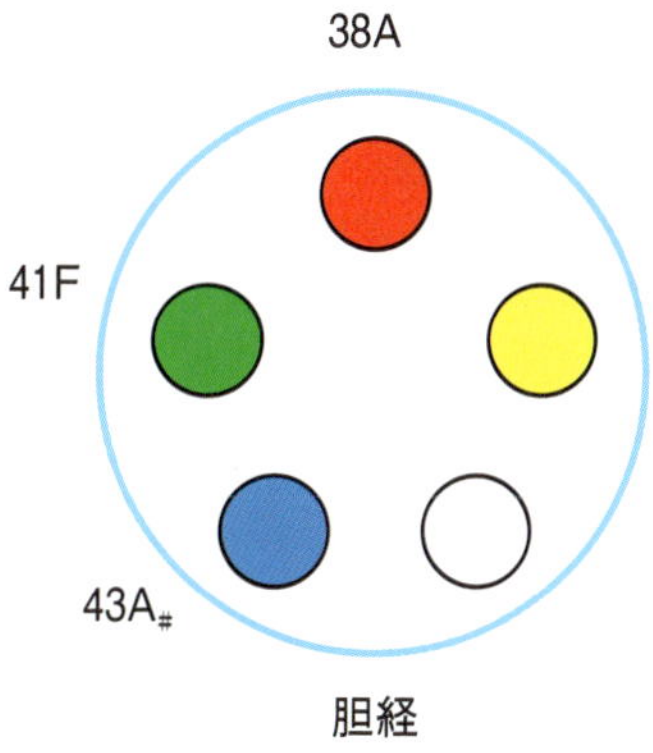

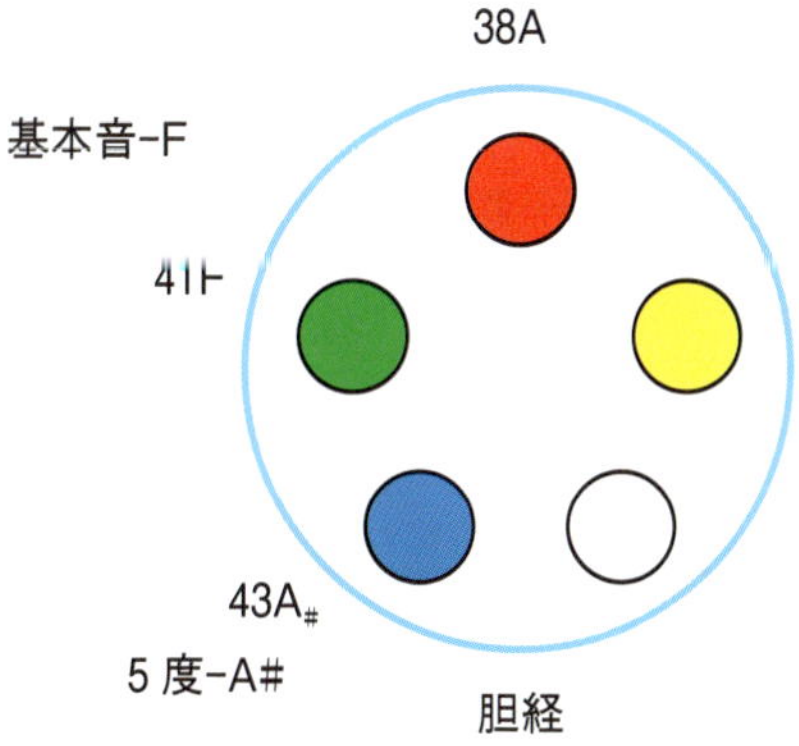

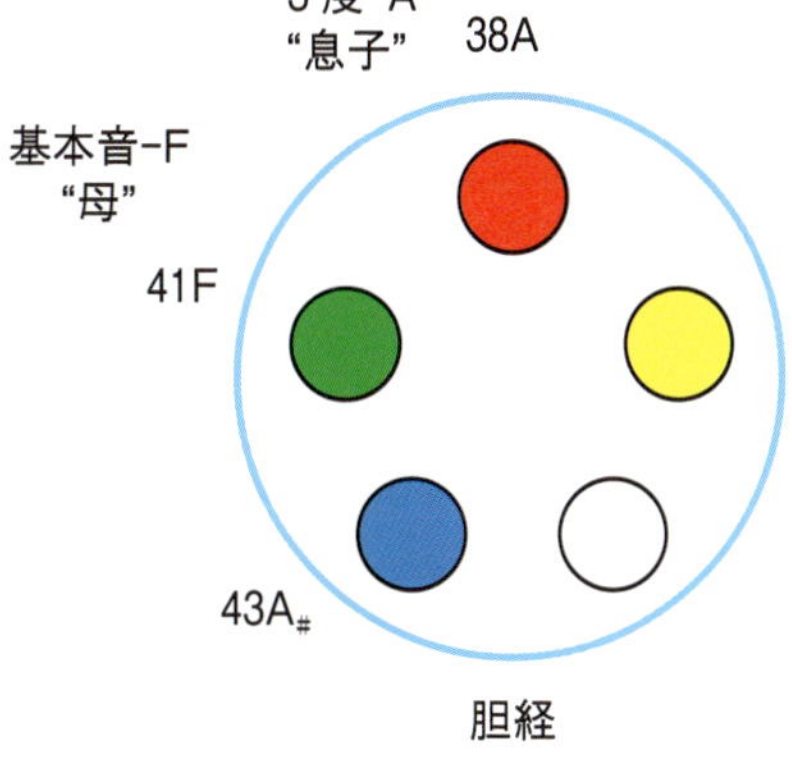

1つの経絡のエレメントだけでは相剋関係（星型の関係性）は生じません。

胆嚢を対応する経絡で鎮静するためには、Fの音叉を司令ポイント（GB41）に当て、3度のインターバルを作り出すために、Aを火のポイント（GB38）に当てて終わります。経絡の中で火のエレメントを刺激することで、木のエネルギーを沈めることができます。

経絡で鎮静を行うこのやり方は「母子関係」と呼ばれています。これは五行の相剋と置き換えることができます。時計回りで作用し、司令ポイント（息子）の後にエレメントのポイントを活性化します。母（GB41）が、息子（GB38）を育んでいると考えると、母からエネルギーを取ることができるのです。

次の図では、それぞれの経絡と対応するエレメントのポイントを示しています。これらは時計回りに作用し、はじめに5度を使って刺激を、その後は3度で鎮静をします。

それぞれの経絡の中で対応する音

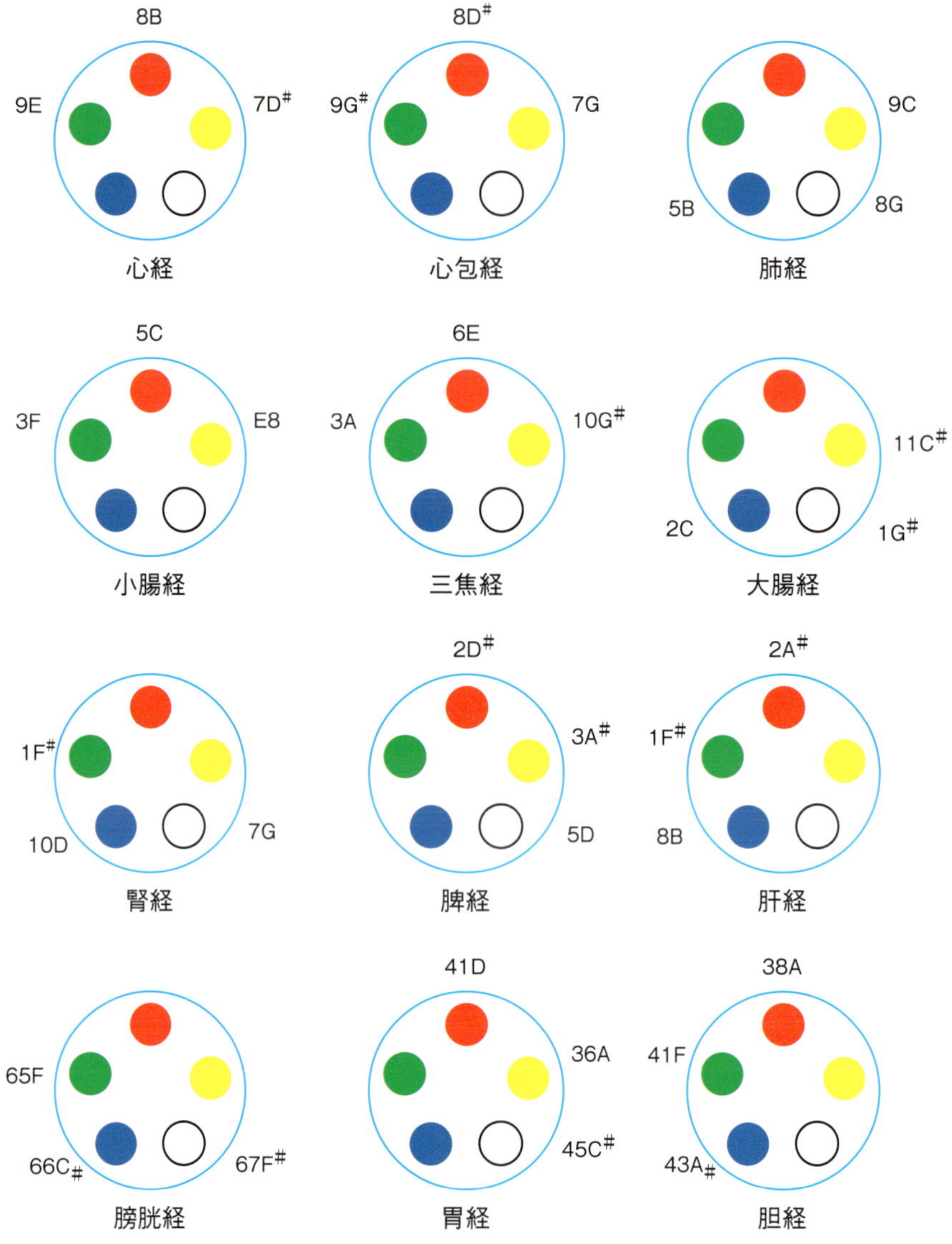

はじめにエレメントを使った５度のインターバルで刺激をしましょう。
経穴に働きかけた後には、エレメントを使った３度のインターバルで沈静をしましょう。

経絡のエレメントの音に対応する音

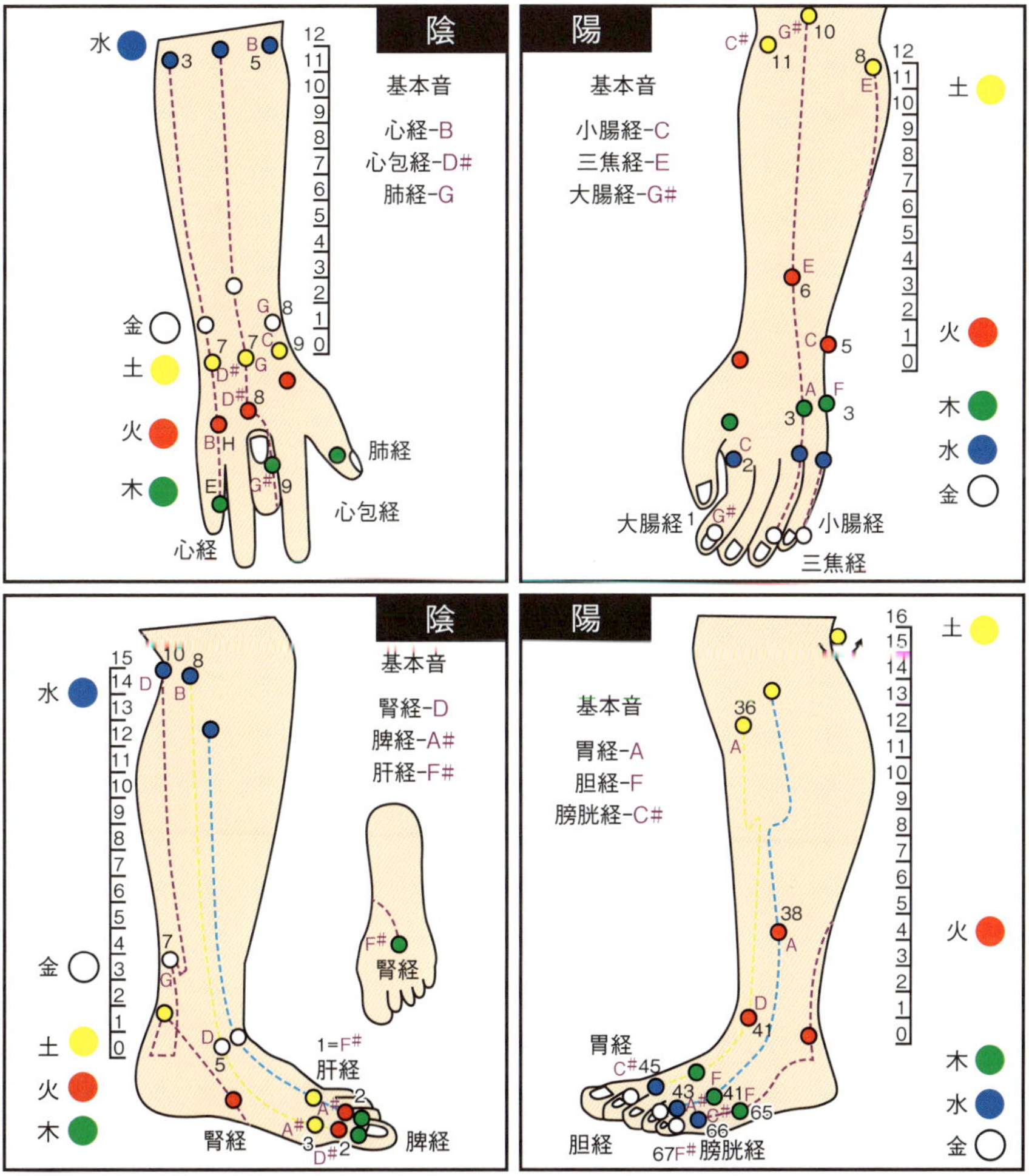

Chart copyright Tama-Do Academy 1987

音叉とミュージカル・スパイン

合気道を練習していたとき、ある日の長いセッションの後、私は脊椎を再調整する必要があると感じました。そこで友人のピエールが私の背中をバキバキと鳴らして調整をしてくれたのですが、紳士的とは言えないやり方でした。何をしたのかと尋ねると、彼は「東洋のオステオパシー」だと言いました。それが何かわかりませんでしたが、もう一度受けたいとは思いませんでした。しかし、その晩、私は脊椎が奏でる音で心地よい再調整が行われているのを感じました。そして、音叉を背中に使ってみようというアイデアとともに目覚めました！　これが音と色を用いた脊椎のテクニック、「ミュージカル・スパイン」となりました。

ピエールのやり方は荒っぽいものでしたが、新たなテクニックのインスピレーションを授けてくれたことにはとても感謝しています！

脊椎は体の中心軸です。脊椎はチャクラと内分泌腺、神経ネットワーク、そして重要な2つの経絡である膀胱経と脊椎の中心を流れる督脈の陽のエネルギーと結びついています。

膀胱経のルートの1つは実際、脊椎骨をなぞるように、脊椎骨のはじまりから仙骨までつながっています。脊椎の両側の膀胱経の経穴は、体のあらゆる臓器のエネルギーの反射区として知られています。脊椎は体内の神経節と体外のチャクラを結びつけています。チャクラは脊椎に沿って位置しており、興味深いことに、それぞれの季節のエネルギーと対応しています。それゆえ、脊椎は内部と外部のエネルギーをつなぐ存在と言えるかもしれません。

脊椎の本質は安定した音と同じで、サウンド・ヒーリングに対してすばらしい反応を返してくれます。

「ミュージカル・スパイン」のテクニックでは、それぞれの季節に合わせて調律したペンタトニック・スケールの特別な音叉とカラーライトを使って、神経系、チャクラ、サトルエネルギーフィールドが季節や無限の宇宙と調和できるよう導きます。

「ミュージカル・スパイン」は大きな効果を生み出しながらも、シンプルなテクニックで、脊椎をリラックスさせ、活性化させます。背中や身体的外傷の痛みを取るにはぴったりの手法です。

感情のレベルでは、子供時代の記憶を解放する手助けをします。私たちが赤ん坊として子宮の中から外の世界と向き合っていたときの細胞の記録にアクセスすることができるのです。この場所で赤ん坊は生まれる前に、周囲の環境のシグナルを記録するのです。いったん子宮の外に出ると、子供は十分に成長するまでの間、脊椎で環境刺激を記録します。混沌や雑音がたくさんあれば、それも記録されます。その子が幸せな子供時代を過ごせば、強い脊椎になり、膀胱経、腎臓を育み、そして生命に強さと決断力が授けられます。

最終的に「ミュージカル・スパイン」は、施術を受けた患者の中心軸と人生の方向性を結びつけます。音階は過去、現在、未来の人生の記憶を目覚めさせる手助けをします。脊椎にはカルマのエネルギーと結びつく2つの重要な場所があります。その1つが運命の扉と言われる命門で、第2腰椎と第3腰椎の棘突起の間にあります。もう1つは第5腰椎にある「始まりの関所」と言われる腰陽関です。その他の経穴は脊椎の下から上にかけて、名門や腰陽関が開かれている度合いに応じて、それぞれの人生の中でカルマのエネルギーが展開する能力を発達させます。私たちは道を切り開くために、いつもこの2つの経穴に気を送らなくてはいけません。

音楽的に、ミュージカル・スパインは2つの方向から作用します。私は脊椎のそれぞれの箇所に対応する基本音をチャクラに基づいて結びつけました。つまり、五度圏と結びつけたのです。

F　ルート
C　丹田
G　ソーラープレクサス
D　ハート
A　スロート

E　サードアイ
B　クラウン

それぞれのチャクラの基本音を基準とし、季節に合わせてペンタトニック・スケールを転調しました。これは脊椎のそれぞれのパーツに対応しています。

そして私は、この音階の音が膀胱経の各経穴のエネルギーの性質にきちんと適合しているという確信を得ました（例えばGは肺の反射区であるBL13に用いました。Gは肺経の経穴であるLU7にも用いた音です。Dは心臓の反射区、BL15に用いた音ですが、Dはハートチャクラにも使う音で、この経穴でエネルギーの相乗効果が生まれます）。脊椎は季節ごとに振動が異なります。それぞれのパーツが音階、調性、色とともに共鳴し、チャクラに対応しています。

脊椎に対応する音と色

6　紫の部分は頸椎の7～1番と頭蓋骨で、EからBの倍音の進行、空と共鳴します。

5　青の部分は胸椎の4～1番で、金と秋、A調のシュリーとマールカウンスと共鳴します。

4　緑の部分は胸椎の8～5番で、火と夏、D調のメーガとブパリと共鳴します。

3　黄の部分は胸椎の12～9番で、木と春、G調のブーパーラとドゥルガーと共鳴します。

2　オレンジの部分は、腰椎の5～1番で、水と冬、C調のヒンドールとグンカリと共鳴します。

1　赤の部分は、仙骨で、大地とインディアンサマー、F調のヴィヴァーサとジョーグと共鳴します。

注：誰かにこのテクニックを試すときには、必ず頭から足に向かって音叉を当ててください。仙骨から頭に向かって動かすと、施術を受ける人が頭痛を起こしてしまいます。

ミュージカル・スパインのマスター・ポイント

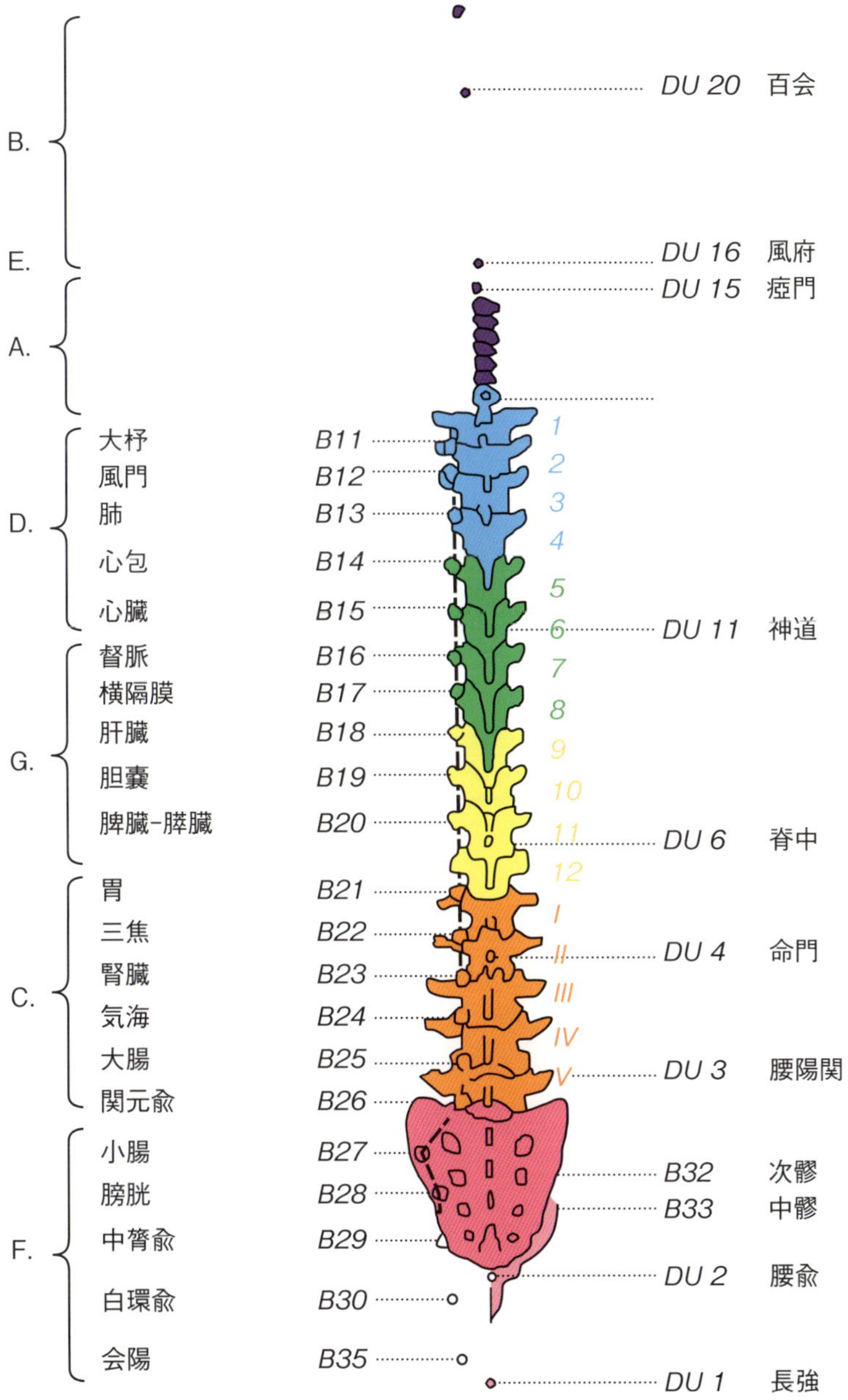

ミュージカル・スパインと楽器

脊椎に対応する音のテクニック、「ミュージカル・スパイン」は音叉を使わなくても、通常の楽器を季節に合わせてチューニングすることでも可能となります。私はシロフォンやピアノを使い、ミュージカル・スパインで患者の調整を行っています。5オクターブの音域が出せるなら、自分の声を使うこともできます。

このテクニックは身体だけでなく、オーラにも使用することができますし、足から頭にかけて演奏される音階は、私たちが空にたどり着いたときに意識を開きます（ただし、覚えておいてください。音叉を使うときには頭から足に向かって動かします）。

ミュージカル・スパインの第2の表は2つに分かれていて、1つは脊椎の左側、もう1つは右側に対応しています。左側に使用する音階はすべて、それぞれのパーツを刺激するための音階です。右側に使用する音階はすべて、解放と調和を促す音階です。

刺激を促す音階

ヴィヴァーサ：F
ヒンドール：C
ブーパーラ：G
メーガ：D
シュリー：A
EからBの調和的な進行

リラックスを促す音階

ジョーグ：F
グンカリ：C
ドゥルガー：G
ブパリ：D
マールカウンス：A
EからBの調和的な進行

刺激と調和を促すミュージカル・スパインの音階

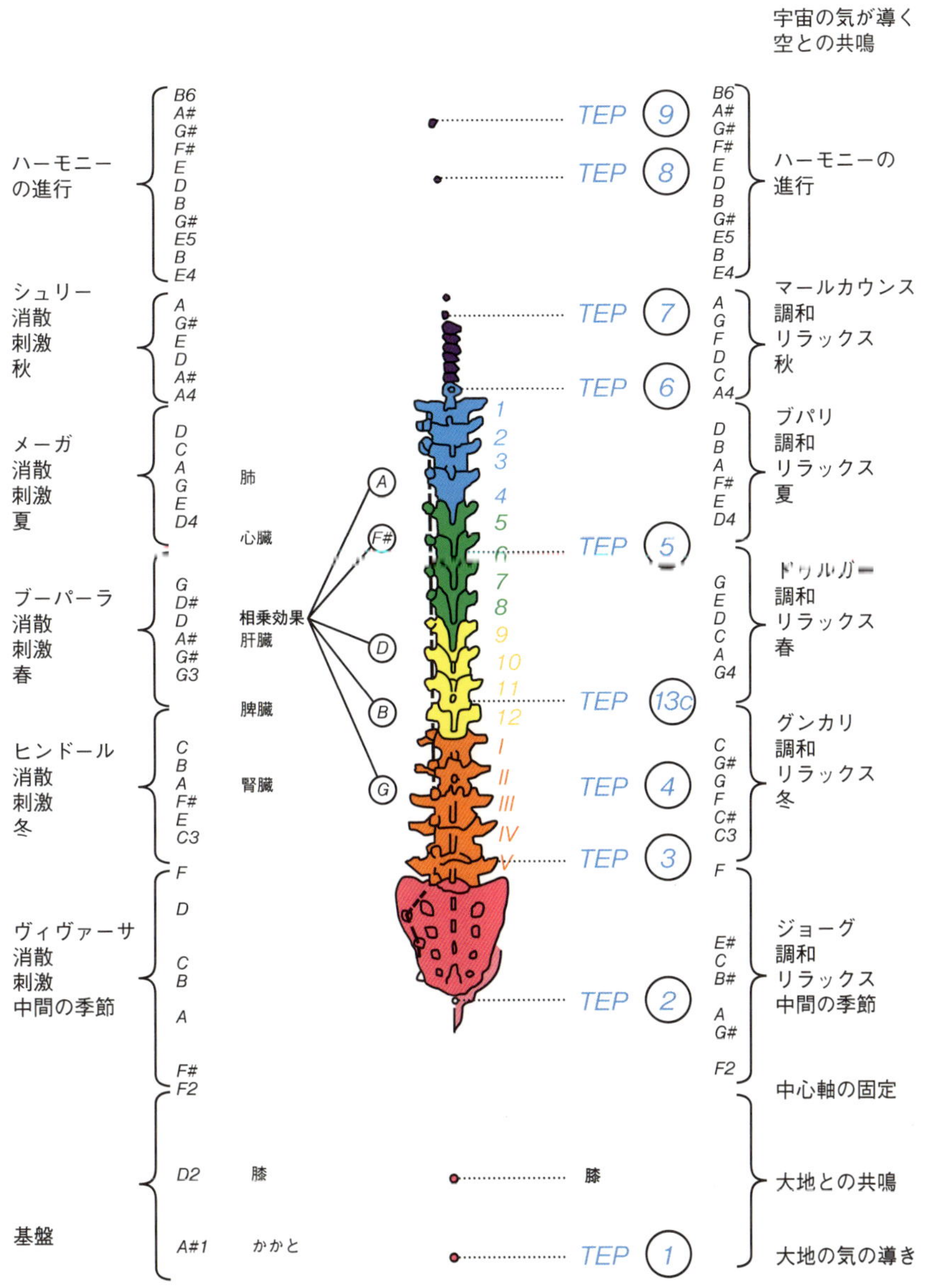

音叉とサトルボディの経穴（奇経八脈）

中医学では奇経八脈が体の主な機能（血液、プラーナ、エネルギー、構造）を司っていると言われています。研究によって、私は「サトルボディの経穴」を考案しました。サトルボディの経穴を使用すれば、身体の8つの経絡に流れるエネルギーを高め、チャクラとサトルエネルギーフィールド（オーラ）のより微細な意識の次元にエネルギーを流すことができます。

この開発には少し時間がかかりました。まず私は、奇経八脈とその身体的機能について書かれた古代の鍼治療の書物について研究しました。次にこうした機能がチャクラとどのように結びつくかということを考えました。そして最終的に、自分の理論を鍼治療のクリニックで実験してみたのです。

とても興味深いことに、このテクニック自体は特殊なやり方で生み出されました。私は奇経八脈について約20年模索していましたが、ヒーリングにうまく応用することができずにいました。

私は長年、鍼治療の学校で教えていて、その学校の教師で深刻な腎臓の不調に悩まされている1人を治療する機会がありました。彼女は鍼治療を行っていましたが、回復は見られませんでした。そこで私は音叉を使ってみることを提案し、あらゆる自分の研究を彼女に試してみたのです。

経穴に音叉を当てても彼女の気のエネルギーを高めることはできませんでした。私は彼女のエネルギーフィールドとチャクラを精査して、第2チャクラを浄化する必要があることを突き止めました。これは理にかなっていました。病がエネルギーフィールドから生じているのだとしたら、丹田チャクラを浄化して、腎臓がエネルギーを受け取れるようにする必要があったのです。

私はチャクラに対応するサトルボディの経穴を使いました。Cの音をKＩ6（照海）に、オレンジの光を丹田に当てると、彼女の丹田からエネルギーの渦が出てくるのを感じました。そして一気に解放が起こり、彼女は腎臓でエネルギーを受け取ることができるようになりました。回復まではわずか数日でした。

これぞ、私が人生をかけて取り組んできたことの集大成でした！

サトルボディの経穴は最も効果的な音叉のテクニックかもしれません。なぜなら、複雑ないくつもの層がこのテクニックと関連しているからです。このテクニックを実践する前には、タマドウの奇経八脈のクラスの受講を推奨します。

サトルボディの経穴と、エネルギーフィールドのヒーリングに関する倫理

人類が進化した現代において、意識の開花を人生の中で選択するときには、ますます精密さが要求されるようになりました。ヒーリングに関して言えば、肉体とサトルボディに対する、音、色、運動の効果、そしてこうしたエネルギーを融合する方法に、私はこれまでにないほど自覚的です。30年間の研究と実践によって、音、色、運動をさらに洗練した形で提供できるようになったのです。

このためには直感だけに頼るのではなく（特にあなたが人生のプログラムにおいてエネルギーフィールドの治療を選択するなら）、現代の変化の中でますます複雑になっていった様々な現実の局面を考慮する必要があります。このようにして、私はこのテクニックを開発したのです。

サトルボディにアプローチするテクニックは、この時代のニーズに的確に応じ、患者のエネルギーフィールド全体に、単なる身体的、感情的あるいは精神的側面だけではなく、より精確に対処します。患者に自分の不調のネットワークを特定してもらうのは難しいことです。プラクティショナーができることは、その根本、すなわちサトルボディに直接アプローチすることです。この手法は未来の医学を導くマップとなるでしょう。

今、私たちは人々に影響を与えている振動が移行す

る時期にいます。この変化に敏感な存在もいますが、そうでない存在もいます。このテクニックは変化に直接向き合い、地球にいる存在という現実から切り離されることなく、宇宙の時間と空間を見事に調和します。

タマドウのテクニックは、奇経八脈の経穴のエネルギーと特定のチャクラを使ってエネルギーフィールドに影響を与えます。この独自の結びつきが目には見えない力強い相乗効果を生み出し、深く有益なエネルギーの変化を根源——患者のオーラ、すべてが始まるエーテル領域——から起こします。

奇経八脈は私たちの基盤となるルートであり、体の主な機能を司っています。

8つのチャクラは、肉体とエーテル体のつながりを永続的に強化している電磁気のフィールド（オーラ）から来るエネルギーを保護し、蓄えています。

奇経八脈とチャクラは、宇宙の8つの方向から来る振動的な影響を記録しています。これらは7つの光線、そして地球のエレメントとしてやってきます。こうしたエネルギーはすべてサトルボディに集結し、それぞれの振動と親和性に応じて記録されます。

音を奇経八脈の経穴に対して響かせ、色つきの光をチャクラに送ることで、サトルボディにアクセスし、浄化を始め、あなたのフィールドの記憶の洗脳を解き、再編成することができます。のちにこれは細胞やDNAの中で複製されます。エネルギーを完全に再調整するこの方法は、おそらく、今日存在する中では最も洗練された効果的な手法でしょう。自然のエネルギーサイクルを基盤にした、確固たる伝統で支えられた真の構造なのです。この構造は宇宙とエレメントのエネルギー、空と大地を調性によって結びつけています。

宇宙のエネルギーは、地球と同じくサイクルで構成されています。1年の8つの日のパワーを組み合わせれば、より効果がはっきりと現れます。それぞれの日は特定のエネルギーの性質に対応しています（373ページの表をご覧ください）。

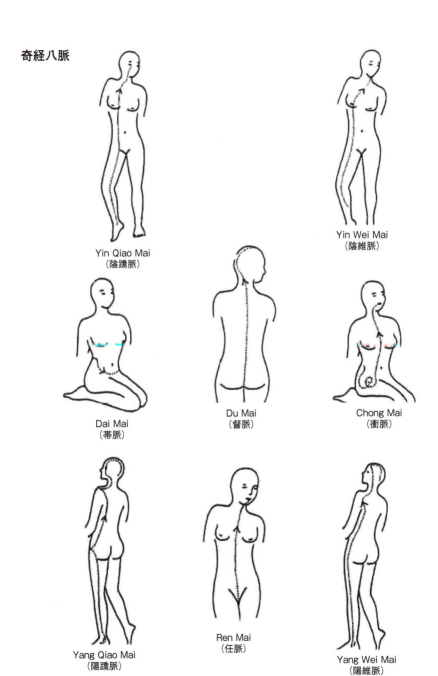

奇経八脈

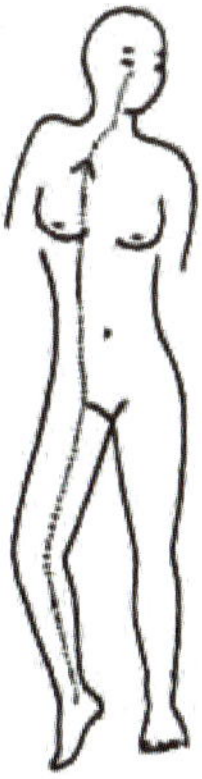

Yin Qiao Mai
(陰蹻脈)

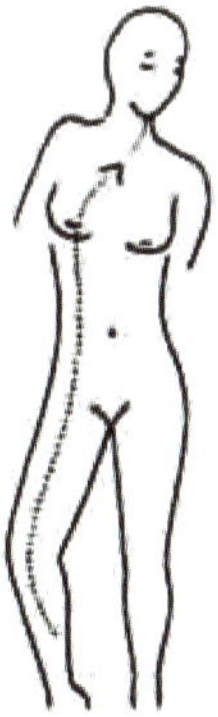

Yin Wei Mai
(陰維脈)

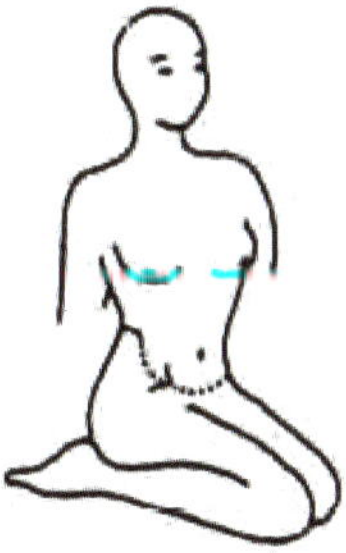

Dai Mai
(帯脈)

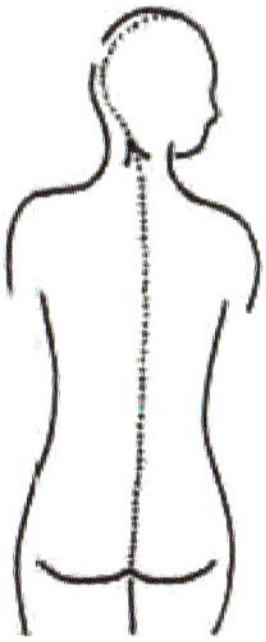

Du Mai
(督脈)

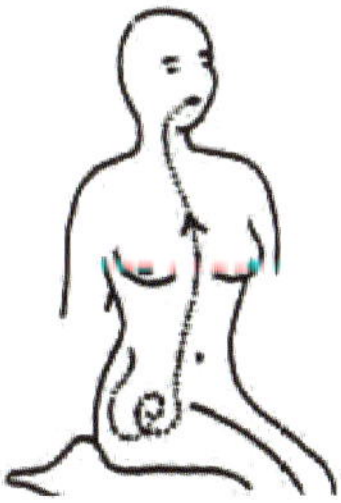

Chong Mai
(衝脈)

Yang Qiao Mai
(陽蹻脈)

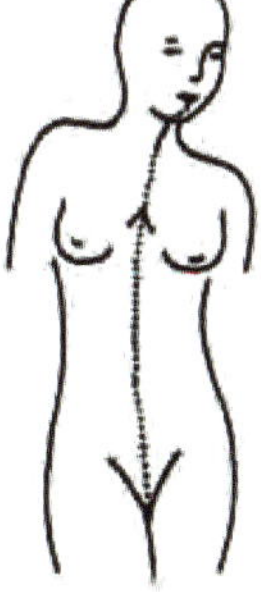

Ren Mai
(任脈)

Yang Wei Mai
(陽維脈)

Chart courtesy Yves Requena

完全な再調整の技術を、あなたの気質の響きの中で、正しいときに正しいサトルボディに届かせるようにするには、チャクラと奇経八脈の経穴を適切に結びつけることが大切です。

奇経八脈のサウンド・テクニック＃１：身体的機能

中医学で奇経八脈は体の主な機能、血液、生命体のエネルギー、そして構造を司っていると言われています。私はこのテクニックを体の身体的機能を高めるために考案しました。これには２つのやり方があります。

身体的機能を身体的なレベルで最も活性化したいときには、経絡（経穴）に対応する音を使います。そして奇経八脈の経穴にエレメントの色を使いましょう。

身体的機能をより洗練されたチャクラの振動に高めたいときには、チャクラに対応する音（五度圏）を使いましょう。そして奇経八脈の経穴にチャクラの色を使いましょう。

奇経八脈の身体的機能に対応する音

関係性	経絡	経穴	経穴の音	チャクラの音	身体的機能	機能	チャクラ	チャクラの色
心臓／大地	陰維脈	PC-6	D#	F	けいれん、心臓、腎臓に気をもたらす、性機能	血液	ルート	赤
腎臓／光	陰蹻脈	KI-6	D	C	脚、不眠、体内の水分の調整	プラーナ	丹田	オレンジ
意志／手放す	帯脈	GB-41	F	G	生殖器、恥骨、すべての経絡を１つにまとめる	エネルギー	ソーラープレクサス	黄
明瞭さ／クンダリニー	任脈	LU-7	C	D	舌、会陰、おなかの張りの調整、すべての陰の経絡	プラーナ	ハート	緑
内なる知恵／傾聴	陽維脈	TE-5	E	A	熱、寒気、悪寒、熱、免役システムのコントロール	エネルギー	スロート	青
神／脳	陽蹻脈	BL-62	C#	E	睡眠と目覚め、てんかん、まひ、水分（目）の調整	構造	アジェナ	インディゴ
師／意志性／霊性	督脈	SI-3	C	B	すべての陽の経絡、靱帯、骨の構造のコントロール	構造	クラウン	紫
変化した記憶　大地／空　神の子　奥義の道	衝脈	SP-4	A#	F#	中心軸、血液、誕生、生産力	血液	ビンドゥ	マゼンタ

奇経八脈のサウンド・テクニック＃2：チャクラに対応した対になる経穴

鍼治療で、こうした対になる経穴は、先に述べたような身体的な機能を高めるために使われてきました。私はチャクラに対応した「対の経穴」と音によって、奇経八脈の振動をさらに高次元のチャクラとサトルフィールドにまで高めました。

このためには2つの音叉を使います。チャクラに対してはエネルギーの円弧を送り、肉体を取り囲む渦を作り出します。このエネルギーは2つの経絡、チャクラ、そしてエネルギーフィールド全体のエネルギーを高めます。

例えば、陰維脈と衝脈を用いて、身体的なレベルで血液循環を活性化させたいなら、ルートチャクラとビンドゥチャクラを活性化させるように働きかけます。この順序は音叉を体のどの部分に最初に当てるかによって変わります。

身体的機能を「対の経穴」で高めるためには、F＃をSP－4（公孫）に当てた後にFをPC－6（内関）に当てます。次はFをPC－6に当て、F＃をSP－4に当てます。気が足まで下りるか、頭までのぼっていくかは音の順序次第です。どちらの経穴も最終的には音叉の振動で満たされることになります。

チャクラを「対の経穴」で整えるためには、身体的機能を高めるために使用したときと2つの音叉の順番を変えます。例えばルートチャクラを高めたいときには、FをPC－6（これはルートチャクラの経穴です）に、その後SP－4（対の経穴です）にF＃を当てます。エネルギーがルートチャクラを満たすか、消えていくかは音の順序次第です。最終的にはどちらの経穴も音叉の振動で満たされ、チャクラ、その後はサトルフィールドを満たしていきます。

2つの音叉の振動を定着させるためには、チャクラの基本色のシルクのスカーフをチャクラにかけるようにしてください。色つきの光をチャクラに使うこともできます。ただしLEDは水銀を含むため使わないでください！　レーザー光も強すぎるので使わないでください。

チャクラに対応する対になった経穴

経絡	音	経穴	性質	色
陰維脈	F	PC－6	血液	赤
衝脈	F＃	SP－4	血液	マゼンタ
陰蹻脈	C	KI－6	プラーナ	オレンジ
任脈	D	LU－7	プラーナ	緑
帯脈	G	GB－41	エネルギー	黄
陽維脈	A	TE－5	エネルギー	青
陽蹻脈	E	BL－62	構造	インディゴ
督脈	B	SI－3	構造	バイオレット

奇経八脈のサウンド・テクニック＃３：サトルボディの経穴

このテクニックを考案したのは、経絡とチャクラによってサトルフィールド内の奇経八脈の意識を高めるためです。２つの音叉を使うのではなく、音叉は経穴に、カラーライトをチャクラに使いました。今回使用する音叉はチャクラに対応する基本音で、奇経八脈の経絡に対応したものではありません。ライトもチャクラに対応するものです。こうした２つの力は適切なチャクラとサトルエネルギーフィールドに自動的に流れていきます。

これは最も奥義的なテクニックです。身体的なレベルで、鍼治療の施術者が腎臓の問題を癒すように効果を発揮するだけではなく、魂のレベルでも大きな変化が作り出されます。その効果は受け手の意識のレベルによっても変わってきます。次に出す本では、このテクニックを使って１年の８つの日付と調和する方法を紹介したいと考えています。

サトルボディの経穴に対応する音

肉体	元気、精気：性的なエネルギー	PC-6	F	赤	ルート
エーテル体	腎臓のエネルギー：エーテル体の共鳴の基盤	KI-6	C	オレンジ	丹田
アストラル体	感情レベル：胆嚢によるコントロール	GB-41	G	黄	ソーラープレクサス
メンタル体	心臓/脳/肺　肺によるコントロール	LU-7	D	緑	ハート
コーザル体	血筋：祖先のエネルギー／カルマ　免疫システム:喉:「真実を話す」	TE-5	A	青	スロート
ブッディ体	内なるヴィジョン：内観	BL-62	E	インディゴ	アジェナ
アートマ体	陽／脊椎のエネルギー　中心軸：現実を見る「アウターヴィジョン」:陽の脊椎のエネルギーによってコントロールされている世界	SI-3	B	紫	クラウン
光の身体シュリ	意識の結びつき／大地 意識の座 大地の座にもたれる 統合／生まれ変わり 大地によるコントロール／空の軸と思考；生命の存在の変化：誕生／現実：地球との結びつき	SP-4	F#	マゼンタ	ビンドゥ

サトルボディの経穴に対応する音

体	チャクラ	音・音階	経穴	経絡	エネルギー・結びつき	機能	時間のサイクル
肉体	仙骨 性殖腺	F リディア旋法	PC-6 CV-3	陰維脈 精気から性的なエネルギー けいれん—心臓	上下の流れの強化 腹—心臓—喉	統合 変質 大地／心臓	秋 秋分 9月23日
エーテル体	丹田 副腎	C イオニア旋法	KI-6 CV-4	陰蹻脈 昼／夜のサイクル 水／脚	腎臓のエネルギーを光に変える	ハイヤーセルフ／空間 時間の中でうまくやっていく	週 11月8日
アストラル体	ソーラープレクサス 膵臓	G ミクソリディア旋法	GB-41 CV-14 CV-17	帯脈 エネルギーを保持する 恥骨／生殖器 養分／明瞭さ	バランス ホルモンのサイクル 秘められた感情の解放	第1の変換 主な感情のパターンを切り離す	冬至 12月21日
メンタル体	ハート 胸腺	D ドリア旋法	LU-7 CV-18	任脈 陰のコントロール 舌／会陰	感情の活動の3つの次元を調整する	メンタル体とハートチャクラの融合 聡明さ／平和を授ける	インボルク(春の訪れを祝うケルト民族の祭り) 2月4日
コーザル体	スロート 甲状腺	A エオリア旋法	TE-5 CV-21	陽維脈 免疫システム 熱／寒さ 悪寒／熱	喉／脳／言葉 創造性の解放	傾聴—内なる祖先の知恵 過去の恐怖を乗り越える	春分 3月21日
ブッディ体	アジェナ 脳下垂体	E フリギア旋法	BL-62 印堂	陽蹻脈 睡眠の制御 てんかん／まひ	回復 不眠症／穏やかさ	統合 神／脳 浄化 ヴィジョン／現在	ベルテン(五月祭) 5月6日
アートマ体	クラウン 松果腺	B ロクリア旋法	SI-3 GV-20	督脈 コントロール 陽のエネルギー／脊柱	性—霊性 優れた判断への導き	存在の強い意志	夏至 6月21日
シュリ	ビンドゥ 視床下部	F# バルトーク	SP-4 GV-1 GV-3 GV-23 GV-24	衝脈 誕生／生産力 血液／生殖器 女性性／男性性	コントロール 流れ／エネルギー 空／大地	第2の変換 祖先の記憶 神の子 中心軸	ルーナサ(収穫祭) 8月8日

音叉と耳のらせん

かつてイギリス南部のエクスマウスの浜辺を歩いていたとき、私は完璧な形をした巻き貝を拾いました。海の音を聞こうと、この貝に耳を当てると、耳の働きの本質が見えてきました。貝を耳に当てたまま、ゆっくりと耳の周りで回転させると、2つの違った音が聞こえました。1つは倍音、もう1つは五度圏です。私はこのインスピレーションから最終的に新たなヒーリングのテクニックを生み出しました。

耳は体全体を表す反射区の1つとして鍼治療で使われています。耳の反射区の経穴を使えば痛みをすぐに取ることができるし、これはとても簡単にできる方法です。

耳たぶのカーブは五度圏に反応します。耳たぶのいずれかの場所からまっすぐ耳の中心に向かうと、37ページに示す図のような倍音の進行が聞こえてくるでしょう。耳たぶの外では五度圏が、そして耳たぶの外のいずれかの場所から内側に向かっては倍音が進行し、（フランスのノジェ博士によって）「原点」と呼ばれる中心部分で融合します。この場所は耳の腹とも言え

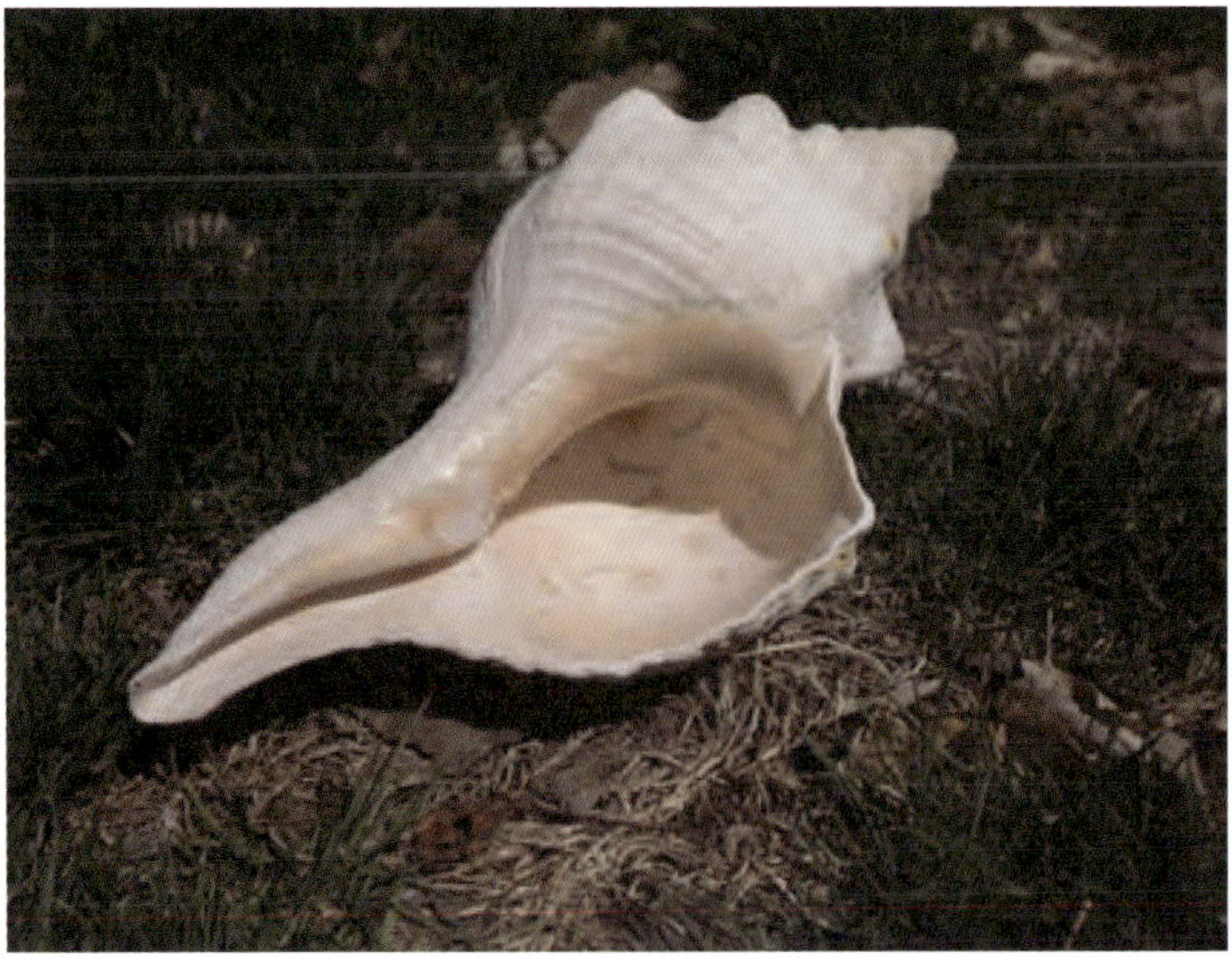

ます。

巻き貝の音と、多くの反射区がある耳を重ね合わせると、反射区が表す体の部位と音がぴったりと一致することに気がつくでしょう。反射区は耳たぶの外から耳の中心にまっすぐ向かう音と対応しています。

興味深いことに、観察の結果、原点はA＝440Hzと共鳴していることがわかりました。前にも述べたように、A＝440Hzは電子の回転と一致している最も調和的な周波数なのです。第1部の写真で明らかになったように、A＝440Hzは細胞周囲のサトルフィールドにピンクの癒しの色を絶えず作り出すことができる唯一の周波数なのです。これを知っていると、耳の中心部分とA＝440Hzの周波数が一致していることの重要性が理解できると思います。「原点」は、丹田が肉体のエネルギーのバランスを整えるように、全体的なエネルギーの調整によく使われています。

サウンド・リフレクソロジー

鍼治療に音を使うのと同じように、耳の不思議な点は、音を再構成して響かせるというシンプルな行為によって、反射区が表す臓器のエネルギーや体の一部のバランスをすぐに再調整できるということです。実際に何が起きているのかというと、音の振動によって耳の血流の流れがよくなり、不調や痛みの根源へ戻っていく自然なエネルギーの流れと再びつながるようになるのです。

巻き貝の音を聞くと、それぞれの貝で、異なる音の並びの完璧な共鳴が聞こえるでしょう。仮にこうした音の並びの1つでも途絶えると、貝の中の心地よい振動のらせんを感じられなくなってしまいます。

耳にも同じ原則が当てはまります。最初の診断では、耳で聞こえない音やメロディーラインを特定します。耳のどこか1か所が共鳴していなければ、耳の共鳴全体が健全でない状態です。その場合は振動を再び作り出し、海の巻き貝が完璧ならせん状の振動を描いて響くように、耳を自然の状態に戻さなければいけません。このために、私は耳のサイズに合わせた小さくて細い音叉で、次ページの2つの図で示すように、それぞれの部位に合わせた周波数を反射区に響かせました。

音を使ったあとは、耳の反射区が表す臓器の基本色のライトで照らしましょう。色の補完によって、体に音の効果を定着させることができます。

耳は音に対してとても敏感で、脳にも近いため、鋼の小さな音叉は耳と頭部に合わせたA＝440Hzに改良しました。これらの音叉もクロマティック・スケールに合わせていますが、経穴に使っていた音叉よりも1オクターブ高く調律されています。A＝220Hz（大きな音叉）は、耳と頭部にとって非常に強い音で、頭痛を起こすかもしれないからです。

耳のらせんに対応する音

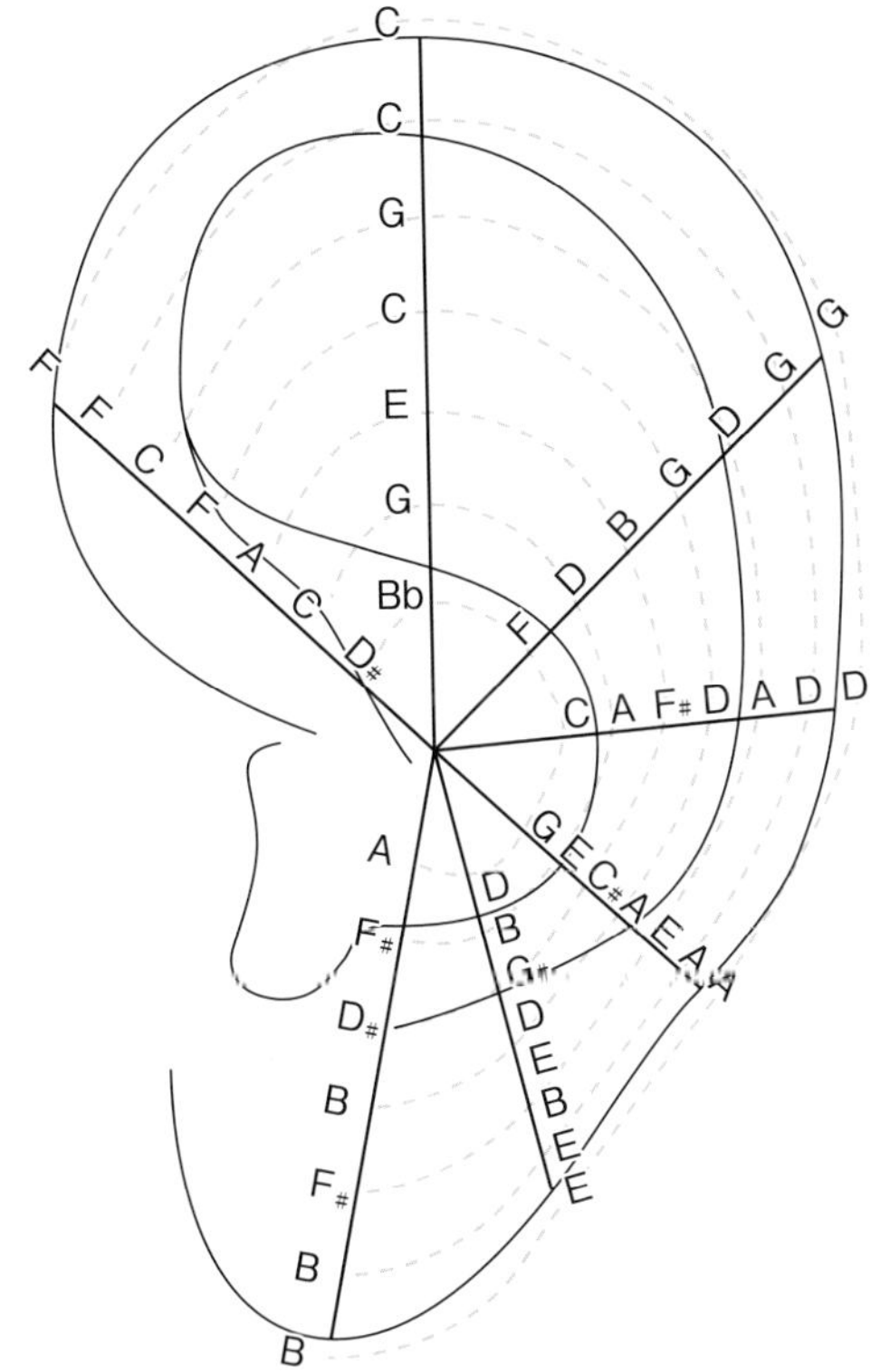

サウンド・リフレクソロジーは臓器ではなく、反射区で共鳴します。

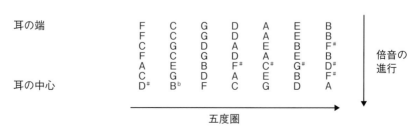

耳の端	F	C	G	D	A	E	B
	F	C	G	D	A	E	B
	C	G	D	A	E	B	F#
	F	C	G	D	A	E	B
	A	E	B	F#	C#	G#	D#
	C	G	D	A	E	B	F#
耳の中心	D#	B♭	F	C	G	D	A

倍音の進行

五度圏

耳の主なツボに対応する音

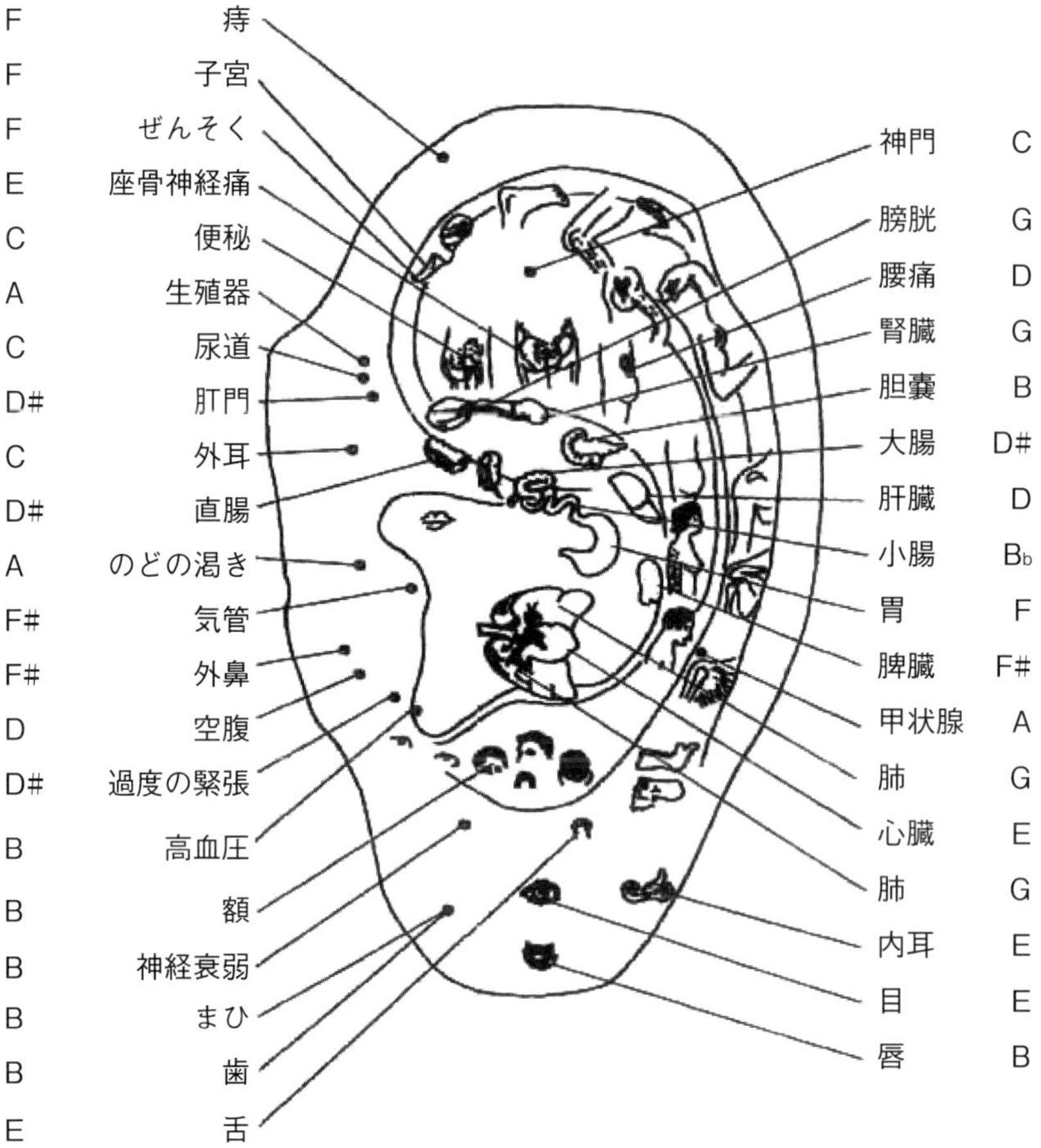

痛む部分や症状に対して、図で示された箇所に音叉を使ってみましょう。

音叉と耳と足の反射区

私は臓器の痛みをあっという間に鎮める方法を発見しました。それが耳と足の反射区に音を響かせることを繰り返す方法です。経穴のときと同じく、5度のインターバルを刺激に、3度のインターバルを沈静のために使い、耳と足の反射区の両方に響かせました。

沈静には下降していく3度を
刺激には上昇していく5度を

例えば、胃を刺激するために、足の反射区に使用する音はB♭で、その後、耳の反射区に使用する音はFです。B♭からFまでは5度です（基本音を基準に5度のインターバルを見つけるためには、ピアノで基本音から鍵盤を7個〔半音〕数えます）。

胃を沈静するためには、まず耳の反射区にFを使いましょう。それから足の反射区にFから3度のAを使いましょう（基本音を基準に3度のインターバルを見つけるためには、ピアノで基本音から鍵盤を4個〔半音〕数えます）。

足に対してはA＝220Hzに調律した大きな音叉を使います。耳に対してはA＝440Hzに調律した小さな音叉を使います。

音を定着させるためには、最後に音叉を当てた反射区のエレメントの色を使います。例えば胃を刺激したい場合、胃のエレメントの色、すなわち黄色を耳の反射区に当てます。胃を鎮静させたいときには、太陽神経叢を表す足の反射区に黄色の光を当てることで音が定着します。

足の反射区に対応する音

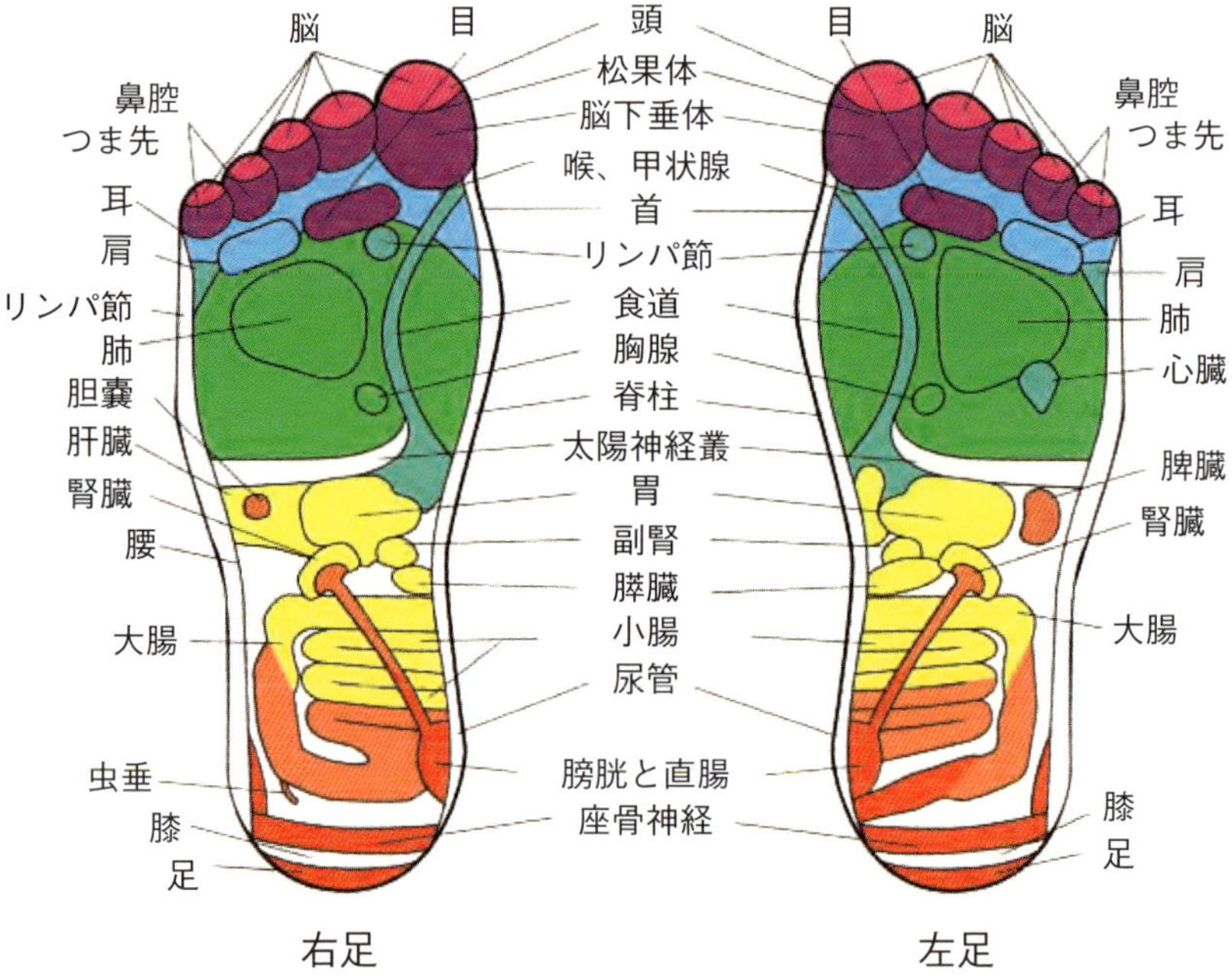

耳と足では、反射区だけで音の共鳴が起こります。対応する臓器は経絡のときの音とは異なっています。

Chart copyright Tama-Do Academy 1987

足と耳のインターバルの使用法

刺激

足の反射区		耳の反射区
B♭	胃	F
B	脾臓	F#
G#	大腸	D#
C	肺	G
A	心臓	E
D#	小腸	B♭
G	肝臓	D
E	胆嚢	B
C	腎臓	G
F	膀胱	C

刺激には足の音から始め、5度のインターバルの耳の音で終わりましょう。

鎮静

耳の反射区		足の反射区
F	胃	A
F#	脾臓	A#
D#	大腸	G
G	肺	B
E	心臓	G#
B♭	小腸	D
D	肝臓	F#
B	胆嚢	D#
G	腎臓	B
C	膀胱	E

鎮静させるためには耳の音から始め、3度のインターバルの足の音で終わりましょう。
どちらの場合も、基本となる耳の音は同じピッチになるようにしましょう。

タマドウのプラクティショナーの倫理

・他の人を変えようというのは思い違いです。
・私たちが変えることができるのは自分自身です。
・瞑想しましょう。
・気功を行いましょう。
・太極拳をしましょう。
・愛しましょう。何も求めてはいけません。何も期待してはいけません。私たちには愛が流れています。それはまるで太陽が大地に光を注ぎ、雨が植物に水を注ぐようなものです。私たちは慈悲の心で満たされています。私たちは治療を受ける患者と異なる存在ではありません。私たちは同じ存在なのです。
・純粋な目的を掘り起こしましょう。
・患者の経過を尊重しましょう。彼らは私たちとは異なり、道の半ばにいるのです。彼らは彼ら自身の癒しのリズムに従わなくてはいけないのです。
・自然の法則を敬いましょう。時だけが動かす力を持っています。
・手放しましょう。人生に大きく影響を与えている偉大なる力に対する絶対的な信頼と完全なる愛を持ちましょう。それは「何もしない」ということではなく、精一杯生きようとすることです。偶然というものはありません。自分たちの力で備えられることに対してすべてを行ったら、後は私たちの手を宇宙の力に導いてもらうのです。
・粘り強く、忍耐を持ちましょう。練習し、学び、実践しましょう。
・透明になりましょう。自分自身という存在は手放しましょう。

・信じましょう。
・謙虚さを持ちましょう。私たちは仕える存在です。私たちは間違いを犯します。自分中心に考えることはやめしょう。私たちは仕えているのです。

以下の陥りがちな間違いには注意してください。

・すべてを知っていると思っている。力を与えることができると思っている。
・患者を癒したい、治したいという欲望。
・誇示すること。「すべてを知りたい」あるいは「全部を治したい」と考えること。
・ジャッジすること。

「人にものを教えることはできない。自ら気づく手助けができるだけだ」

ガリレオ

ファビアン・ママンの経歴

ファビアン・ママンは音楽家、作曲家、鍼師、作家、研究家、ヒーラー、指導者、生物エネルギーの使い手、武道家です。音楽家／作曲家として、彼はカーネギー

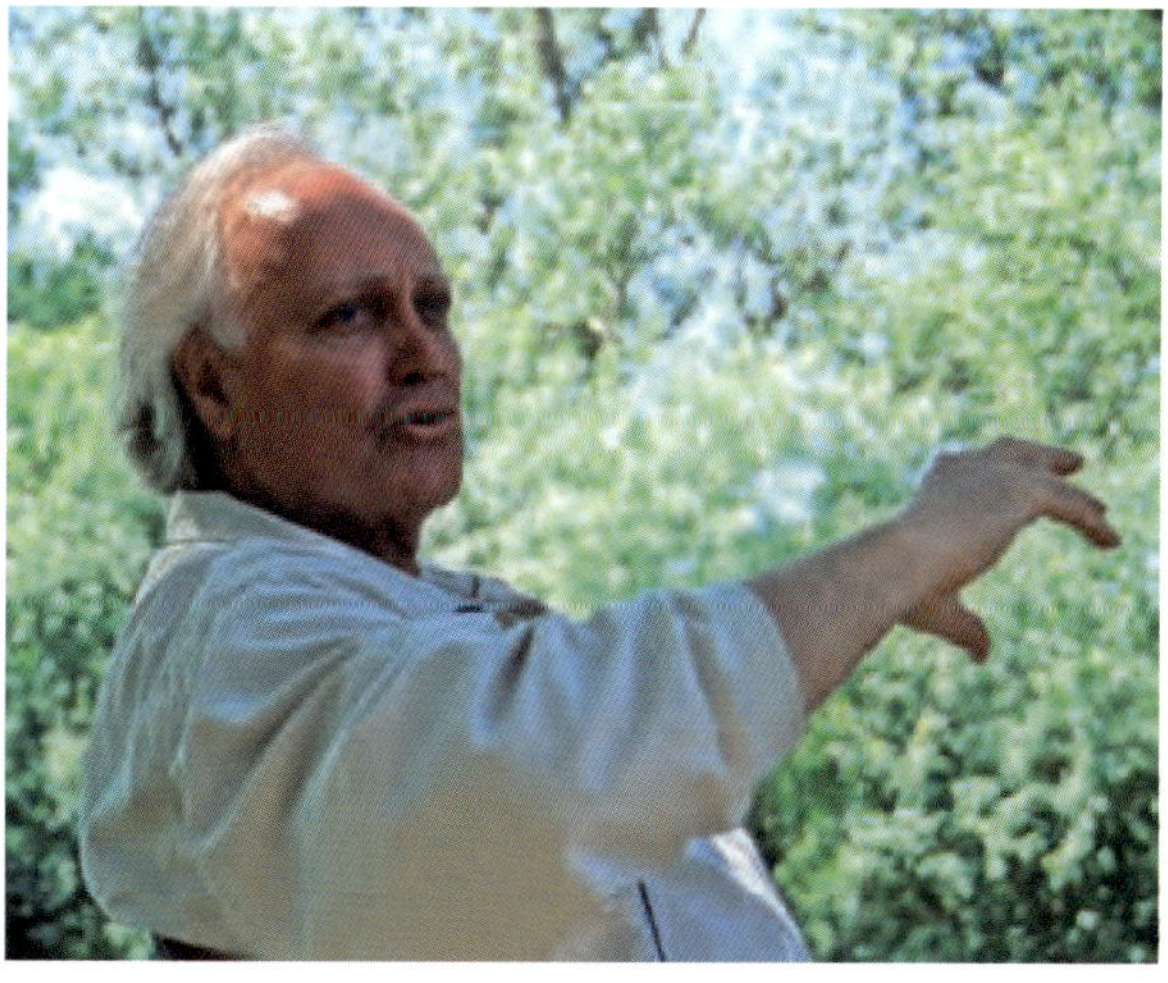

ホール、東京オペラシティ、パリのオランピア劇場、ベルリン・フィルハーモニーなどの有名なコンサートホールで、独自に作曲した曲を演奏しています。

１９７７年、ママンは鍼師になり、音楽と鍼治療を結びつけるようになりました。彼は経穴に鍼の代わりに音叉を使用する、今では有名なやり方を考案しました。

80年代のはじめ、彼は革命的な生物学的実験をパリのジュシュー大学で行い、アコースティック・サウンドが人間の細胞とエネルギーフィールドに及ぼす影響を初めて顕微鏡の下で観察し、明らかにしました。

ママンは一連のアコースティック・サウンドによって、がん細胞を消滅させ、健康的な細胞を活性化し、活気づかせることができることを発見しました（さらに詳しく知りたい方は、ママンの『The Role of in the 21 Century』〔未邦訳〕をご覧ください）。

ママンが開拓した音／細胞の研究は今日の私たちが知るサウンドセラピーの景観を変えました。

ウェブスター辞典はファビアンを音の振動セラピーの産みの父としています。

ママンのライフワークは、サトルエネルギーフィールドの妨害物が結晶化したときに肉体的な病が起きていて、音、色、運動がこうしたネガティブなエネルギーパターンを変えるのに最も効果的だという理論を基盤としています。

１９８８年にママンはタマドウ（魂の道）アカデミーを創立しました。この音、色、運動の学校は、研究、指導、創造性を通じて人間の意識の進化を手助けしてきました。タマドウでは、マリブのサウンドガーデンや、南フランスの夏の授業など、音、色、運動を取り入れた非侵襲性の振動のテクニックのクラスを開講したり、日常に魂をしっかりと定着させるための季節のハーモニーコンサートを開催したりしています。

約30年近く、ママンは自ら考案した研究と実践的な応用によって体、心、魂をサトルエネルギーフィールドで調整してきました。彼は30以上のテクニックをアカデミーで開発し、それぞれのテクニックで約7年の実験と応用を行っています。

彼は現在も少なくとも20以上のテクニックを開発中です。

ママンの主な功績

1. カラーライトと音叉で経絡のバランスを整えるテクニック。ママンは人体に音叉を使用した初めての人物で、このテクニックを色とも結びつけました。
2. カラーライトと音叉を使った脊椎への音楽的アプローチ。
3. 奇経八脈と音叉を使ったサトルボディの経穴へのアプローチ。
4. 音叉を使った頭部、耳、足へのアプローチ。
5. 季節、エレメント、経絡、チャクラ、サトルボディ、セフィロトの樹と音の関係性。
6. 人がそれぞれ持っていて、体内で細胞を活性化する手助けをする「基本音」を見つけるための手順。ママンの細胞の研究が行われて以来、他にも多くの基本音が考案されている。
7. タッチ・テクニック（タマドウ・エクストラ・ポイント）。音、色、気を使い、チャクラとエネルギーフィールドを司る21の重要なポイントのバランスを整える。
8. タオ・イン・ファ（健康のための運動）。新たな型の気功で、5つのステップに分かれ、身体的、感情的／精神的、そして宇宙の意識レベルに働きかける。ママンは魂のダンスにも相当する「基本の運動」を見つけるメソッドも考案している。
9. エネルギーフィールドのネガティブなパターンを壊し、ハーモニーをもたらす楽器（タマドウ・サウンド・インストゥルメント）の開発。このすばらしい楽器にはモノコード・テーブル（一弦琴）、ペンタトニック・ピラミッド（季節の音階に調律した約2×2メートルのピラミッド）、音のアーチ（「音の大聖堂」よりも4メートル高い）、音のバグア（4・5メートルの八角形）も含まれます。

10．季節のハーモニーコンサートによって、人々が音、色、運動を通じて自然や共同体や宇宙と共鳴できるようにします。多くの聖なるイベントがママンのコンサートからインスピレーションを得て生まれました。

ママンは世界中で指導や講習を行っています。彼は多くの本を執筆しており、代表的なものを挙げると本書の他に、『From Star to Cell: A Sound Structure for the Twenty-First Century』シリーズ、『Accessing the Way of the Soul through Color』（２００７年）、『The Musique of the Sky』（２０１５年）（いずれも未邦訳）などがあります。

彼はヒーリングＣＤのプロデュースも手がけており『The Resonance of Ancestral Memories』、『Breathing the Soul』や夏、秋、冬に開催された季節のハーモニーコンサートのＣＤをリリースしています。

テレス・アンソエルドの経歴

フェアリー／シャーマン・テレス・アンソエルドはタマドウのシニアインストラクターとして、世界中のワークショップで指導を行っています。彼女のライフワークは、人々が自己発見と自信に満ちた己の道を歩めるよう手助けをすることです。自己実現は自己を認識することでしか起こらないと彼女は考えています。これが彼女の「魂の道」なのです。

彼女は80年代初期から指導者であり、エネルギーの使い手でした。指圧、ポラリティ、アレクサンダー・テクニーク、フェルデンクライスメソッド、非侵襲性のダンス、武道、演劇を独自に融合させ、今はタマドウで指導を行っています。

テレス・アンソエルドは大地と空を家だと

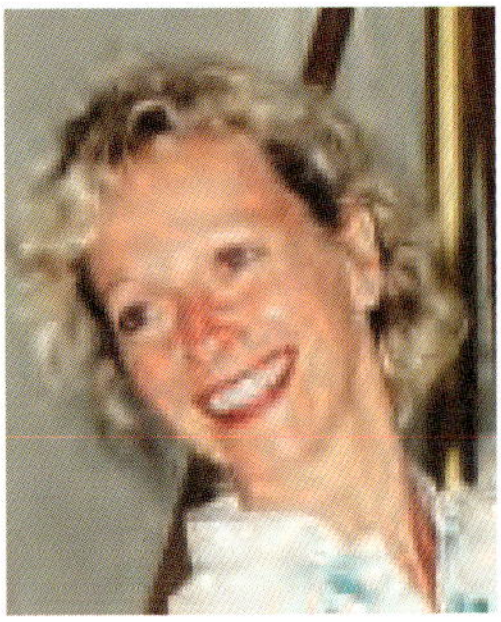

考えています。ネパールとアラスカ、大西洋北部の人自然の中で育ち、登山をする両親、船乗りの祖父母の間を交互に行き来して過ごしました。彼女は母と見た夜空の星々を今でも覚えています。彼女の母は、無限に広がるその可能性にいつも驚いていました。

2001年にテレス・アンソエルドは、フランスのドルイド教の女司祭の導きで、「自然の精霊」たちのヒーリングパワーを教えるようになりました。妖精や小人、花や木々に対して、歌で呼びかける方法を彼女は伝えています。タマドウアカデミーでは、世界を取り巻く力強い自然の渦の中で、純粋な光と愛、驚きと喜びに向かう私たちを祝福し、後押しする「シャーマンの光の歩み」を考案しました。こうした旅路は物理的、精神的、そして宇宙の探究を通じて私たちの意識を広げてくれます。私たちはこうした目に見えない振動の領域へのアプローチを「光のシャーマニズム」と呼んでいます。光から生まれた私たちは魂として光に帰って行きます。

彼女は古代のピュア・サウンド、音の科学、言霊についても、ファビアン・ママンから手ほどきを受け、タマドウ、音、色、運動の学校、レベル2のクラスの高潔さと純粋さを伝承し、守る力を授けられました。この期間を、彼女は虹の7色の光の知恵を伝えるヴィッキー・ウォールの弟子であるパトリシア・ヤヌスとともに学びました。テレスは「レインボー・シルク」や「フェアリー・エッセンス」（オーガニックオイルから作ったエッセンス。グレープ・アルコールと湧水を使用）といったラインナップを開発しています。これらは目に見えない次元の意識に働きかけ、内なる光を明らかにします。彼女は子供たちが虹の色と5つのエレメントを使って創造的に自己表現できるよう指導するためのカリキュラムも開発しています。

テレスは『Accessing the Way of the Soul through Color』（2007年）の著者であり、『The Story of the 5 Elements』（2007年）ではジェニファー・ミラーとともに挿絵も描いています。また、ファビアン・ママンとの共著に『タオ・オブ・サウンド』（2010年）、『The Musique of the Sky』（2015年）があります。

『タオ・オブ・サウンド』のCDトラック

QRコードをスキャン、あるいは私たちのウェブサイト（http://tama-do.com/sound-tracks/tao-of-sound.html）にアクセスすることで、『タオ・オブ・サウンド』のCDトラックを聴くことができます。

トラック1　C調のピアノの倍音の進行
トラック2　倍音の詠唱
トラック3　クロマティック・スケール
トラック4　音のインターバル
トラック5　太陽と月の秩序
トラック6　声で頭をスッキリとさせる
トラック7　ファビアン・ママンによる三焦の歌
トラック8　声と気で臓器を活性化する
トラック9　チャクラに対応する五度圏（ファビアン・ママンによるピアノの演奏）
トラック10　チャクラを再調整する音階（ファビアン・ママンによるピアノの演奏）
トラック11　モノコード・テーブル
トラック12　タマドウのチャクラ・サウンド・チューブ　〜チャクラに対応する五度圏〜
トラック13　タマドウのチャクラ・サウンド・チューブ　〜チャクラに対応するFの倍音の音階〜
トラック14　タマドウのチャクラ・サウンド・チューブ　〜チャクラに対応するEの倍音の音階〜
トラック15　タマドウのチャクラ再調整チューブ
トラック16　タマドウのペンタトニック・ピラミッド
トラック17　タマドウ、音のアーチ
トラック18　タマドウ、音のバグア
トラック19　イオニア旋法
トラック20　Cの長音階（イオニア旋法と同じ）
トラック21　Cの短音階

トラック22　ギリシャ旋法のエネルギーの性質
トラック23　ファビアンによるギリシャ旋法での即興
トラック24　それぞれの季節に合わせた、ファビアンのペンタトニック・スケールの即興
（トラック22～24は準備中ですが、ダウンロードが可能になる予定です）

タマドウのマスターたち

これまでに、そして今も、タマドウがこのすばらしいワークを伝えるための手助けをしてくれている人々に敬意を示します。

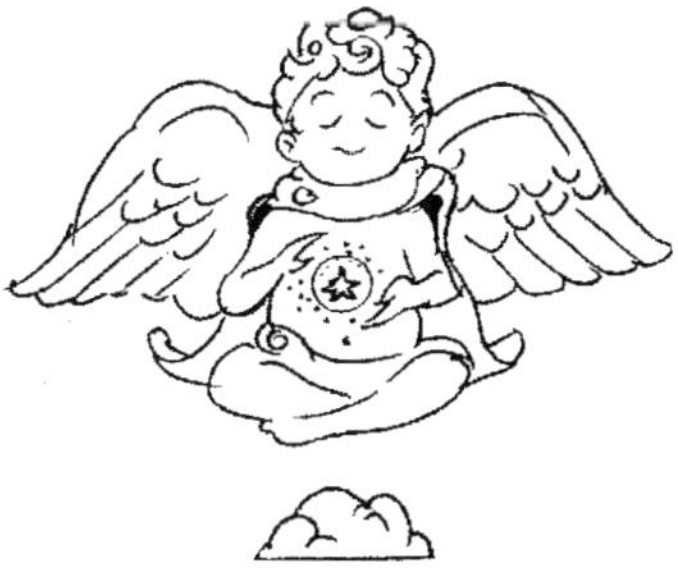

アカデミーのガイドであり、我々のスターファミリー

ルドルフ・ステイナー
ジャック・デュポンシェル
ピーター・ダノフ
ヨガナンダ
キリスト教と仏教のエネルギー

音のマスターたち

オウア　オランの路上で演奏しているアフリカの民族。
バーデン・パウエル　その演奏スタイルと曲で、とても気高く自然な音をもたらした。
中園睦郎　言霊、西洋でいうピュア・サウンドの科学を伝えた。
ハズラット・イナヤット・カーン　スピリチュアルマスターで音楽家。
ファビアン・ママン　5つの音と12の経絡の理論を考案。今もマスターとしての活動を続ける。

色のマスターたち

ジュワル・クール　アリス・ベイリーに影響を与えたマスター。
アリス・ベイリー　7つの光線を受け取った人物。
ヴィッキー・ウォール　オーラソーマによって7つの光線の本質を受け取る。
テオ・ギンベル　生命を活気づけるカラーセラピーの研究者。
ミカエル・アイバイノフ　ホワイト・ブラザーフッドのマスター。
ダリウス・ディンシャー　色の研究のパイオニア。
パトリシア・ヤヌス　ヴィッキー・ウォールの流儀をテレス・アンソエルドに伝える。
テレス・アンソエルド　フェアリー・エッセンスを作り、マスターとしての活動を続ける。

気功のマスターたち

植芝盛平　知恵の戦士で、穏やかなやり方でエネルギーの方向を変える合気道を考案。
中園睦郎　合気道と言霊を融合させる。その教えは智能気功の創始者である西洋のマスター、パンミンへと受け継がれている。
ファビアン・ママン　タオ・イン・ファ1〜5を考案。マスターとしての活動を続ける。

フランスでのつながり

ルー・ボニン　キリスト教の使徒の系統を継ぐスピリチュアルマスター。
ボリス・ド・バルドー　ファビアン・ママンの最初の鍼治療とエネルギーの指導者
ニコール・バルトルッチ　ドルイド教の女司祭。私たちを音と運動を通じた、目に見えない世界に導き、8つのマスター・スター、ヒーリング・ツリー、自然の精霊たちの出入り口を授けてくれた。
ルネ・ガンドルフィー博士　実用的な人智学の学校の指導者。
ドミニク・エラウド博士　自然療法と鍼治療の研究者。
ジョエル・ステインナイメール　物理学者。素粒子と分子の音楽を発見した。

パトリック・カミュ　カラーセラピーの研究者でカラー・ペダゴスコープを考案。

ジーン・ミシェル・ウェイス　カラーセラピーの研究者で、すばらしい色に関するツールを考案している。

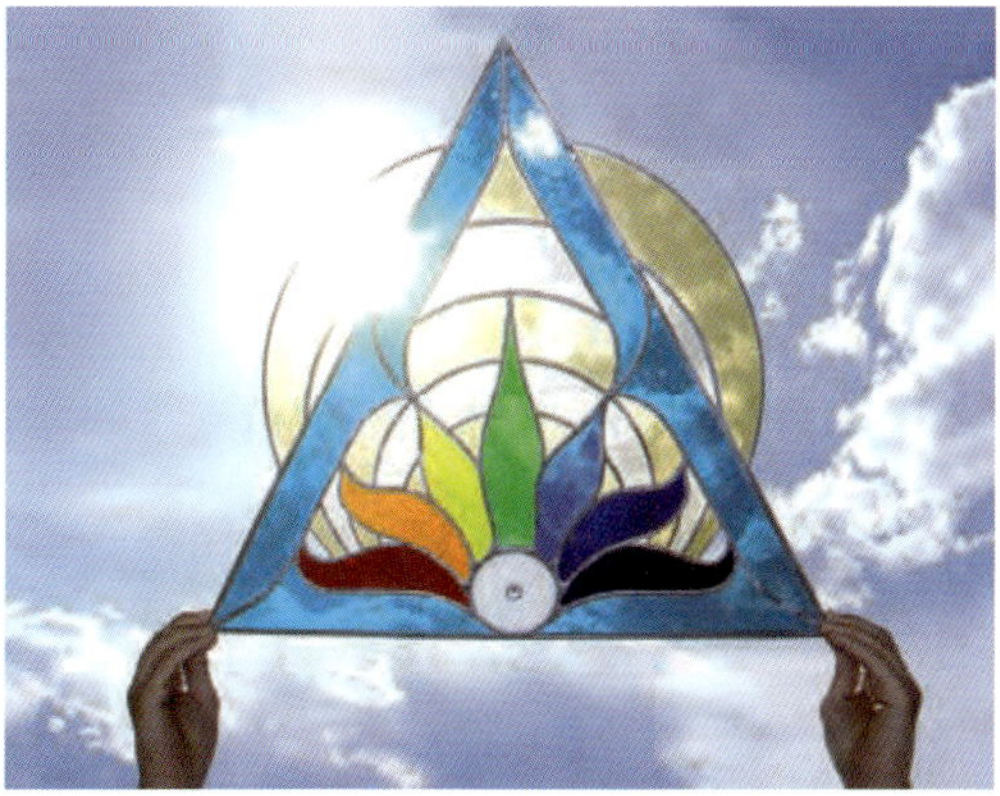

タマドウ、音、色、運動の学校

タマドウ（魂の道）アカデミーは、１９８７年に音響セラピーの父（ウェブスター辞書より）であるファビアン・ママンによって創立され、研究、指導、創造的な自己表現を通じた人間の意識の変革を手助けしてきました。ヨーロッパでの夏の授業や、マリブのサウンドガーデンやカリフォルニアなどで、サウンド・ヒーリング、カラーセラピー、気功を取り入れた非侵襲性のテクニックのクラスを開講したり、日常に魂をしっかりと定着させるための季節のハーモニーコンサートを開催したりしています。

監修者　あとがき

タオと音／宇宙の根源からのメッセージ

偶然にも約14年前、私はこの本の著者ファビアン・ママンの師匠である、マンタック・チア氏にニューヨークの友人の持つ邸宅を一時的にセミナー会場にした場所で出会っています。チア氏は、当時、60歳と伺いましたが、どう見ても40代前半にしか見えず、全身からほとばしる生命エネルギーとオーラの輝きに驚かされました。

私がユニヴァーサルバランスという会社名の名刺を渡すと、「私のメソッドは、ユニヴァーサルバランスタオシステムというのですよ。気が合いますね！」と言われたのをよく覚えています。また、どんな方が彼の師匠かとお聞きしたら、「ホワイト・クラウド」という何も食べずに空気を食べる仙人と言うので、本気にしたのですが、よく考えると、「ホワイト・クラウド」は「白い雲」という意味なので、空気を食べる仙人というのは冗談だったのかもしれません。いただいた本の中には、タイ・ボクシング、合気道、ヨガ、太極拳を学んだのちに、7人の様々なマスターたちからそれぞれ違った訓練を受けたとありました。

ファビアン・ママン氏のルーツは、もちろん師匠から学んだ「ユニヴァーサルタオ」ですが、これを直訳すれば、タオが「道」という意味ですから、「宇宙道」となります。ミクロコスモスが経絡を含める身体とつながり、全身のエネルギーのバランスを整えるということ、肉体は、感情、思考、個々の魂、宇宙意識とつながり、それらを反映しているということ、また内臓の呼吸を鍛錬することの重要性、愛と調和を与えると同時に本人から引き出すことがヒーリングの鍵であるといった、チア師匠からの学びを独自の感性で発展させた内容が本書の面白さだと思います。

特に、アコースティックな音にヒーリングの力がある一方で、電子音がヒーリングエネルギーを破壊するという部分には大いに共感いたしました。私の行ってきた電磁波防御装置の開発においても、携帯電話、コンピューター、電子楽器を含む様々な電気機械からの電子音やモーター音が生命波に不適合で、生命のリズムを乱し、遺伝子に損傷を起こし、免疫力が抑制されてしまうことが臨床試験の結果として出ているからです。

特に楽器や声が体に鳴り響いたときの細胞の変化をとらえたキルリアン写真の美しく輪郭が光る様子は、幻想的でありながら細胞が私たちの根源である星々の光とつながりあって喜びに満ちて震えているかのように思えました。実験ではA＝440Hzを使っていますが、これを432Hzにしたらもっと美しい画が得られたのではないかと思います。それらの比較がなくて残念でしたが、他の星々や私たちに変容をもたらすといわれる隕石の周波数に関しても実験をしていただきたいと著者に提案してみようと思います。

一般的な生活をしている方々は、多くの家電に囲まれ、朝起きてから眠りにつくまで、人工的な電気音や電気製品や様々なアンテナ類の「変動磁場」という乱れた波の渦から発生するノイズに囲まれています。それらは、日々私たちの細胞にストレスを与えて知らず知らずに蓄積されて脳や臓器を疲労させます。一方で、森を通り抜ける風の音、湧き水から流れて蛇行する小川のせせらぎの音、鳥たちのさえずり、野生動物たちの呼び合う声などの自然界の音は「静磁場」と呼ばれています。これらは穏やかで私たちにストレスを与えない波なのです。ストレスの多い現代社会に求められているのは、まさに自然界に直結する電気を使わないアコースティックなサウンドなのです。電気を使用した様々な治療器が世の中に出回っていますが、たとえ微弱波だから大丈夫とメーカの方が言っても、私はずいぶん前から多くの方にそれらの使用について警告してきました。この本を読めばやはり電子機器の治療には、問題があるということがわかるはずです。

他にも音と色とダンス（運動）を融合させることにより、ヒーリングの増幅をはかるというファビアン・ママン氏らしいアイデアが追加されており、音叉、シンギングボウル、ギター、太鼓など多様な楽器を使った多重波による複合効果も用いられています。幅広く、エキゾチックさも取り入れた、楽しみながらの様々なヒーリング効果が特にアメリカやフランスで多くのヒーリング好きやヒーラーのファンを得た理由だと思います。

人が明示できる最高の力は、今の次元では、肉体の不滅性といわれていますが、ユニヴァーサルタオのシステムによると、私たちが、生命のバランスと調和に満ちた永遠のソースとつながり、その存在に瞬間ごとに「気づいた状態」でいることで、その純粋な活力を受けて常に若返ることができるそうです。

タオ=道といえば、無為自然に生かされているということを説く『老子道徳経』が中国から奈良時代に伝わったとされていますが、日本には、どの国の宗教よりも古い、古神道という道があり、自然とともに生き、万物を神とし、八百万の神々を敬うことが説かれてきました。まだ神社などの建造物がない時代には、自然石がご神体となっています。その道から、今日本に残る様々な茶道、華道、武道にも「道」がついています。

世界の経済、技術、医療、文化が発展して行き着いた先は、自然の大破壊であり、動物たちを物として扱う、命の尊厳を失った利益追求主義の産業界です。命よりもエネルギーと目先の利益を優先し、命を脅かし、水陸の環境を汚染し続けている原発産業、難病と薬害の増加、薬品まみれの食品産業を見れば、今世界がタオイズムに再び注目している理由がわかると思います。私たちは一体どこから来てどんな未来に向かっていくのか？　何かが間違っているのではないかという潜在的な疑問と不安によって、多くの人の意識が目覚めてきているのは確実でしょう。

連続する自然災害のなかでも局所的なハリケーンや豪雨による被害はかつてないほどの甚大な被害を各地に与えました。今年（2018年）の9月半ば過ぎには、アメリカ、オーストラリア、チリなどの国立の太陽観測所が突然閉鎖されて、太陽異変に関する情報漏洩を防ぐために管轄が軍に移行されました。また、近い将来予測されうる大型火山の噴火や地震、そして地殻変動等は、大いなる自然への畏敬の念を失ってしまった私たちへの最後の警鐘となるでしょう。

今必要なのは、私たち人類の意識が、本来の純粋さや神聖さを取り戻すことであり、音にはその多くの秘密が隠されています。そもそも私たちの身体も波の集まりであり、想いもはじめは波となって発現し、言葉という音となって発せられるのです。

私たちは、音により、地球という星と、その星を取り巻く太陽系の星々、またその外縁に存在するあまたの星々ともつながりあって、ハーモニーを奏で合っているのです。

先祖から受け継いできた叡智・大自然・万物の命を尊ぶことが、何よりも重要であることに一刻も早く気づき、正しい意識への転換と個々の生き方、行動の変容が宇宙の根源から求められているのだと思います。

増川いづみ

増川いづみ　ますかわ いづみ
東京都生まれ。ミシガン州立大学で栄養学および電子工学の博士号を、MITで量子力学の修士号を取得。水への興味から始まり、生物分子学、マリンバイオロジー、地質学、発酵学、鉱物学、薬草学、古文献など、分野を超えた多岐にわたる研究に従事。近年は音による振動治療を応用したサウンド療法に集中し、人と地球の健康と生命のバランスをテーマにしている。テクノエーオーアジア代表取締役。コスミックチューンサウンドヒーリングスクール主宰。著書『水は知的生命体である』（共著、風雲舎）、『これからの医療』『君が代』『大崩壊渦巻く［今ここ日本］で慧眼をもって生きる！』『古代のスピリットと共に《すべてを超えて》生きよう』『超微小生命体ソマチットと周波数』『unityの世界に戻って超えていけ』（ホワイトライオンイベント全記録）（共著、ヒカルランド）、『ウォーター・サウンド・イメージ』（監訳・解説、ヒカルランド）。
http://www.tecnoao-asia.com　電磁波（テクノAO）
http://www.flowforms.co.jp/　水（フローフォーム）
http://www.lifetune.jp　音（サウンドヒーリング）

田元明日菜　たもと あすな
1989年生まれ。福岡県出身。翻訳家、ライター、編集者、セラピスト。
早稲田大学大学院 文学研究科を卒業。学生時代から東洋医学に関心を持ち、セラピストとして活動する一方で「世界中にまだ埋もれている、すばらしい文化や作品を届けたい」という思いで、翻訳、ライティング、書籍の編集の仕事を手がけるようになる。
共訳書に『ノー・ディレクション・ホーム ボブ・ディランの日々と音楽』（ポプラ社）、編集書籍に『初めての《神の学問》集中講義』（後藤隆著、ヒカルランド刊）、『カタカムナの使い手になる』（芳賀俊一著、ヒカルランド刊）、『クライシスアクターでわかった歴史／事件を自ら作ってしまう人々』（ベンジャミン・フルフォード著、ヒカルランド刊）など他多数。
ホームページ：http://www.asucco.com/

【究極の音響セラピー】アコースティック・サウンド・ヒーリングのすべて
タオ・オブ・サウンド
音は宇宙から魂への贈り物

第一刷 2018年10月31日

著者 ファビアン・ママン＋テレス・アンソエルド／タマドウアカデミー
監修 増川いづみ
訳者 田元明日菜

発行人 石井健資
発行所 株式会社ヒカルランド
〒162-0821 東京都新宿区津久戸町3-11 TH1ビル6F
電話 03-6265-0852 ファックス 03-6265-0853
http://www.hikaruland.co.jp info@hikaruland.co.jp
振替 00180-8-496587

本文・カバー・製本 中央精版印刷株式会社
DTP 株式会社キャップス
編集担当 田元明日菜

ISBN978-4-86471-670-3

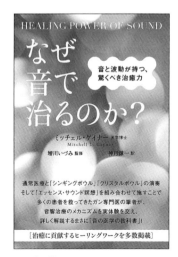

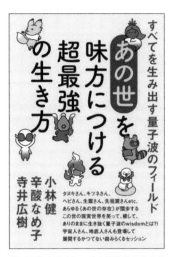

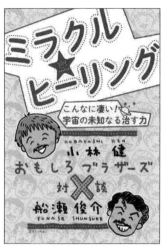

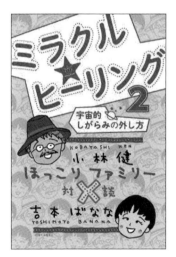